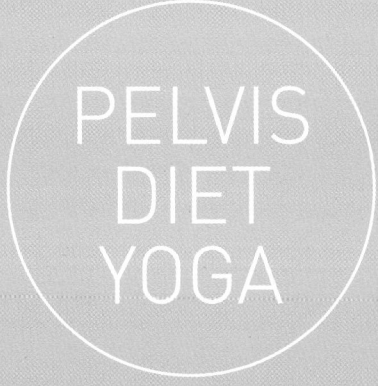

골반 다이어트 요가

여동구 지음

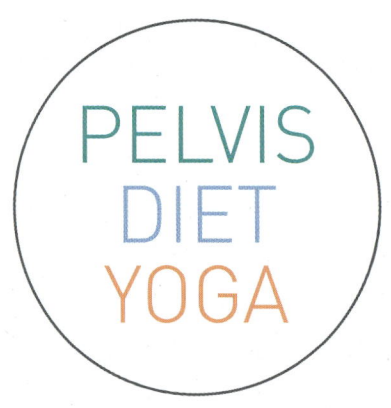

골반 다이어트 요가

여동구 지음

차례

- Yoga Story　　　　　　　　　　　　　　　　　　7
- 요가의 종류　　　　　　　　　　　　　　　　　　14
- 요가의 8단계　　　　　　　　　　　　　　　　　　17
- 야마, 니야마　　　　　　　　　　　　　　　　　　18
- 하타요가 수리아 나마스카라　　　　　　　　　　　24
- 요가 호흡법　　　　　　　　　　　　　　　　　　25
- 반다 · 구나 · 만트라　　　　　　　　　　　　　　29
- 차크라　　　　　　　　　　　　　　　　　　　　33
- 수슘나, 나디　　　　　　　　　　　　　　　　　　36
- 6가지 크리야(Kriyas)　　　　　　　　　　　　　　38
- 사트 삼파티(Sat sampati)_ 여섯개의 귀중한 요소　　43
- 요가 수련 시 주의사항　　　　　　　　　　　　　44
- 요가도구　　　　　　　　　　　　　　　　　　　45
- Surya Namaskara (A)　　　　　　　　　　　　　46
- Surya Namaskara (B)　　　　　　　　　　　　　48
- 골반 다이어트 요가 beginning　　　　　　　　　53
- 골반 다이어트 요가 full version sequence　　　　137
- 함께 할 수 있는 커플 요가　　　　　　　　　　　151
- 티칭 이론(지도법)　　　　　　　　　　　　　　　163
- 해부학　　　　　　　　　　　　　　　　　　　235
- 요가 용어설명　　　　　　　　　　　　　　　　242

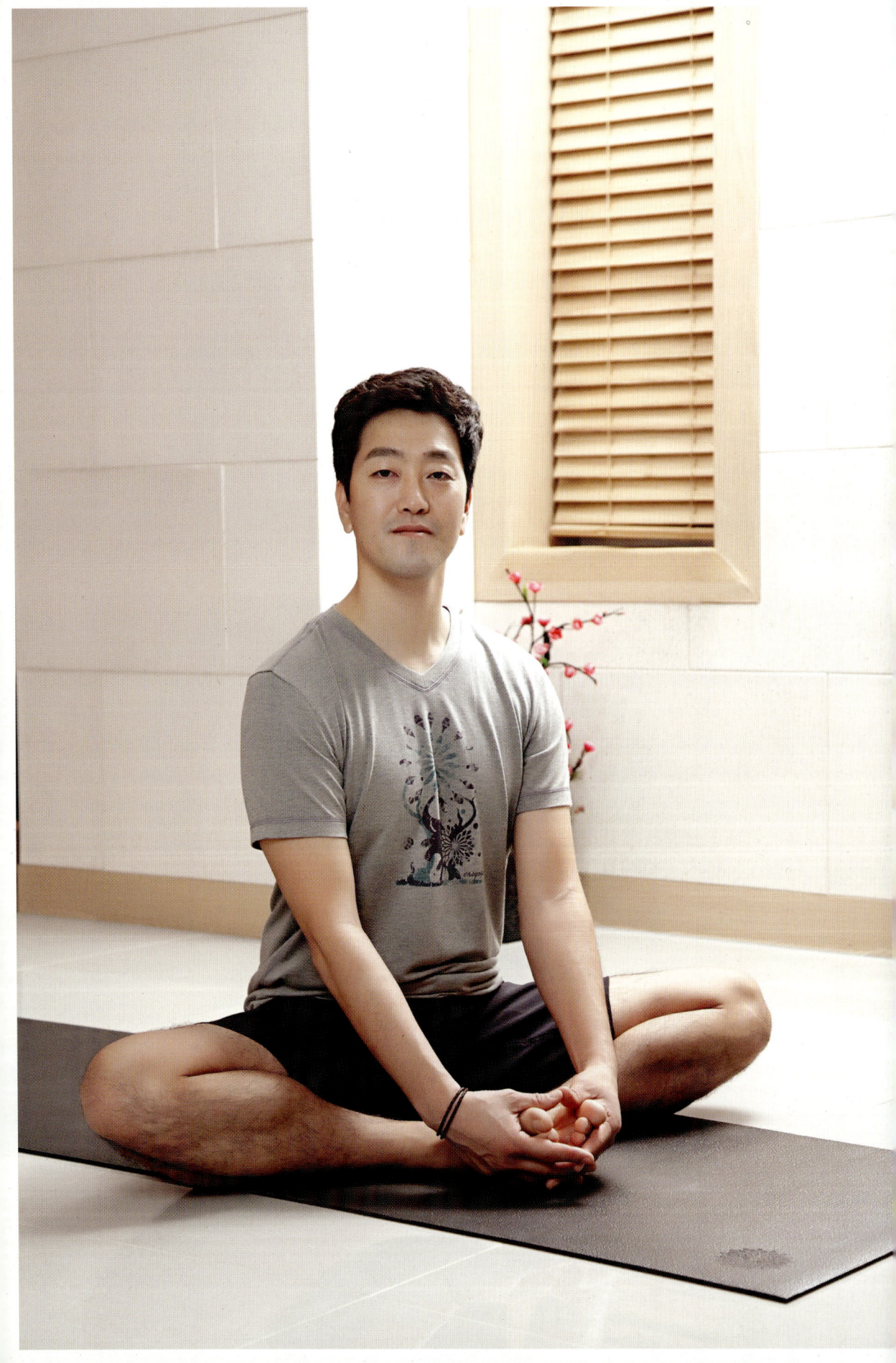

골반 다이어트 요가 책을 내면서…

요가의 궁극적 목적은 몸과 마음의 수련을 통해 심신을 정화하고 건강을 되찾는데 있다. 그러나 현대의 요가는 몸무게를 빼는 다이어트와 아름다운 몸매를 가꾸는데 중점을 두는 가시적인 부분에 치중되어 지는 것이 안타까운 현실이다. 나는 골반 다이어트 요가를 통해 요가 전문가 뿐만 아니라 대중들도 쉽게 따라 할 수 있으며 골반 운동을 통해 하체 순환을 토와 주고 부종, 허리의 부자연 스러움을 개선하여 몸이 가벼워지고 그로인해 마음도 정화될 수 있게 하는데 목적을 두었다.

현대인의 고질병이라 할 수 있는 어깨의 경직은 목과 등에 영향을 미치고 그로 인해 목 디스크나 일자목, 등이 굽거나 어깨가 안으로 말리는 현상이 일어난다. 골반의 경직과 틀어짐도 좌골 신경통, 하체 부종, 허리의 경직, 다리의 무거움을 초래하며 우리몸의 기둥이 되는 척추의 건강에도 영향을 미치게 된다. 골반 다이어트 운동은 골반과 어깨의 경직된 부분을 효과적으로 풀어주고 순환시켜 주며 올바른 자세 교정을 통해 이러한 증상들을 완화시켜 주어 건강을 회복하는데 도움을 줄 수 있다.

건강함이 곧 아름다움이며 긍정적인 사고를 이끌어 주는 모태라 생각하고 요가를 통해 심신의 건강을 되찾고 보다 즐거운 삶을 살아갈 수 있길 바래본다.

골반 다이어트 요가 저자
여동구

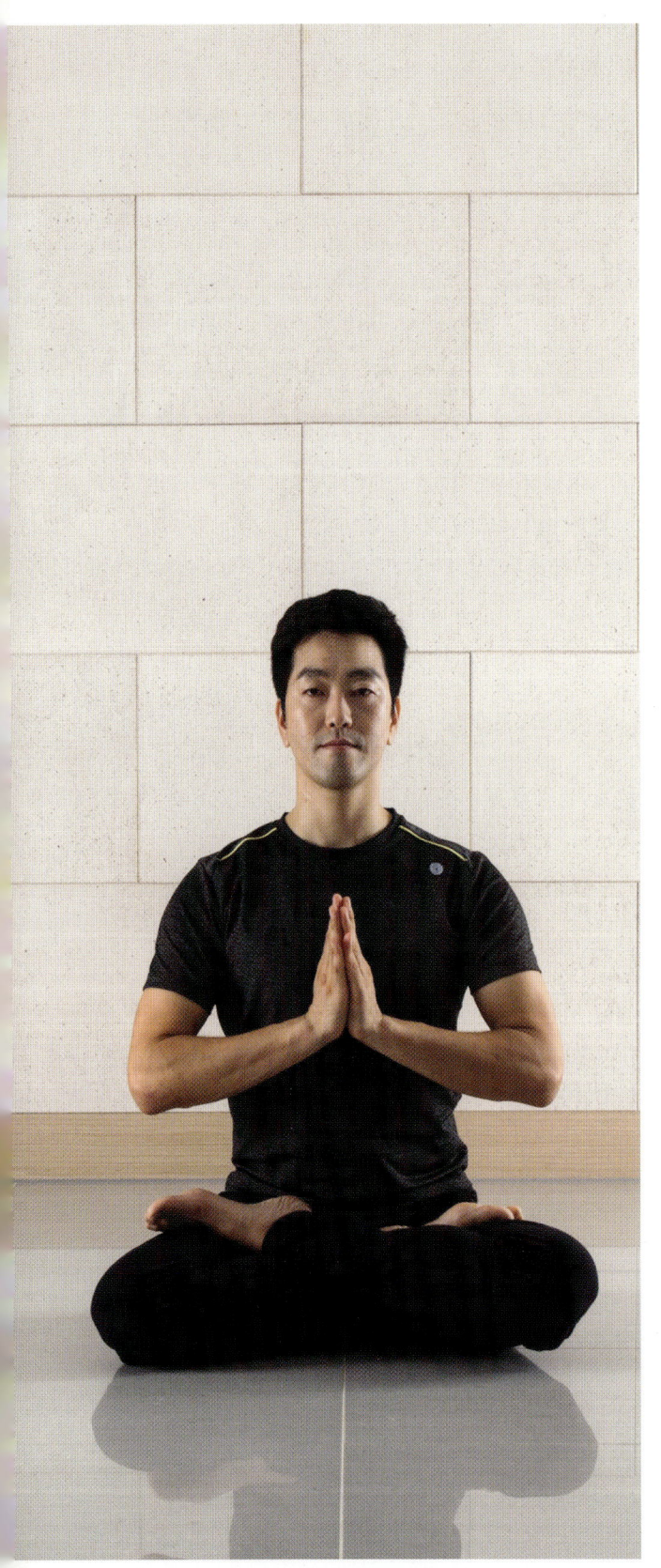

PELVIS
DIET
YOGA

골반 다이어트 요가

고마운분들께 드리는 인사의 말

늘 옆에서 힘이 되어 주며 함께 해주는 나의 소중한 부모님과 장모님, 사랑하는 아내와 귀여운 아이들.. 감사합니다. 그리고 또 하나의 가족 여동구 요가 아카데미의 최문정국장님, 최윤정 편집 국장님, 이명임 과장님, 백경혜 대리님에게 고마움을 전합니다. 책을 편집하면서 함께 도와준 이수경 선생님, 양시진 선생님, 김소진 선생님 감사드립니다. 책과 DVD를 낼 수 있게 DVD 촬영을 해 주신 유지현 작가님, 멋진 사진 찍어 주신 최배문 사진 작가님, 촬영에 함께 해주신 김소현 선생님, 김보현 선생님께 감사 드립니다. 이 밖에도 미쳐 인사를 드리지 못한 고마운 분들에 대하여 다 기술하지 못한 점 양해 부탁드리며 제가 아는 모든 분들 늘 건강하시고 행복하시길 기원합니다.

01 | Yoga Story

1. 어떤 계기로 요가를 시작하게 되었습니까?

어렸을 때부터 운동을 좋아하고 운동에 소질이 있는 편이어서 각종 무술과 스포츠를 배우고 즐겼다. 어느 날 책으로 처음 접하게 된 요가는 그 동안 내가 알고 있던 운동들과는 너무도 달랐다. 그래서 요가를 배우기 위해 요가 센터를 찾아가게 되었고 요가의 티칭법, 몸의 쓰임에 대해 완전히 다른 시각을 갖게 되었고 새로운 경험들을 하게 되었다. 요가를 공부하면 할 수록 그 깊이와 매력에 빠지게 되었으며 더 깊게 요가를 배우고 싶은 마음이 들었다. 그러기 위해 인도로 향하게 되었고 인도는 나의 새로운 요가 인생의 시발점이 되었다.

2. 정신적, 육체적, 감정적인 측면 중에 어떤 것이 당신의 요가 수련을 지속되게 하였나요?

요가를 처음 시작하였을 때 요가동작을 통해 육체적으로 느끼는 것이 크게 다가왔고 한계에 많이 부딪혔다. 하지만 짧은 시간이지만 육체적인 느낌보다는 정신적, 육체적, 감정적인 세가지 요소가 분리된 것이 아니라 하나라는 것을 깨달았다. 처음엔 역동적인 동작에서 잘 쓰이지 않은 부분의 근육들이 육체적 단련을 통해 한계에 도달하며 강한 정신력을 기를 수 있는 원동력이 되었다. 또한 호흡을 통해서 오는 편안함은 명상으로 이어졌고 명상을 통한 무한한 정신력의 깊이를 경험하며 한 곳으로 치우치지 않고 평온한 마음을 유지할 수 있는 고요한 감정의 변화를 느끼며 긍정적인 마인드로 변화하고 있는 내 자신을 발견하게 되었다.

3. 가장 좋아하는 요가 스타일은?

모든 요가가 매력이 있지만 가장 좋아하는 것을 말하자면 하타요가이다. 하타요가는 요가를 배우기 위해 인도를 처음 찾았을 때 접하게 된 것이기도 하다. 하타요가는 요가의 가장 기초가 되는 요가이며 몸과 마음의 균형을 이루게 도와주고 강인한 체력과 정신을 만들어 준다.

특히 하타요가는 몸에 비중을 크게 두는데 육체적인 한계를 느끼며 그 안에서 진정 한 자아를 찾아가고, 신체적 단련을 통해 의식의 변화를 느낄 수 있었다. 하타요가는 몸을 깨달음에 이르는 도구로 사용하며 몸과 마음을 구분하지 않고 몸과 마음을 연결 해주는 호흡에 집중할 때 비로소 마음의 고요함, 즉 요가에서 추구하는 마음의 작용을 없애는 것을 조금이나마 느낄 수 있어 하타요가를 좋아하게 되었다.

4. 한국에서 요가가 이렇게 유명하고 집중 조명되는 이유는 무엇이라 생각되나요?

급속도로 변화하는 의학의 발전으로 평균수명은 늘었지만 그에 못지않는 질병들이 늘어 났다. 현대인은 보다 스마트하고 편리한 기술과 생활로 편리함을 누리게 되었지만 정신적 스트레스와 감성의 결핍, 공허감과 외로움은 점점 커져만 간다. 자동차를 이용하면서 잘 걷지 않게 되며 우리는 점점 몸을 적게 사용해 그로 인해 비만과 질병, 만성통증을 호소하며 몸의 기능이 오히려 퇴화하였다. 그리고 컴퓨터 및 스마트폰과 기타 디지털제품을 이용하면서 두뇌를 사용하지 않게 되고 그로 인해 기억력이 감퇴하고 스트레스로 인해 각종 정신질환을 겪고 있다. 요가는 이런 현대사회의 정신적, 육체적 발달의 어두운 면들을 보완해주며 행복한 삶을 다시 찾아갈 수 있게 하는 길을 알려 주는 역할을 한다고 본다. 그래서 많은 사람들이 요가에 매력을 느끼고 정신적인 휴식과 건강한 육체로 인해 삶의 지표로 인식되어 많은 공감과 사랑을 받는 것이라 생각된다.

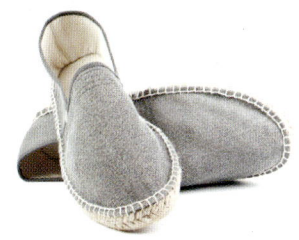

5. 한국의 요가수련과 세계적 측면의 요가수련은 어떤 차이가 있나요 ?

한국 초기의 요가수련은 명상요가에 집중되어 있는 측면이 있었고 지금의 요가수련은 명상 뿐 아니라 아사나의 중요성과 필요성도 점점 커져가고 있는 성향이다. 특히 한국에서도 다양한 요가 스타일을 외국으로부터 받아 들여 접하고 있으며 급속도로 발전하고 있는 추세이다.

여러 나라에서 발전되어 온 요가수련은 그 역사도 오래되었을 뿐만 아니라 많은 사람들에게 생활로 받아들여져 자연스럽게 요가를 하고 있다. 그리고 요가에 대한 연구 결과와 체계화된 요가 프로그램과 훌륭한 요기들이 많이 배출되고 활동하고 있는 점들이 더욱 요가를 발전시키고 다양함을 전파하고 있다. 그런 부분들에 있어 앞으로 한국 요가도 배울 점이 많고 더욱 발전시켜 앞서가는 요가문화를 이루도록 해야 할 일들이 많다는 것을 느낀다.

6. 한국에서 가장 유명한 요가는 무엇인가요 ?

하타요가는 어린 아이부터 노인까지 다양한 연령층으로 수련하고 있으며 특히 수리아 나마스카라는 몸을 무리하지 않으면서 수련할 수 있고 몸에 혈액순환을 도와준다. 하타요가는 육체를 이용하는 요가이기 때문에 사람들이 몸을 움직이며 단시간에 효과를 느낄 수 있고 자기 자신의 몸의 상태를 쉽게 파악할 수 있는 가장 기본이 되는 요가이다.

하타요가는 한국에서 처음 시작된 요가이고 요가센터에서 가장 많이 가르치고 있는 요가 프로그램이며 일반 사람들이 요가하면 알고 있는 프로그램이 하타요가이다. 지금은 유니버설 요가, 아쉬탕가 요가, 빈야사 요가, 플로우 요가, 아누사라 요가, 포레스트 요가 등 다양한 스타일의 요가들이 많이 알려지고 있다.

7. 어떻게 요가 스튜디오를 시작하게 되었나요 ?

요가를 접하고 난 뒤에 얻은 정신적, 육체적인 긍정적 에너지를 나 뿐만 아니라 많은 사람들과 함께 공감하고 나누고픈 마음으로 작은 요가 스튜디오를 만들게 되었다. 요가 스튜디오가 만들어진 후 생각지 않게 많은 사람들이 요가를 배우기 위해 왔으며 나는 요가를 가르치면서 더욱 큰 책임감과 요가에 대한 배움의 열정을 불태우게 되었다.

그리고 요가를 배우며 변화하는 많은 사람들을 보게 되었고 보람과 즐거움을 느꼈다. 그로 인해 같이 성장할 수 있었고 몸이 불편하고 정신적 고통을 겪는 사람들이 요가를 통해 치유되고 밝아지는 모습을 보고 요가의 힘을 느끼게 되었다. 앞으로도 편하게 많은 사람들이 나의 요가 스튜디오를 찾아와 힐링 할수 있으면 하는 바람을 가져본다.

8. 요가원을 운영하면서 힘들었던 점과 나를 도전하게 만든 것은 ?

모든 것이 빠르게 변화되는 현대사회에 살다보니 사람들은 오랜 시간과 노력의 필요성을 간과하고 단시간에 적은 노력으로 효과를 보려 하는 조급함이 느껴져 그런 부분들이 요가를 가르치는데 있어 어려운 점이었다. 요가는 정신과 육체의 수련을 통해 마음의 안정과 행복한 삶을 영위하고자 하는 것이 본래의 목적인데 그것을 잊은채 다이어트의 한 수단으로 전락하는 현실이 마음 아프다. 전통적인 요가와 현대적인 요가를 통해 다이어트뿐만 아니라 몸과 마음을 건강하게 만들어 주고 싶은 마음이 생겼다. 나는 요가가 한때의 유행이 아닌, 전통성을 가지고 본래의 목적으로 오래 사랑받고 우리의 생활 속에 자연스럽게 녹아 있는 요가문화를 만들어 내겠다고 다짐해 본다.

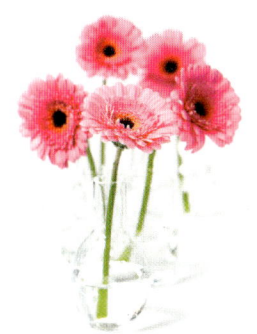

9. 지금 관심을 두고 집중하고 있는 요가 티칭스타일은 무엇인지요?

플로우 하타요가는 에너지의 흐름을 자연스럽게 외적으로 표현한 것인데 에너지의 흐름이 안정될 수 있도록 요가동작 하나하나에 모든 정신을 집중해야 하고 호흡이 자연스럽게 연결 되어야 한다. 하타요가에서도 플로우 하타요가는 다양한 시퀀스로 이루어져 있으며 동작과 동작을 물 흐르듯이 자연스럽게 연결하는 것이 특징이다. 특히 사람들이 재미있게 요가 수련을 할 수 있어 대중성을 얻을 수 있도록 하는 것에 중점을 두고 있다. 현대인들은 반복되는 농작늘을 지부해하는 경향이 있고 좀 더 변화되는 동작과 역동성을 띤 요가 스타일을 선호한다. 플로우 하타요가는 요가적이면서도 재미를 함께 느낄 수 있어 이러한 대중들의 요구를 충족시켜주는 요가 스타일이다.

10. 아사나 수련과 요가 수련을 가르칠 때 힘든 부분은······

많은 사람들이 요가를 배우러 오지만 건강한 상태에서 오는 사람보다는 몸이 아파서 오는 사람이 많고 본인이 건강하다고 생각하였지만 요가를 하면서 호흡이 짧고 몸의 균형감각, 유연성, 근력이 부족하고 몸이 불균형하다는 것을 알게 되는 경우가 많다. 하지만 사람들은 이를 무시하고 다른 사람들과 경쟁을 하듯이 요가를 하게 된다.

그 욕심으로 몸을 다치게 하기도 하며 요가에 대한 흥미를 잃기도한다. 요가는 오랜 시간을 두고 수련해야 하는 운동 중 하나이다. 함께 수련하다 보면 이러한 것들이 자연스럽게 해결이 되고 요가에 대한 마음이 긍정적으로 바뀌게 될 것이다. 부분들을 이해시키고 믿음을 주기까지 오랜 시간과 노력이 필요할 것 같다.

11. 어떤 계기로 인도에서 요가를 공부하게 되었습니까?

요가의 본고장인 인도에서 요가의 다양한 스타일과 전통성을 공부하고 좋은 선생님들의 수업을 접함으로써 수련의 깊이가 더해지고 영감도 얻었다. 처음 요가를 배우러 갔을 때 인도 요가 선생님들은 풍요롭게 살아가고 있지는 않지만 늘 행복해 보였고 부족해 보이지 않았다.

자연과 함께하는 삶 자체가 요가였고 우리는 그의 삶을 통해 자연스럽게 요가를 배울 수 있었다. 음식, 생각, 말, 행동 하나 하나가 수행이었고 수행을 하면 할수록 내가 작아지는 것을 느끼며 겸손해졌다. 인도를 가는 시간이 매년 짧기는 하지만 그 시간이 나에게 늘 나 자신을 돌아볼 수 있게 만든 계기가 되었다. 그래서 매년 인도를 가게 되었고 인도는 내 삶에 있어 휴식과도 같고 고향과 같은 정을 느낄 수 있는 곳이 되었다.

12. 나의 인생에서 가장 큰 변화를 준 것들은 무엇인가요?

결혼을 하고 아이를 갖게 되면서 남편으로서의 책임감과 가장으로서의 존재감으로 더욱 성숙한 인생을 맞이하게 되었다. 가족을 통해 기쁨과 슬픔, 행복을 느낄 수 있었으며 내 삶의 원동력으로 자리매김하게 되었다.

여러 나라를 여행하며 새롭게 만난 사람들, 요가를 배우며 만나게 된 선생님들 그들을 통해 그들의 생각과 요가에 대한 철학을 들여다 볼 수 있었으며 그러한 간접 경험을 통해 나의 생각이 조금씩 트여지는 것을 느꼈다. 이런 경험들로 인해 좋은 사람들을 만났을때 나도 긍정적으로 변하고 나 역시 다른 사람들을 변화시키는 힘을 가지고 있다는 것을 깨달을 수 있었다.

13. 수련, 티칭, 당신의 삶 각각에서 열망하는 부분이 무엇인가요 ?

건강한 몸과 마음을 가지고 평생을 즐겁게 살아갈 수 있는 삶을 원한다. 앞으로 나는 새로운 사람들을 많이 만나게 될 것이고 그 사람들에게도 요가를 통한 새로운 경험과 느낌을 함께 나누어 주고 그들이 즐거운 삶을 살아갈 수 있도록 도와주고 싶다. 많은 대중들을 가르치고 요가를 알리는 요가 선생님들을 위해 좀 더 편안하고 체계화된 요가 프로그램을 만들고 연구하고 싶다. 그러기 위해서는 더 많은 경험과 수련이 필요할 것이다. 이러한 경험들을 바탕으로 더 좋은 책을 만들고 싶다. 내가 바라는 삶은 내 가족의 행복이며 그 행복은 더 나아가 내 주변 이웃의 행복이 될 것이고 그 행복이 많은 사람들의 행복이 될 수 있기를 열망해 본다. 나의 꿈은, 요가가 사람들에게 행복한 삶을 만들어 갈 수 있게 하는 하나의 도구가 되는 것이다.

PELVIS DIET YOGA
골반 다이어트 요가

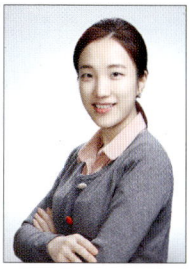

▶ 대표님의 요가 수업을 처음 듣고 요가에 대한 매력에 빠졌습니다. 그 인연으로 지금은 요가 선생님이 되었고, 요가를 통해 건강한 삶을 살아갈 수 있었습니다. 저의 경험을 많은 사람들과 함께 나누고 싶습니다. 대표님의 골반 다이어트 책 편집을 도와드리며 초심을 되새길 수 있었고 무엇보다 요가를 체계적으로 알 수 있어서 오히려 제가 도움을 받은것 같습니다. 요가의 길로 인도해주신 대표님께 감사 드립니다. 모든 분들의 건강한 삶을 위해… 이수경

02 요가의 종류

요가의 주된 네 가지 길은 카르마 요가(Karma Yoga), 박티 요가(Bhakti Yoga), 즈 나나 요가(Jnana Yoga)이다. 이들은 각기 접근하는 길이 다르고 그 나름대로의 특성이 있으나 궁극적인 목표는 신 또는 브라만과의 합일이며 삶의 통합성에 대하여 연구하는 것이다. 카르마 요가는 행동의 요가로서 외향적인 성격에 적합하다. 사심을 버리고 결과에 치우침 없이 행동하라고 가르친다. 그래서 외향적인 성격에 적합하다. 행동에서 오는 결과를 신에게 맞김으로 결과로 부터 자유로워지며 스스로를 정화한다. 이 요가를 성취하기 위해서는 어떠한 행동 이라도 만트라를 반복하며 마음을 집중해야 한다.

박티 요가는 헌신의 길이며, 특히 감성적인 사람에게 적합하다. 박티요가의 핵심은 '사랑'이며, 신은 사랑의 화신이다. 진정한 헌신자는 기도와 예배를 통하여 신을 찬양하고 신에게 모든 것을 바치는 무조건적인 사랑과 헌신의 감성을 발달시 킨다. 신을 찬양하고 찬송하는 것이 박티요가의 주된 부분이다.

즈나나 요가는 지혜와 지식의 요가이며 상당한 의지력과 지력을 필요로 한다. 베단타 철학에 의하여 즈나나 수행자는 본성을 깨닫기 위하여 지성을 사용한다. 즈나나 요가는 우리가 우리의 안과 밖을 다르게 보는 것처럼 우리 자신은 신으로부터 분리되어 있다고 생각한다. 그리고 지성을 통하여 신과 하나됨을 깨닫는다. 이 요가를 수행하기 전에 다른 요가에 통달해야 한다. 왜냐하면 이기적이지 않은 마음, 신에 대한 사랑, 강인한 몸과 마음이 없이는 진정한 본래의 자아를 찾기 어려울 뿐더러, 잘못하면 공허한 망상에 빠지기 때문이다. 그러므로 몸과 마음을 강하게 만들며 구도자의 길을 가려는 자세로 임해야 한다.

라자 요가는 명상요가로 마음의 평온을찾고 지혜를 얻으며 해탈의 경지를 추구하는 것이다. 라자요가란 말은 15세기 하타요가 프라디피카의 저자인 스와트마라마가 아사나와 호흡법, 신체정화법 등을 수행법으로 하는 하타요가와 파탄잘리의 요가수트라에 기반을 둔 명상요가를 구분하기 위해 처음 사용했다. 요즘에는 명상을 수행법으로 하는 요가를 일반적으로 "고전요가" 또는 "라자요가"라고 한다. 명상을 통해 자신의 내면세계에서 홀로 조용하게 개념들을 탐색해가는 과정에서 개인의 권리, 역할, 그리고 책임의 상호 관계를 깨닫고 이해하게 될 것이다. 그런 이해는 개인의 영적인 계발을 위해 매우 중요하며, 정의, 자유, 존중, 사랑 등의 가치관에 대한 새로운 시각을 제공해 줄 것이다.

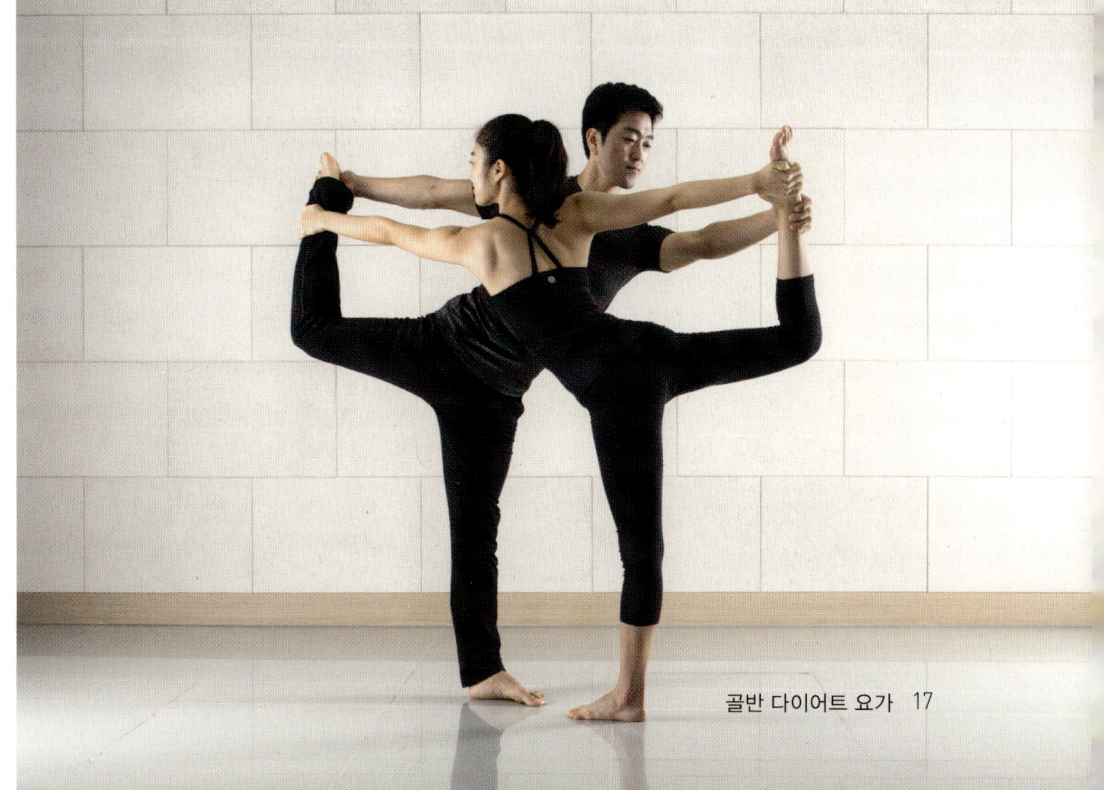

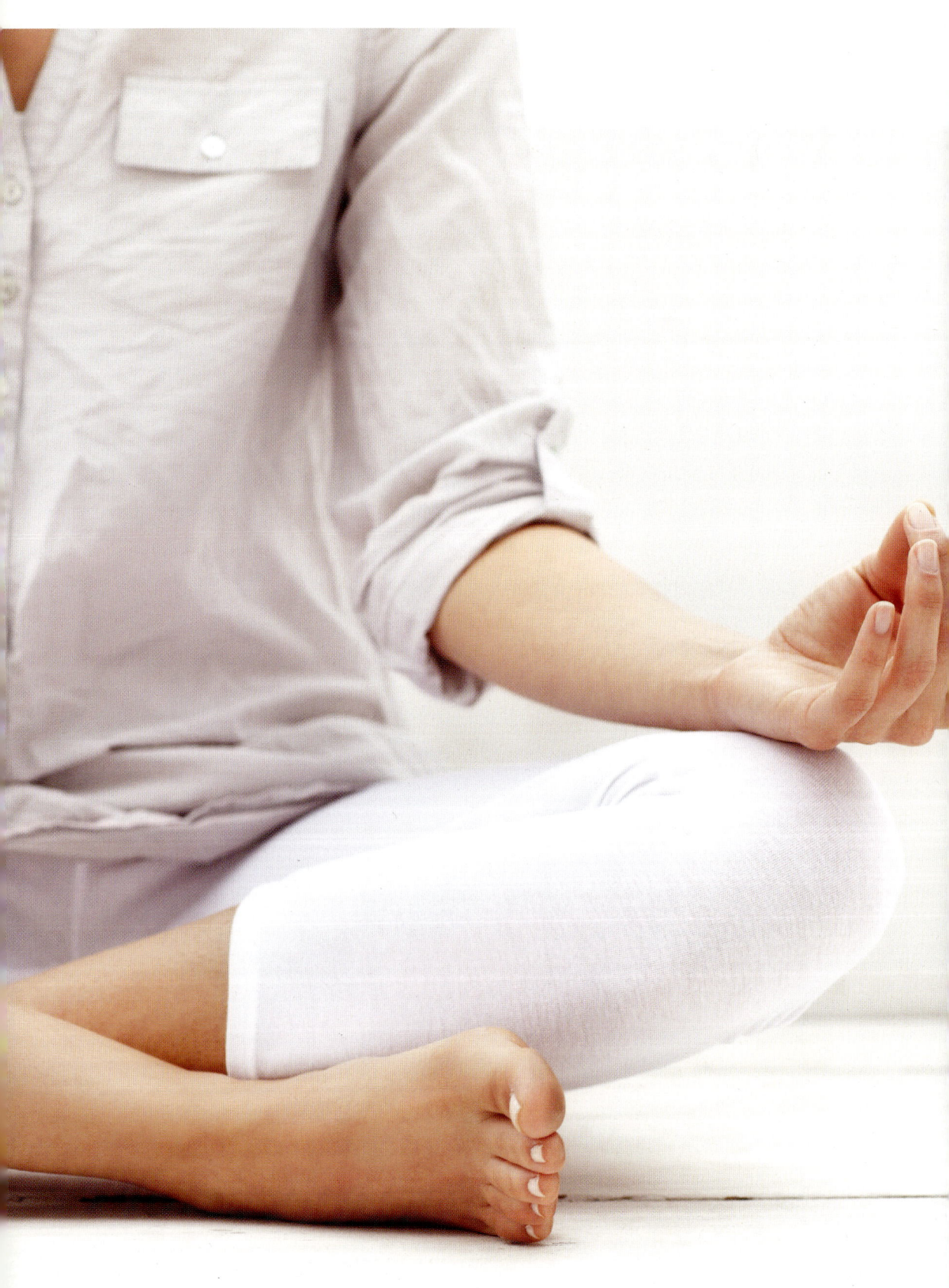

03 요가의 8단계

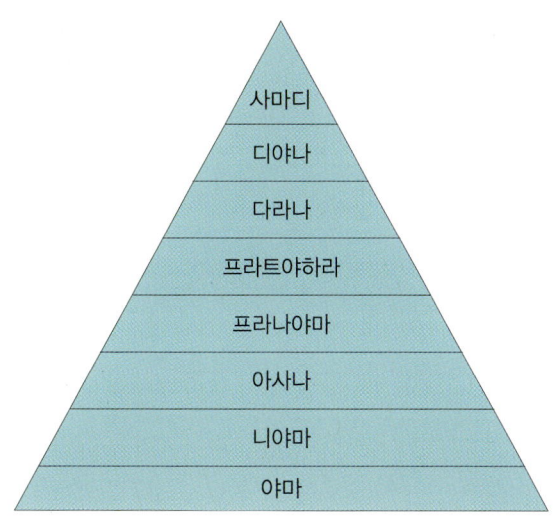

현인 파탄잘리는 요가 수트라 경전에서 라자요가의 8단계를 통하여 몸과 마음의 정화를 단계적으로 발전시켰다. 궁극적인 깨달음으로 인도하는 요가수행 체계의 하나이다.

- 야마(Yamas) : 하지 말아야 할 다섯가지 규범
  - 자연을 파괴하지 말고 폭력적이지 않아야 한다. 진리에 입각한 생각과 행동을 한다. 도둑질을 하지 않는다. 소유욕을 가지지 말며 검소한 생활을 한다. 모든 것을 브라마(하느님)의 입장으로 본다.
- 니야마(Niyamas) : 내적 깨끗함을 지켜주는 규범
  - 순수성, 만족감, 절제, 경전에 대한 공부와 성스러운 현존의 자각과 함께 생활하는 것이다.
- 아사나(Asanas) : 자세
- 프라나야마(Pranayamas) : 규칙적인 호흡법
- 프라트야하라(Pratyahara) : 밖으로 향한 감각을 내면으로 돌리는 것
- 다라나(Dharana) : 마음을 한곳에 집중하는 법
- 디야나(Dhyana) : 명상의 단계
- 사마디(Samadhi) : 초의식의 절정

04 야마, 니야마

요가에서는 사회적 행동 규범을 '야마(Yamas)', 개인적 행동 규범을 '니야마(Niyamas)'라고 부른다. 이 두 가지 규범은 라자 요가의 기본적인 두 가지 단계이며 동시에 명상의 상부 구조의 기본이 되는 숭고한 삶의 자세이다. 야마와 니야마는 욕망, 갈망, 부정적인 생각이 사라지도록 하고 성격으로 인한 난폭한 행동, 폭력, 잔혹성 등을 없앤다. 이 규범을 따르면 마음이 부드러워져 사랑, 친절함, 선, 으로 가득 차게 된다.

야마 (Yamas) : 사회적 행동 규범
야마는 마음이 깨끗해지고 외부 세계와 올바른 관계를 형성할 수 있다.

1. 아힘사(Ahimsa : 비폭력)
'생명체를 해치지 않는다'는 뜻으로 생각이나 말, 행동을 통해 생명체에 위해가 되는 행동을 해서는 안 된다. 단지 상처를 주거나 폭력을 행사하지 않는다는 뜻 외에도 어떤 방식으로든 해를 가해서는 안 되며 적극적으로 사랑을 실천해야 한다는 것을 의미한다. 용서와 자비를 포함해 다른 것으로부터 보호도 해당되는데, 특히 약자를 보호하기 위해 노력해야 한다. 연민, 자선의 행동, 친절, 마음을 정화하고 부드럽게 하는 일을 모두 포함한다. 폭력은 어떤 형태이든 지혜의 적이다. 폭력의 결과는 고통과 아픔 뿐이다. 폭력은 사람을 갈라놓고 분열시킨다. 한 마디의 거친 말은 오랜 기간 동안 사랑으로 함께 했던 사람들을 갈라놓는다. 다른 사람에 대한 폭력은 정신 불안의 가장 주된 원인이 된다. 폭력에 대한 생각이 마음 속에 생겨나면 마음이 왜곡되어 더 많은 해를 가하게 만든다. 최선을 다해 살아있는 모든 생물체를 보호해야 한다.

2. 사트야(Satya : 진리)
참된 도리를 지켜 나가면 마음이 평화롭고, 맑아지며 진리를 볼 수 있게 된다. 뿐만 아니라, 진리라는 것은 모든 존재의 근원이다. 진리는 자제, 이기심을 버리는 마음, 용서, 용기, 인내, 참을성, 친절함, 사랑을 포함한다. 진리를 얻으면 걱정으로부터 해방된다. 생각과 말과 일치해야 하며, 말은 행동과 일치해야 한다. 진리가 아닌 것들은 긴장, 걱정, 불안을 초래하고, 언젠가는 모두 들통이 날지도 모른다는 두려움을 만든다. 한 번의 거짓말은 또 다른 거짓말로 이어지고 결국 끝 없이 거짓말을 하게 되어, 더 이상 죄의식을 느끼지 않게 되고 무의식까지도 오염 된다.

3. 브라흐마차리야(Brahmacharya : 감각의 통제)
브라흐마차리야는 모든 감각을 제어한다는 뜻으로 금욕과 혼동하는 경우가 있다. 그러나 이 뜻은 '감각을 억누른다'는 뜻이 아니라, '감각을 제어하고 모든 에너지를 깊은 명상에 쏟아 붓는다'는 뜻이다.
숨을 쉬는 것 다음으로 가장 강한 충동이 성적인 충동이다. 성적인 욕구는 아주 강렬하기 때문에 간혹 그 힘이 모든 지혜와 논리를 능가하기도 한다. 이 삶의 에너지, 혹은 우주의 에너지는 모든 삶의 단계에서 성적인 에너지로 표출된다. 성적인 에너지를 적절하게 활용하면 체내, 특히 두뇌에 축적되는 미묘하고 숭고한 에너지인 오자스(Ojas)로 바뀐다.
오자스는 아주 중요한 창조적인 에너지이며 사람의 몸 속에 있는 이 에너지는 성적인 욕망을 숭고한 것으로 바꾸어 준다. 이 에너지는 성경험을 통해 분산되고 사라지지 만, 브라흐마차리야를 수행하면 보존된다. 오자스가 많은 사람은 다른 사람을 끌어 들이는 능력이 있고, 얼굴에 윤기가 나며, 목소리가 좋고, 생명력이 넘치며 건강하고 집중력이 뛰어나다. 그러나 균형이 깨지면 욕심, 정념이 생기고, 수다스러워지며, 잠을 많이 자게 되고, 피곤해하고, 쉽게 화를 내고 집중력이 사라진다. 요가에서는 쾌락을 추구하지 않는 큰 뜻을 품은 사람들을 '스와미(Swamis)' 혹은 '사나이신(Sannyasins)'이라고 부른다. 그러나 성적인 본능은 아주 강력하기 때문에 항상 금욕이 도움이 되는 것은 아니다. 나이, 상황, 정신적인 삶에 대한 헌신 정도를 고려하여 상식 선에서 금욕을 행하는 것이 좋다. 브라마차리야에서는 반드시 완전한 금욕을 실시해야 한다고 명시하지 않는다.

성적인 에너지를 정신적인 에너지로 전환하기 위해 금욕을 한다는 점을 이해해야 한다. 과도한 성생활을 피하고 규칙적인 성관계 특히 이타적인 봉사, 종교적인 노래, 기도, 명상 등을 통해 즐거움을 찾도록 노력하면 도움이 된다.

4. 아스테야(Asteya : 도둑질을 하지 않음)
도둑질은 남의 물건을 훔치는 것뿐만 아니라, 다른 사람의 업적을 가로채는 것도 도둑질에 포함된다. 다른 사람이 가진 것을 갖고자 하는 욕망은 마음의 평화를 앗아간다. 아스테야는 욕심을 버리고 낭비하려는 욕망을 이겨내는 것을 뜻한다. 어떤 것이든 다른 사람의 것을 훔치는 것은 욕심에서 비롯되는 것이다.

5. 아파리그라하(Aparigraha : 무소유)
아파리그라하는 물질을 소유하고자 하는 욕심을 극복하는 것을 의미한다. 아파리그라하는 도둑질을 하지 않는다는 의미가 아스테야와 비슷하지만 미묘한 차이가 있다. 도둑질은 삶에 대한 잘못된 이해의 결과가 행동으로 나타나는 것이다. 그러나 소유라는 것은 욕심의 근원적인 이유이다. 소유라는 것은 욕심의 근원적인 이유

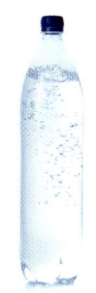

이다. 소유는 다른 사람으로부터 이해와 인정을 받고 싶어함과 동시에 다른 사람의 자산 을 갖고 싶어하고, 보상을 받고 싶어하는 욕망이다.

무소유는 두려움과 집착을 없애고, 만족감을 가져다 주며, 마음을 명쾌하게 만들어주고 삶의 목적을 일깨워준다. 자비로운 마음을 실천하고, 많은 것을 나누어주고, 이기적인 마음을 버리고 살아가야 한다.

니야마 (Niyamas) : 개인적 행동 규범

니야마는 습관을 제어하고 의지를 강화시켜, 마음이 명상을 하기에 알맞은 상태가 될 수 있도록 만들어준다.

1. 사우차(청결한 신체와 환경)

사우차는 주변을 깨끗하게 하고, 주기적인 목욕과 운동을 하고, 정갈한 음식을 먹고 깨끗한 옷을 입어 자신의 몸을 돌보는 등 자신의 신체를 깨끗하게 하는 것으로부터 시작한다. 정신적으로 고결한 상태를 유지하려면 이타적인 마음으로 봉사를 하고, 부정적인 감정과 생각을 버리고, 훌륭한 자질을 키우고, 만트라를 반복하며, 숭고한 마음을 가진 사람들과 어울려야 한다.

2. 산토샤(만족)

만족과 진정한 행복은 외부에서 찾을 수 있는 것이 아니라, 마음에서 찾는 것이다. 만족은 마음의 평화를 가져오고, 삶에서 충만한 기쁨을 느낄 수 있도록 해준다. 다시 말해서 삶을 있는 그대로 받아들이고, 어떤 상황이 오든 행복할 수 있는 상태를 일컫는다.

자신이 얼마나 성공했는지를 판단하는 것은 자신이 얼마나 많은 것을 소유하고, 자신이 얼마나 똑똑한 지가 아니라, 욕구와 욕망으로부터 얼마나 자유로운가 하는 것이다.

3. 타파스(고행)
타파스는 마음을 강인하게 만들기 위해 어려운 일을 행하고 쉬운 일을 피하는 것이다. 마음은 근육과 같다. 근육은 힘들게 운동을 할 때에만 강인해진다. 마찬가지로 마음도 강인해지기 위해서는 힘든 시간이 필요하다. 타파스에는 육체적, 언어적, 정신적 고행 등 세가지 형태가 있다.
육체적 고행 - 금식을 하고, 육체적인 고통을 견디고, 불편함을 참아내는 것.
언어적 고행 - 침묵 수행(모우나)을 하고 건설적이고 진실한 말만을 하는 것.
정신적 고행 - 부정적인 생각을 긍정적으로 바꾸고, 분노와 미움을 이겨내고, 불평하지 않고, 모욕과 무례를 참아내고, 평온한 마음을 갖기 위해 노력하는 것.
모든 불완전한 것들, 한계, 나쁜 점 등을 믿음과 이해로 받아들이는 것이 가장 위대한 고행이다. 명상은 가장 숭고한 형태의 고행으로 이로 인한 좋은 점은 셀 수 없을 만큼 많다. 그 대표적인 예를 몇 가지 들자면 건강, 집중력, 인내, 강한 의지력 등이 있다.

4. 스바드야야(학습)
숭고한 정신이 담긴 글을 읽으면, 작가의 지혜와 지식을 받아들이게 된다. 지혜의 말씀은 힘든 시기에 가장 가까운 친구나 이상적인 스승의 역할을 할 수 있다. 성인이나 현인이 쓴 숭고한 정신이 담겨있는 작품을 읽으면 정신적인 가치를 깨닫게 되고 긍정적으로 생각할 수 있게 된다.
만트라를 반복하는 것도 스바드야야에 포함된다. 만트라를 반복하면 마음이 한 단계 고양되고 의심이 사라지고, 부정적인 생각들이 없어진다. 뿐만 아니라 새로운 인상을 만들어낼 수도 있고, 집중에 도움이 되며, 믿음을 강하게 만들어주며, 마음이 맑아지도록 한다.

5. 이시와라 프라니다나(절대 의지에 복종)
이시와라 프라니다나는 '신에게 자기 자신을 바친다.'의 원 뜻으로 헌신적인 수행을 뜻한다. 만트라와 기도를 반복하고 관련 서적을 열심히 읽는 것이 모두 여기에 속한다. 절대자를 존경하고, 절대자에 대해 얘기하고, 절대자를 위해 살고, 모든 행동의 결과를 절대자에게 바치는 것이 모두 절대자에게 복종하기 위한 행동이다. 절대자에게 복종을 하면 은총을 받아 직관력을 키울 수 있게 되고, 더 많이 복종하면 할수록 정신적인 수행을 할 수 있는 능력이 더 커지게 된다.

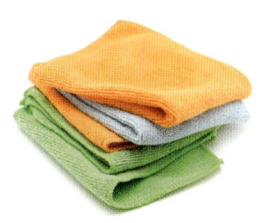

05 | 하타요가 수리아 나마스카라

태양예배 자세(수리아 나마스카라 Surya Namaskar)는 아사나를 하기 위한 준비 자세로 몸 전체를 부드럽게 마사지 해준다. 12가지 자세로 연속되는 이 동작들은 매우 훌륭한 자세이다. 각각의 자세는 바로 앞의 자세와 짝을 이루어 몸의 균형을 잡아 주며 가슴은 팽창수축되어 호흡을 부드럽게 하게한다. 매일 규칙적으로 수행함으로써 척추를 바로 세워주고 관절과 인대에 탄력을 주며 허리를 유연하게 만들어 준다. 그 외에 수리아 나마스카라 A와 B가 있는데 A는 9가지 동작으로 이루어져 있고, B는 17동작으로 이루어져 있다. 수리아 나마스카라 A와 B는 아쉬탕가 요가, 빈야사 요가에서 몸풀기 동작으로 이용한다.

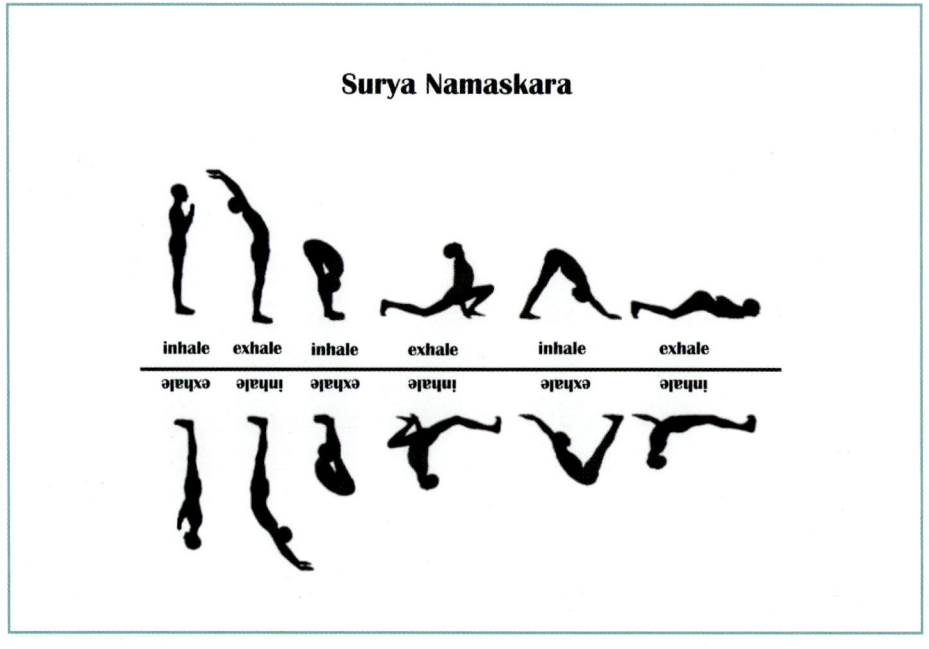

06 요가 호흡법

6가지
요가의 호흡법에서는 프라나를 통제하는 것과 마음을 통제하는 것을 가르친다. 우리가 보통 화가 났거나 흥분이 되었을 때는 호흡이 거칠어지고 빨라지며, 반대로 이완되어 있거나 마음이 편안할 때는 호흡이 고르고 느려진다. 이것은 스스로가 쉽게 확인할 수 있다. 예를 들어 방에서 나지막이 음악을 들을 때는 음악에 집중되어 무의식적으로 호흡이 가라앉을 것이다. 마음의 상태는 호흡의 흐름에 따라 반영되는데 마음의 상태를 조절하면 흥분도 따라서 조절이 된다. 그러므로 호흡을 고르고 느리게 할수록 산소를 더욱 많이 들이마셔 정신집중 과 명상을 더욱 쉽게 할 수 있다. 요가에서 호흡법은 멈추고 내쉬는 것을 아주 중요하게 다루고 있는데, 내쉬는 시간은 들이 쉬는 시간의 두 배로 하고 멈추는 시간은 네 배로 한다. 아사나의 3단계(자세를 취함, 자세를 유지함, 자세를 풀어줌)와 같이 프라나야마에도 3단계 가 있는데 들이쉬고, 멈추고, 내쉬는 호흡이다.

기본 호흡법
1. 카팔라바티(Kapalabhati)

카팔라바티 (Kapalabhati)는 여섯 크리야(정화수행법) 중 하나인데 강제로 숨을 쉼으로써 폐의 나쁜 공기를 배출시키고 산소를 가득차게 하여 호흡기를 깨끗하게 해주는 훌륭한 프라 나야마 수행법이다. 산스크리트어로서 '두개골 정화법' 이라는 의미이다. 몸 속 산소량을 증가시켜 집중력을 높이고 마음을 맑게 해준다. 이 호흡법은 '들이쉬기' 와 '내쉬기' 로 이루어지며 마지막으로 숨을 한번 멈추는 과정으로 되어있다. 숨을 내쉴 때는 복부근육이 조여들고 횡격막이 올라가며 폐에서 공기가 빠져 나간다. 숨을 들이쉴 때는 근육은 이완되며 폐에 공기가 가득 찬다. 내쉬는 호흡은 짧고 강하게 하며, 들이쉬는 호흡은 길고 조용하다. 횡격막의 오르내림은 위장과 심장에 좋은 영향을 준다. 처음에는 60번씩 3회 펌핑으로 실천하고 점차 횟수를 늘려 나중에는 120회까지 할 수 있다.
※참고 1세트에 1분간 카팔라바티를 하고 1분간은 복식 호흡을 한다. 이렇게 3~5회 정도 반복한다.

2. 아누로마 빌로마(Anuloma Viloma)
양쪽 콧구멍을 손가락으로 교대로 막고 들이쉬고, 멈추고, 내쉬는 호흡의 비율을 2:8:4로 한다. 이 호흡법에서는 한쪽 콧구멍으로 숨을 들이 쉰 다음 다른 쪽 콧구멍으로 숨을 내쉬게 된다. 왼쪽 콧구멍을 이다(Ida)의 통로라 부르고, 오른쪽 콧구멍을 핑갈라(Pingala)의 통로 라 부른다. 건강한 사람이라면 1시간 50분 동안 이다로 숨을 들이쉬고 핑갈라로 숨을 내 쉴 수 있다. 그러나 많은 사람들이 이러한 자연적인 리듬을 방해받는다. 아누로마 빌로마는 프라나 양극의 흐름을 조화롭게 하여 균형을 이루도록 한다. 이것은 나디의 중심인 수슘나 관을 통하여 프라나를 상승하게 한다. 아누로마 빌로마는 6단계로 구성된다. 일반적으로 처음(초보자)에는 3회 반복하고 서서히 20회 정도까지 늘려나간다. 호흡의 비율은 반드

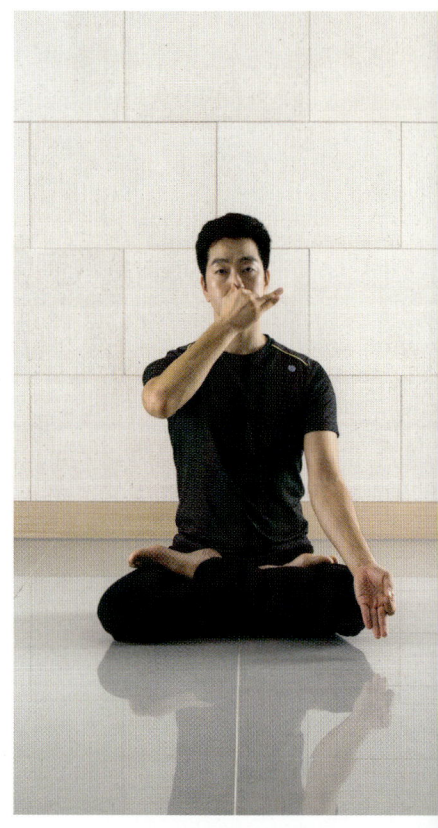

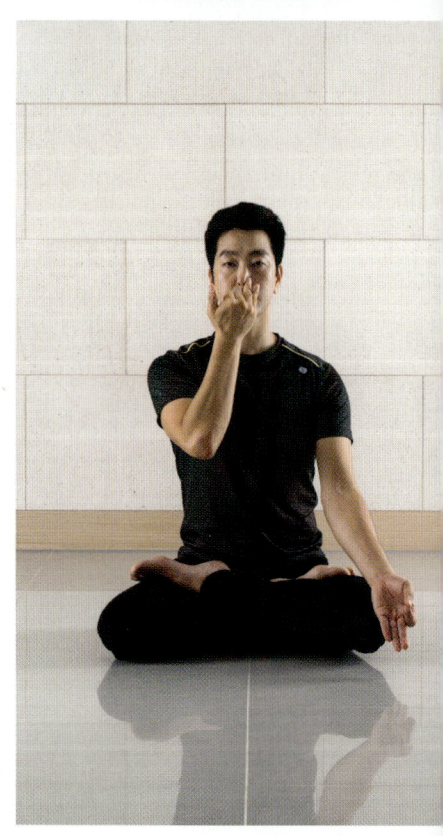

시 지키도록 한다.

※ 비슈누 무드라 아누로마 빌로마에는 오른손으로 코를 막는데 집게손가락, 가운데 손가락을 말아 쥐고 코에 가져간다. 엄지손가락은 오른쪽 콧구멍에 약손가락과 새끼손가락은 왼쪽 콧구멍에 댄다. 왼손은 엄지와 검지로 원을 만든다.

※ 아누로마 빌로마 한 바퀴 회전
  1) 엄지손가락으로 오른쪽 콧구멍을 막고 왼쪽 콧구멍으로 숨을 들이쉰다.
  2) 양쪽 콧구멍을 막고 숨을 멈춘다.
  3) 왼쪽 콧구멍을 약손가락과 새끼 손가락으로 막은 채로 오른쪽 콧구멍으로 숨을 내쉰다.
  4) 여전히 왼쪽 콧구멍을 막은 채로 오른쪽 콧구멍을 통하여 숨을 들이쉰다.
  5) 양쪽 콧구멍을 모두 막은 채로 숨을 멈춘다.
  6) 엄지로 오른쪽 콧구멍을 막은 채로 왼쪽 콧구멍으로 숨을 내쉰다.

3. 브라마리(Brahmari)

브라마리는 양쪽 코로 숨을 들이쉴 때, 성문을 일부 막고, 코고는 소리를 내며, 내쉴때는 벌이 윙윙거리는 소리를 내면서 천천히 내쉰다. 이러한 수련을 통해 목이 진동하여 깨끗이 정화된다.

또한, 숨을 내쉴 때 하는 긴 콧소리는 날숨을 길게 한다. 길게 내쉬는 호흡의 수련은 특히 출산 직전 임산부들에게 아주 효과적이다. 일반적으로 브라마리는 콧소리 호흡(허밍)이라고 하는데, 목소리를 깨끗하고 아름답게 해준다. 특히 목을 많이 쓰는 사람들에게 강력히 권장하는 방법이다. 5~10회 행하면 아주 좋은 효과를 얻을 수 있다.

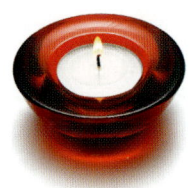

4. 싯카리(Sitkari)

싯카리와 시타리는 요가호흡법 중에 코로 하지 않고 입으로 하는 특별한 호흡이다. 싯카리는 혀끝을 입천장에 대고 '쉬~잇' 소리를 천천히 내며 들이쉰다. 그리고 호흡을 가능한 길게 멈춘 다음 코로 숨을 내쉰다. 5~10회 정도 반복한다. 전통적으로 싯카리는 아름다운 얼굴을 만들어 준다고 전해져왔다. 하타요가 프라디피카는 말하기를 '이 수행법을 통하여 아름다움 안에서 신의 사랑으로 이끌어 준다'고 하였다. 싯카리나 시타리는 몸을 차갑게 하며 목의 갈증이나 배고픔을 경감시켜 준다. 그래서 더운 기후에서나 단식을 할 때 많이 사용 된다.

5. 시타리(Sithali)

혀를 입밖으로 조금 내밀고 그림처럼 동그랗게 말아 '대롱' 처럼 만들어 숨을 빨아들인다. 입을 다물고 호흡을 멈춘 다음 천천히 코로 내쉰다. 혀를 말 수 없을 때는 혀를 입술사이 로 약간 내밀고 그 사이로 공기를 빨아들인다. 5~10회 정도 반복한다.

6. 우자이(Ujjayi)

우자이(Ujjayi)는 신경계통과 소화기계통을 강화시켜 주며 가래나 담을 제거시킨다. 우자이나 수리야베다는 몸을 따뜻하게 하는 호흡법으로, 내쉬는 호흡은 이다의 통로인 왼쪽 콧구멍만 사용한다. 우자이는 양쪽 콧구멍으로 숨을 들이쉬고 성문을 조금 닫는다.(브라마리보다는 덜 닫는다.) 이 때, 약간 흐느끼는 소리가 나며 공기는 코로 새어나간다. 숨을 멈추고 잘란다라와 물라 반다를 행한다. 이 호흡법은 폐 전체를 이용하는 호흡법으로 폐활량을 늘려주고 요가 아사나를 할 때 몸을 최적의 상태로 만들어 준다.

07 반다 · 구나 · 만트라

반다

반다(Bandhas)란 '자물쇠로 잠근다'는 뜻이며 고급 호흡법의 수련을 통하여 프라나를 보존하고 이용하는데 알맞은 자세이다. 이 자세는 프라나를 저장하여 영적인 에너지로 순환시켜준다. 프라나야마에 반다를 적용하려면 수 일간 수련해야만이 가능해진다. 잘란다라 반다와 물라 반다를 동시에 유지하여 프라나와 아파나를 결합시키기 위해서는 숨을 멈추는 사이에 행하도록 한다. 우디야나 반다는 숨을 내쉰 후에 프라나를 수슘나 나디로 끌어 올려 쿤달리니를 상승시킨다.

1. 잘란다라 반다

숨을 멈춘 상태로 턱을 가슴으로 가져간다. '어깨서기 자세'처럼 프라나가 몸의 상부로부터 달아나는 것을 막는다. 이 반다는 숨을 내쉴 때 머리를 들어주면서 이완한다.

2. 우디야나 반다

숨을 완전히 내쉰 후에 배를 척추 뒤쪽으로 끌어올린다. 이것은 프라나를 수슘나 나디까지 끌어올린다.

3. 숨을 멈춘 동안 항문의 괄약근을 조이고 배의 근육을 수축한다. 하체에서 아파나가 빠져나가는 것을 막고 위로 올려 프라나와 결합시킨다.

구나

명상의 사전준비를 제대로 이해하려면, 세 가지 구나(Gunas)에 대한 이해가 필요하다. 이 세 가지 구나는 어떤 상황이나 내면의 상태를 평가하는데 매우 유용하게 사용된다. 또한 집중하기 어려울 때 강한 집중력을 이끌어 명상 수행자의 의식을 가다듬는다. 성격을 비롯한 삶의 모든 측면에 있어서 사트바를 증가시키기 위해서

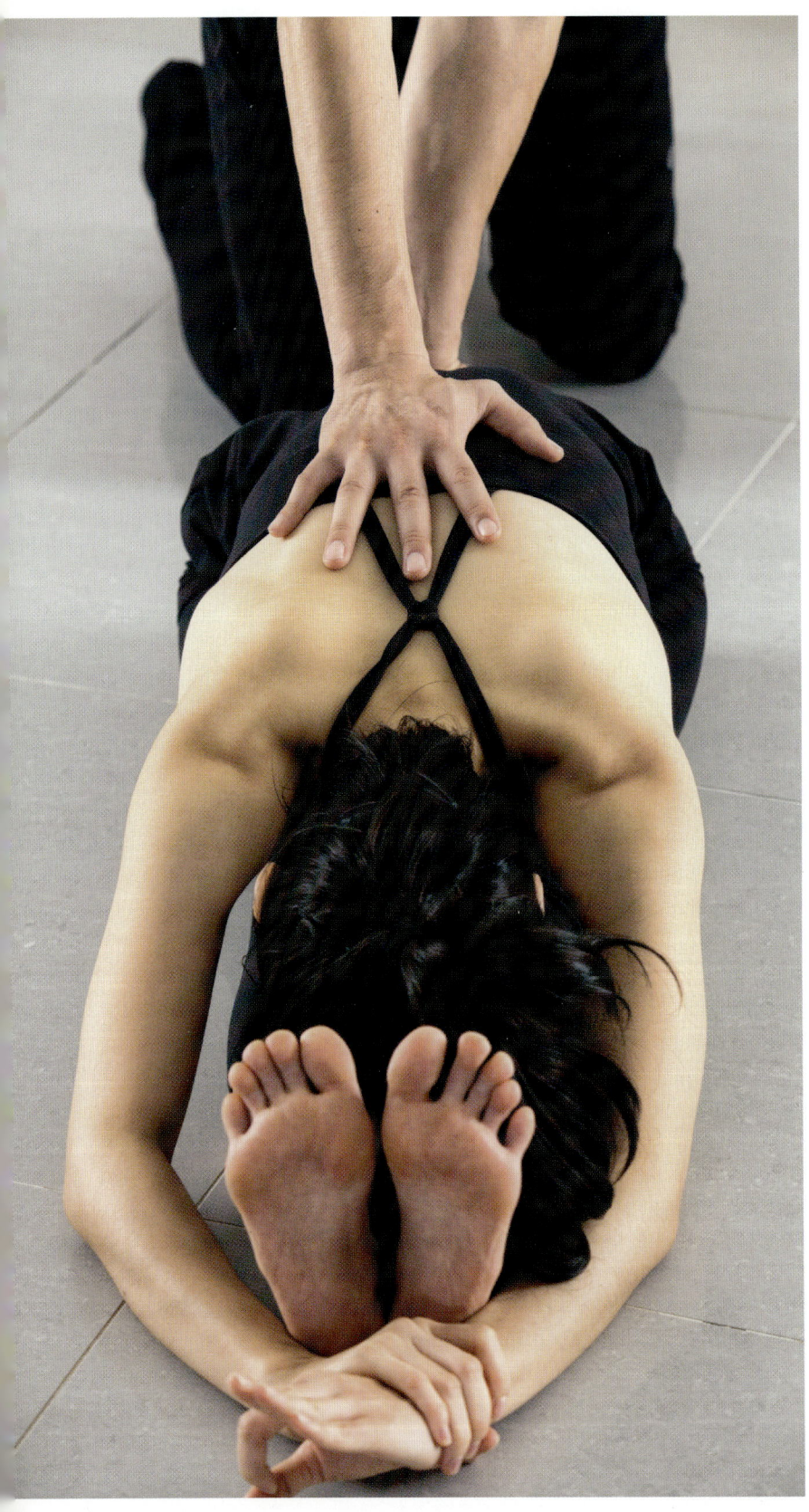

▶반다

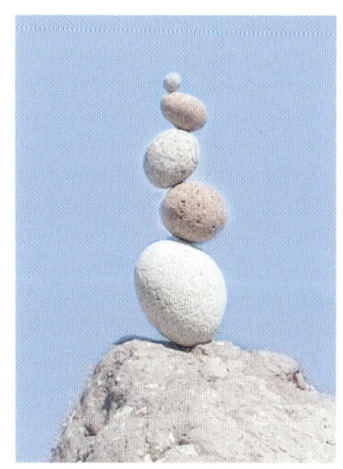
▶구나

는 노력을 해야 한다. 마음이 사트바의 상태에 있을 때에만 의식이 확장되고 부정적인 생각들을 몰아낼 수 있는 동기와 에너지를 가질 수 있기 때문이다.

사트바에 의해 균형이 잡히고 조화로워지면, 정화된 행동과 말과 생각을 하며 에너지를 고양시켜 명상 상태에 좀 더 가까이 다가갈 수 있다. 라자스에 해당하는 생각과 행동을 하면 불안, 열정, 탐욕을 더욱 샘솟게 하므로 명상을 하기가 어려워진다. 타마스에 해당되는 행동과 생각은 마음을 속이고, 무기력하게 만들기 때문에 부주의하고 의욕이 사라지며 자신을 고양시키려는 의지가 사라진다.

1. 사트바 : 균형-정화-조화 사람의 마음이 내면에 집중할 수 있기 때문에 더욱 차분하고 명확해지며 몸은 가벼워진다. 그리고 만족감을 느낄 수 있으며 모든 존재에 대해 호의를 느끼게 된다.
2. 라자스 : 행동-열정-에너지 분산 지배적일 때에는 마음이 동요되어 흩어지고, 감정이 안정적이지 못하다. 몸은 쉴새 없이 움직이고 무언가 불편하고 당황스러워 하며, 외부적인 활동을 통해 기쁨을 느끼고 휴식과 안식을 갖으려고 한다.
3. 타마스 : 어둠-나태함-무력 지배적일 때에는 정적인 에너지가 발생하여 마음이 무감각하며, 수동적이고 무심해 진다.

만트라

만트라의 어원적 뜻은 만(man)이 마음이고 트라(tra)가 자유, 해방의 의미이다. 마음을 자유롭게 만들어 해방시켜주는 것이다. 만트라란 산스크리트어로 참된 소리라는 뜻이다. 근원의 소리인 '옴', '옴마니 반메홈', '아멘', '할렐루야' 등의 짧은 음절 등을 반복하면서 마음을 집중해가는 종교단체들의 주문을 외우는 행위 등의 요가이다. 운동선수들은 훈련 중 정신을 통일하고 사기를 북돋우기 위하여 기합, 고함 등의 방법으로 응용되고 있다. 만트라란 그것을 음송하는 사람을 보호하고 자유롭게 해주는 말이라는 의미가 된다. 소리의 진동인 만트라를 반복하게 되면 심리적 측면뿐만 아니라, 인간 존재의 모든 차원, 즉 신체적, 심적, 정서적 그리고 영적인 모든 수준의 존재에 변형을 일으킬 수 있는 수행 방법이다.
기원전 500년 경에 세계 최초로 인도에서 브하트리(bhatri)란 사람에 의해 언어

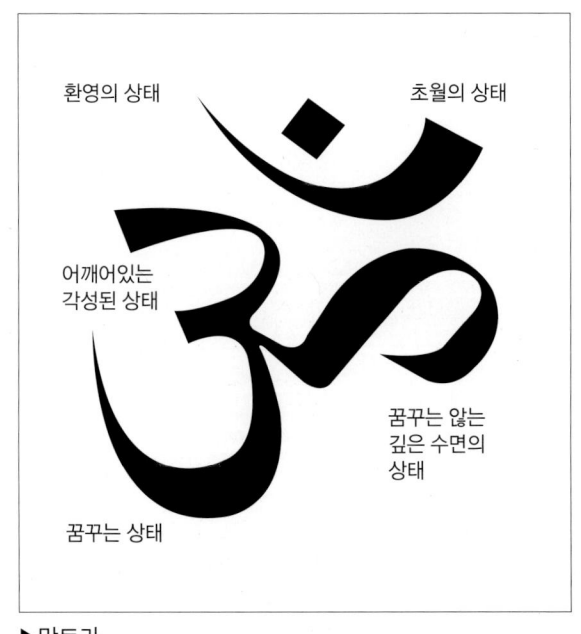
▶만트라

철학이 시작되었다. 이 세상은 언어로서 이루어졌다. 언어에는 많은 것이 포함되어 있으며 그 사람의 본질이 나타나고, 큰 힘을 갖고 진동하는 것이다. 자신이 바라는 것이 이루어지도록 말로써 뜻을 전하게 되며 소리의 강약고저는 생명의 리듬이다. 즐겨 부르는 노래, 불교의 독경, 교회의 찬송가, 반복적인 호소의 말, 기도의 말, 모두가 말대로 그렇게 되어질 수 있는 힘이 있고, 마음과 몸 속에서 깊은 변화를 일으키는 것이다. 생명은 리듬으로부터 시작되며 많은 종류의 리듬을 즐기면서 살고 있다. 고대 인도 에서는 소리의 힘을 크게 깨우치고 많은 소리 중에서도 가장 순화되고 근본이 되는 소리를 찾아 애창했다고 한다.

08 차크라

일곱 개의 차크라

차크라는 심체 에너지의 중심이다. 여섯 차크라는 수슘나관을 따라 위치하며 일곱 번째는 사하스라라 차크라는 머리 상부에 위치한다. 각 차크라에서 관장하는 나디의 숫자는 연꽃잎의 숫자로 표시된다. 연꽃잎은 쿤달리니가 차크라를 통과 할 때 발생되는 소리의 진동으로 나타난다.

그 자체의 색깔이나 요소, 뿌리를 지니고 있는 사하스라라 차크라 이외의 나머지 차크라들은 척추관을 따라 신성 방으로 연결되어 있다. 수슘나관의 맨 아래에는 물라다라 차크라이며 항문 위에 선골 신경총이다. 여기에 쿤달리니가 잠자고 있다. 다음은 스와디스타나 차크라 로서 전립선 신경총에 해당된다. 마니푸라 차크라는 세 번째 차크라인데 태양 신경총에 해당되며 프라나의 주 저장고이다. 아나하타 차크라는 심장부근에 위치하며 심장 신경총에 해당된다. 마니푸라 차크라는 세 번째 차크라인데 태양 신경총에 해당되며 프라나의 주 저장고이다. 아나하타 차크라는 심장부근에 위치하며 심장 신경총에 해당된다. 비슈다 차크라는 목 부근으로 후두선 신경총이다. 아즈나 차크라 양미간 사이에 위치하며 동굴 신경총에 해당된다. 사하스라라 차크라는 일곱 번째이며 가장 높은 차크라인데 송파선에 해당된다. 쿤달리니가 각각의 차크라를 통과할 때마다 각기 다른 의식을 경험한다고 한다. 쿤달리니가 사하스라라 차크라에 도달되었을 때 사마디(초의식)에 이르게 된다. 이 때, 비록 물질세계에 연결되어 있다 하더라도 요기들은 시간과 공간과 인과를 넘어선 참 존재의 경지에 이르게 되는 것이다.

1. 사하스라라 차크라

천 개의 연꽃잎의 상징이며, 차크라의 왕이고 절대세계이다. 쿤달리니가 이 지점에 이르면 요기는 사마디, 즉 초의식 수준에 도달한다.

2. 아즈나 차크라
눈처럼 흰 색깔을 띄고 2개의 꽃잎을 갖는다. 마음에 머무르며 만트라는 옴(OM)이다.

3. 비슈다 차크라
꽃잎이 16개이고 바다처럼 푸른 색깔을 띄었으며 기본원소는 에테르이며 만트라는 함(Ham)이다.

4. 아나하타 차크라
12개의 꽃잎으로 되었으며 연기처럼 뿌연 색깔이고 기본원소는 공기이며 만트라는 얌(Yam)이다.

5. 마니푸라 차크라
꽃잎이 10개인 빨간색 차크라이며 기본원소는 불이며 만트라는 람(Ram)이다.

6. 스와디스타나 차크라
6개의 꽃잎으로 되었으며 색깔은 하얀색이고 기본원소는 물이며 만트라는 밤(Vam)이다.

7. 물라다라 차크라
4개의 꽃잎으로 되었으며 노란색이고 기본원소는 흙이며 만트라는 르암(Lam)이 다.

Chakra

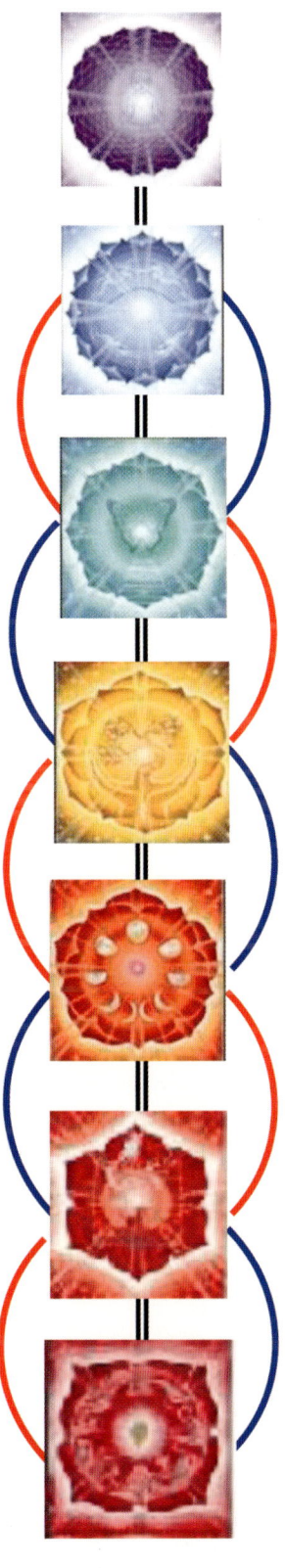

사하스라라 차크라
Sahastrara chakra
천 개의 연꽃잎의 상징이며, 차크라 의 왕이고 절대세계이다. 쿤달리니가 이 지점에 이르면 요기는 사마디, 즉 초의식 수준에 도달한다.

아즈나 차크라
Ajna chakra
눈처럼 흰 색깔을 띠고 2개의 꽃잎을 갖는다. 마음에 머무르며 만트라는 옴(OM)이다.

비슈다 차크라
Vishudda chakra
꽃잎이 16개이고 바다처럼 푸른 색 깔을 띠었으며 기본원소는 에테르 이며 만트라는 함(Ham)이다.

아나하타 차크라
Anahata chakra
12개의 꽃잎으로 되었으며 연기처럼 뿌연 색깔이고 기본원소는 공기이며 만트라는 얌(Yam)이다.

마니푸라 차크라
Manipuraka chakra
꽃잎이 10개인 빨간색 차크라이며 기본원소는 불이며 만트라는 람 (Ram)이다.

스와디스타나 차크라
Swadistana chakra
6개의 꽃잎으로 되었으며 색깔은 하얀색이고 기본원소는 물이며 만트라는 밤(Vam)이다.

물라다라 차크라
Muladara chakra
4개의 꽃잎으로 되었으며 노란 색이고 기본원소는 흙이며 만 트라는 르암(Lam)이다.

09 수슘나, 나디

1. 수슘나(Sushumna)
척추의 중앙을 타고 흐르는 기의 통로이다. 생명 에너지인 프라나는 수슘나를 통해 상승과 하강을 한다. 수슘나를 중심으로 오른쪽은 핑갈라의 양의 기운이 흐르고 왼쪽은 이다의 음의 기운이 흐른다. 프라나는 이다와 핑갈라를 나선형으로 번갈아 상승, 하강한다고 한다.

2. 나디(Nadi)
나디(Nadi)는 프라나가 흐르는 신경 통로이다. 요가 동작인 아사나와 요가 호흡인 프라나야마는 나디를 정화시켜주며 만약 나디(신경통로)가 막히면 프라나(에너지)가 자유롭게 흐를 수가 없게 되며 이로 인해서 우리는 건강에 문제가 생길 수 있다. 고대의 요기들에 따르면 인간의 몸에는 약 72,000개의 나디가 있다고 한다. 모든 나디 중에서 가장 중요한 것이 수슘나관(척추관)인데, 양쪽에는 이다(Ida)와 핑갈라(Pingala)가 있다. 이는 척추에 있는 교감 신경과 연결된다.
1) 이다 나디(Ida-nadi) : 교감신경 음기. 몸의 왼쪽으로 흐르는 기의 통로. 왼쪽 콧구멍으로 마시는 기운의 통로.
2) 핑갈라 나디(Pingala-nadi) : 교감 신경 양기. 몸의 오른쪽으로 흐르는 기의 통로. 오른쪽 콧구멍으로 마시는 기운의 통로.
3) 수슘나 나디(Sushumna-nadi) : 척추관 각성된 쿤달리니 샥티가 척주의 중앙을 타고 흐르는 기의 통로이다. 육체적인 기를 통합하여 정신적 지복의 경지에 이르게 하는 기가 흐르는 중앙의 통로를 의미한다.

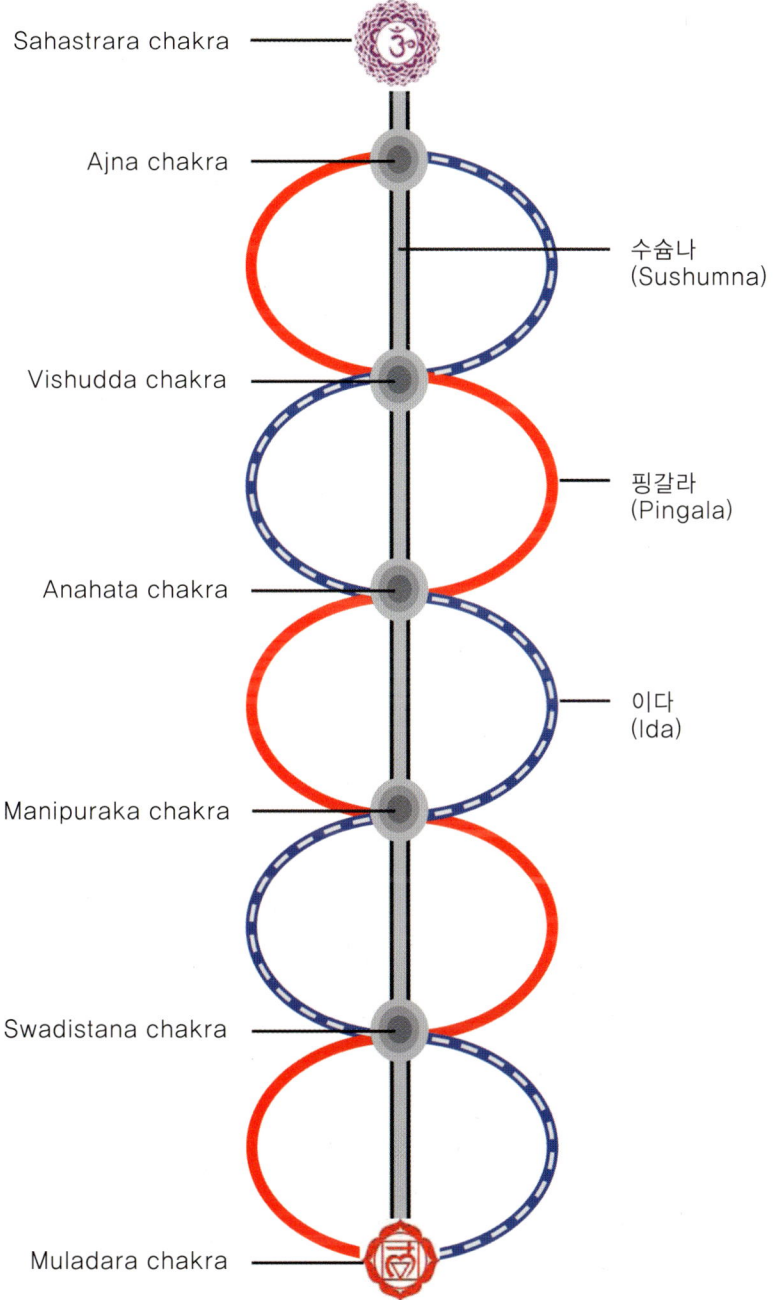

10 | 6가지 크리야(Kriyas)

요기들은 자신의 몸을 통하여 더 높은 의식으로 발전하기를 원한다. 지고의 경지로 나아가기 위해서는 마치 차가 부드럽게 움직이기 위해 내부, 외부를 깨끗이 해야 하는 것과 같다. 예를 들어, 우리 손을 깨끗이 씻듯이 내장기관도 깨끗이 씻어 주어야 한다. 결국, 내장기관도 피부와 같은 맥락이다.

여섯가지 크리야(Kriyas)는 우리 몸중 소홀히 하기 쉬운 부분을 정화하거나 통제하는 수련법이다. 크리야는 규칙적으로 수행하면서 내장기관으로부터 독소를 제거하며 마음을 맑게 한다. 또한 감각이 예리해지고 질병으로부터 몸의 저항력을 증진시킨다.

- 콧구멍을 청소하는 크리야

1. 카팔라바티(Kapalabhati)
카팔라바티(Kapalabhati)는 여섯 크리야(정화수행법) 중 하나인데 강제로 숨을 쉼으로써 폐의 나쁜 공기를 배출시키고 산소를 가득 차게 하여 호흡기를 깨끗하게 해주는 훌륭한 프라나야마 수행법이다.

산스크리트어로서 '두개골 정화법' 이라는 의미이다. 몸속 산소량을 증가시켜 집중력을 높이고 마음을 맑게 해준다. 이 호흡법은 '들이쉬기' 와 '내쉬기' 로 이루어지며 마지막으로 숨을 한번 멈추는 과정으로 되어있다. 숨을 내쉴 때는 복부근육이 조여들고 횡격막이 올라가며 폐에서 공기가 빠져나간다. 숨을 들이쉴 때는 근육은 이완되며 폐에 공기가 가득 찬다. 내쉬는 호흡은 짧고 강하게 하며, 들이쉬는 호흡은 길고 조용하다. 횡격막의 오르내림은 위장과 심장에 좋은 영향을 준다.

처음에는 60번씩 3회 펌핑으로 실천하고 점차 횟수를 늘려 나중에는 120회까지 할 수 있다.

※참고 1세트에 1분간 60회를 호흡하고 1분간 복식호흡을 한다. 이렇게 3~5세트 반복한다.

2. 트라탁(Tratak)

트라탁(Tratak)은 고도의 정신집중 훈련이다. 하나의 대상이나 점을 바라보는데 눈을 깜박이지 않고 응시하다가, 눈을 감고 마음속으로 그 대상을 떠올리는 방법이다. 흔들리는 마음이 안정되고 집중이 되면 마음의 초점이 맞아 사물의 집중도가 정확해진다. 어디든지 눈이 가는 곳에 마음도 따라 가고 어떤 한 점을 응시할 때 마음도 한곳으로 모아진다. 트라탁은 기본적으로 마음을 정화시킨다. 집중력을 강하게 하며 시력도 좋아 지고 시신경을 통하여 뇌에 자극을 준다. 트라탁은 어느 대상에도 국한되지 않는다. 하지만 야외에서 명상을 할 때는 약간 다르다. 선택한 대상물을 눈 높이로 약 1m 앞에 놓는다. 숨을 고르고 눈썹을 깜박이지 않은 상태에서 대상물을 응시한다. 멍하게 바라보지 말고 긴장을 풀고 끈기있게 응시한다. 약 1분 후에 마음속으로 응시하면서 아즈나 차크라나 아나하타 차크라에 그 대상물을 떠올린다. 잔상이 사라지면 눈을 뜨고 반복한다.

※미간사이와 코끝응시하기

미간(두 눈썹 사이)에 위치한 '제3의 눈' (위)이나 코끝을 응시하는 것은(아래) 눈의 근육을 강화시키고 집중력을 높인다. 처음에는 1분 정도 집중응시를 하다가 차츰 10분 정도로 늘려 나간다. 눈이 시리거나 아플 때는 눈을 감는다. 미간 응시는 쿤달리니를 일깨워주며, 코끝 응시는 중추신경에 영향을 준다.

※촛불응시

촛불 응시는 트라탁을 대상으로 가장 많이 알려진 응시방법이다. 이것은 눈을 감았

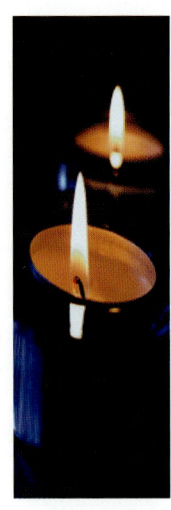

을 때 불꽃의 잔상이 쉽게 남기 때문이다. 어둡고 바람이 없는 방에서 눈 높이로 놓고 실시한다.

3. 네티(Neti)
네티는 매일 수행을 해야 한다. 네티는 두 가지 방법이 있는데 먼저수트라 네티(Sutra Neti)는 카데터(Catheter) 또는 30cm 정도의 매끈하고 부드러운 끈을 콧구멍으로 집어넣어 입으로 나오게 한 후, 반대쪽 콧구멍에도 똑같이 반복한다. 콧구멍을 통과하여 입으로 끈을 빼내려면 연습이 필요하다. 잘라네티(Jala Neti)는 조그만 물병으로 소금물을 한쪽 콧구멍에 넣어 다른쪽 콧구멍이나 입으로 나오게 한다. 만약 다른 콧구멍이 막혀 있으면 입으로 흘러나오게 되며 그것을 뱉어내면 된다. 양쪽 콧구멍 모두 시도한다. 한번에 물이 나오도록 한다.
※수트라 네티
미지근한 소금물에 부드러운 끈을 담근다. 끈을 콧구멍 속으로 집어넣는다. 끈의 끝이 입안에서 보이면 천천히 잡아당긴다.
※잘라 네티
머리를 왼쪽으로 기울이고 오른쪽 콧구멍으로 물을 부어 왼쪽 콧구멍이나 입으로 나오게 한다.
- 소화기 계통을 위한 정화

4. 다우티(Dhauti)
※쿤자르 크리야(Kunjar Kriya)
위장을 청소하는 정화법. 단식 첫째날 위장에 쌓여 있는 독소를 제거시키는데 유용하

다. 4컵의 미지근한 물에 소금을 찻술로 한 스푼 정도 타서 마신다. 그리고 손가락 두 개를 입에 넣어 물을 밖으로 토해낸다.

아그니 사라(Agni Sara)이 아사나의 펌프질하는 것과 같은 행동은 소화기관에 매우 유익한 것이다. 발을 넓게 벌려주고, 무릎은 굽히고, 손은 허벅지를 누르면서 복부를 내려다 본다. 숨을 내쉬면서 배를 안쪽 위로 당겨주고 호흡을 멈춘다. 그리고 배를 안 팎으로 펌프질 하듯 움직인다. 숨을 들이마셔야할 때는 펌프질을 멈추고 정상호흡을 한다. 다시 숨을 내쉬고 계속한다. 매번 10~18회 정도가 알맞다.

※바스트라 다우티(Vastra Dhauti)
요기들은 이 방법을 일주일에 한번씩 아침 공복에 실시한다. 15피트 정도의 거즈를 천천히 삼켰다 끄집어 내어 위와 식도에 쌓인 점액질과 분비물을 제거시킨다. 처음에는 조금만 넣어도 구역질이 나서 조금밖에 삼키지 못하나 매일 조금씩 반복하여 수행하면 마침내 거즈는 모두 다 들어갈 것이다. 실천 후에는 반드시 우유 한잔을 마시는 것이 좋다. 바스트라 다우티는 경험이 많은 요가 지도자에게 지도받는 것이 좋다.

※바스트라 다우티(Vastra Dhauti)
미지근한 소금물에 부드러운 천(거즈)을 담근다. 물을 조금씩 마시면서 천을 입 속으로 조금씩 넣는다. 넣을 수 있는 데까지 넣은 다음 다시 꺼낸다.
- 내장기관 정화

5. 나우리 (Nauli)
복부의 중앙 근육을 반복적으로 휘저어 운동을 시킨다. 수행자의 통제력과 집중력이 요구되며 배의 근육을 통제하는 방법을 터득하게 된다. 나우리를 하는 동안 복부에 집중을 하면 많은 도움이 될 것이다. 아그니사라 (Agni Sara)는 나우리를 수행하기 위한 준비동작과 같다. 우선 배의 근육을 분리하여 마치 배의 중심부에 수직적인 언덕이 생기도록 한다. 그런 다음 손을 이용하여 왼쪽과 오른쪽으로 움직이는 연습을 하도록 한다. 파도처럼 좌우로 원활한 움직임은 내장기관에 상당한 도움을 준다. 특히 위장, 장기관, 간장을 통제하고 생리불순을 해결한다. 또한, 기의 흐름을 원활하게 한다.

※나우리(Nauli) 다리를 벌리고 서서 무릎을 약간 굽히고 두 손을 허벅지에 올려 놓는다. 숨을 내쉬면서 우디야나 반다 자세를 취한다. 배의 양쪽 부분을 수축시켜서 복부의 중앙 근육이 만들어 지도록 손을 교대로 바꾸어 가며 근육이 한쪽에서 다른 한쪽으로 움직이도록 눌러준다.
- 결장을강화

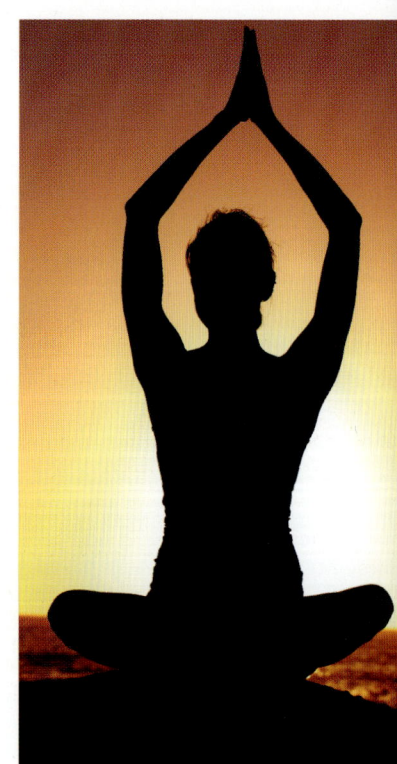

6. 바스티(Basti)
장의 맨 아래까지 청소하는 자연스러운 방법으로 관장과도 같은 것이다. 물통 위에서 앉아서 약 직경 1cm 정도 되는 관을 직장 안에 집어넣고 우디야나 반다와 나우리를 하면서 물을 장 안으로 빨아들인다. 관을 꺼낸 후 나우리를 하여 물을 장속에서 휘저은 다음 물 을 빼낸다. 관장은 물을 몸 속으로 강제로 투입시키는 반면 바스티는 장을 진공상태로 만들어서 물을 자연스럽게 끌어들이는 방법이다.

11 사트 삼파티(Satsampati)_ 여섯개의 귀중한 요소

1. 사마(Sama) – 마음의 통제
2. 다마(Dama) – 감각의 통제
3. 우파라티(Uparati) – 절제, 자아의 철수
4. 티티크샤(Titiksha) – 인내
5. 사르다(Sharda) – 믿음
6. 사마다나(Samadana) – 마음의 균형, 마음의 집중

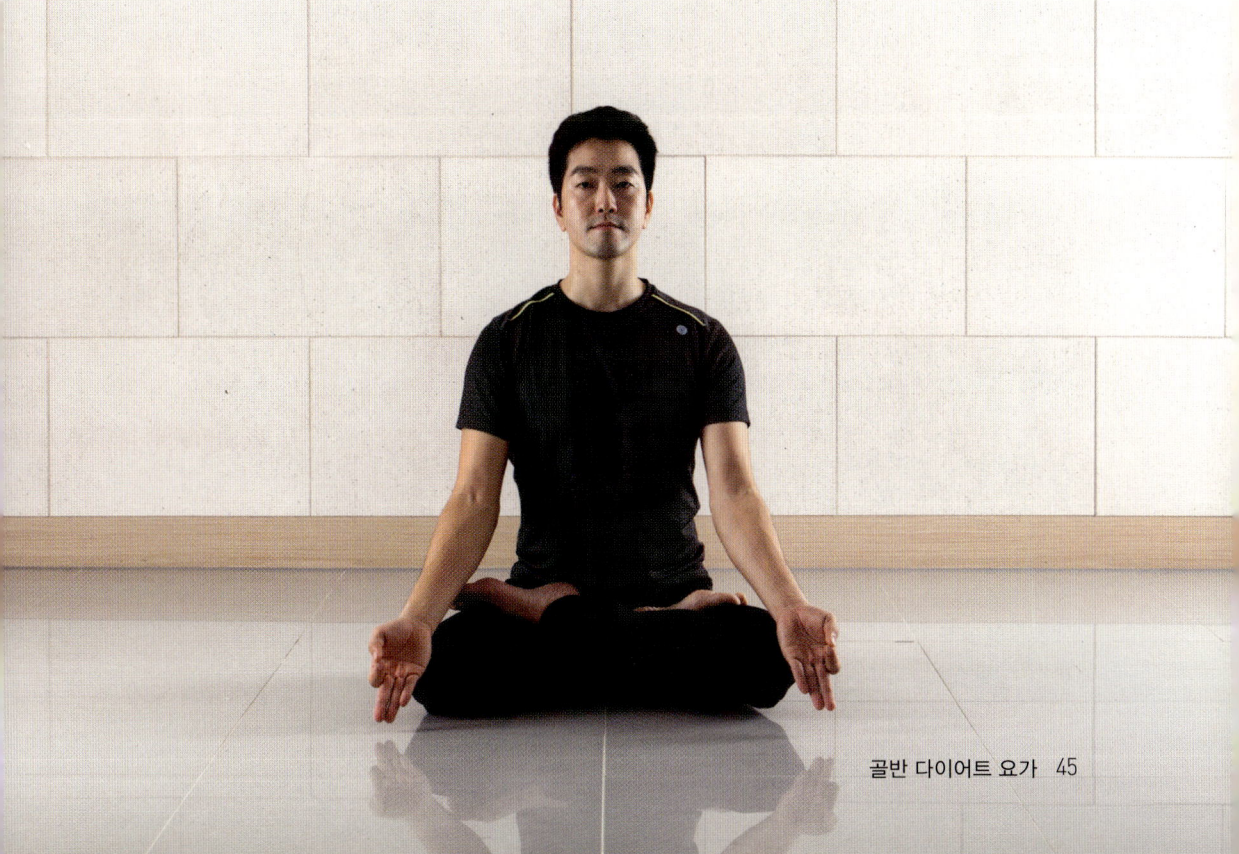

12 | 요가 수련 시 주의사항

1. 마음가짐
요가를 수련할 때 가장 주의해야 할 것은 마음가짐이다. 자신에게 집중을 하며 옆 사람과 경쟁을 하거나 욕심을 가지지 않는 것이 중요하다.
2. 수련 장소
요가 수련 시 호흡이 중요하므로 첫째 환기가 잘 되어야 한다. 둘째는 주변이 너무 산만하거나 소음이 많지 않은 곳을 선택하는 것이 좋다. 휴식 할 때는 조명을 어둡게 해주며 너무 춥지 않도록 환경을 만들어 주어야 한다.
3. 식사
요가는 공복에 하는 것이 좋다. 하지만 너무 배가 고프면 간단히 우유나 두유를 한 잔 정도 마시고 수련하는 것도 좋다.
1) 과식을 했을 경우 4시간 후 수련가능
2) 적당량의 식사를 했을 경우 2시간 후 수련가능
3) 소식을 했을 경우 1시간 후 수련가능
4. 요가수련및명상
요가 수련의 효과를 높이기 위해서는 같은 시각, 같은 장소에서 매일 수련하는 것이 가장 좋다. 명상 수행의 가장 효과적인 시간대는 새벽과 해 질 무렵이다. 새벽은 4~6시 사이가 좋다. 해질녘 무렵 저녁이나 잠들기 직전에 명상을 하는 것도 좋다.
5. 호흡
초보자가 처음부터 호흡을 따라 하기에는 무리가 있다. 그래서 요가를 처음 시작할 때는 호흡에 집중하는 것보다 요가 동작에 집중하는 것이 효과를 볼 수 있다. 요가 동작이 안정적이고 내 몸에 익숙해졌을 때 호흡을 조금씩 해보도록 하며 억지로 호흡을 하거나 참지 않도록 하고 최대한 편안하게 호흡을 한다.
6. 휴식
요가 수련만큼 중요한 것은 휴식이다. 대부분 요가 수련이 끝난 뒤 휴식을 하지 않는 경우가 많다. 휴식을 해야 하는 이유는 노화를 방지하며 몸의 피로감을 줄여주고 몸의 에너지를 안정시켜준다. 그래서 요가 수련이 끝난 후 짧게는 5분, 보통은 10분 정도 휴식을 하는 것이 좋다.

| 13 | 요가도구 |

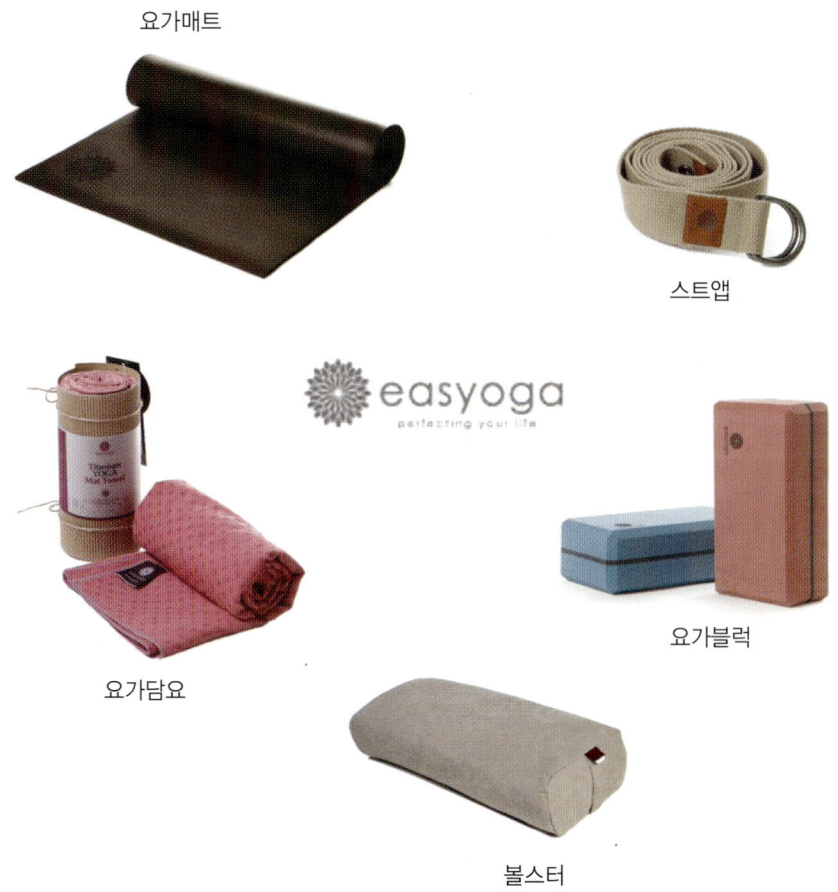

요가매트

스트앱

요가담요

요가블럭

볼스터

1. 요가매트는 요가동작을 할 때 바닥으로부터 오는 충격을 완화시켜주며, 미끄러움을 방지하고 요가 동작을 안정적으로 할수 있게 도와준다.
2. 요가블럭과 스트랩은 기본적으로 초보자들에게 유용하게 쓰이며 특히, 어려운 동작을 쉽게 할 수 있는 장점이 있으며 중급, 고급동작을 시도할 때도 블록과 스트랩을 이용하 면 좀더 안정적으로 고급 요가동작을 만들어 갈 수 있다.
3. 볼스터는 대부분 휴식자세에서 많이 사용하며 임산부 요가에서도 사용된다. 특히 누워서 휴식을 할 때 허리 밑에 받치게 되면 척추의 긴장이 풀리고 편안함을 느낄 수 있으며 다리 밑에 놓았을 때는 다리의 부종을 없애며 척추 측만증이 있는 사람들에게 좋은 휴식 자세를 만들어 준다. 가끔은 엎드렸을 때 아랫배에 놓고 휴식하는 경우도 있다.
4. 요가담요는 서서 요가동작을 할 때는 많이 사용하지 않으며 앉아서 하거나 누워서 할 때 요가 매트에 깔고 요가 동작을 하게 되면 땀을 흡수해 주고 피부를 보호해 주며 요가담요를 덮고 휴식할 때는 체온을 유지시켜서 휴식을 편안하게 할 수 있도록 도와준다.

14 | Surya Namaskara (A)

사마스띠티 - 양 발로 서서 다리를 활성화 시킨다. 척추를 길게 늘리며 반다에 집중하며 호흡을 깊게 한다.

1. 호흡을 마시며 양팔을 머리 위쪽으로 들어 올려 양손바닥이 서로 만나게 하며 엄지손가락을 바라본다.
2. 호흡을 내쉬며 몸을 앞으로 접어 발가락을 바라보면서 가슴을 무릎으로 당긴다.
3. 호흡을 마시며 정면을 바라보며 척추를 길게 편다.
4. 호흡을 멈추며 걷거나 점프하여 다리를 뒤로 옮긴다. 호흡을 내쉬며 앞을 바라보면서 몸을 낮춘다. 처음에는 무릎을 먼저 내려놓아도 되며 바닥을 향해 몸을 똑바로 낮춘다.
5. 호흡을 마시며 팔을 펴고 발끝을 앞으로 밀어 주어 발등을 바닥에 대고 무릎을 들어 올린다.
6. 호흡을 내쉬며 꼬리뼈에서 정수리까지 척추를 길게 펴준다. 발 뒷꿈치는 바닥을 향해 눌러주고 슬개골은 들어 올리며 배꼽을 바라본다. 호흡을 5번 해준다.
7. 호흡을 멈추며 점프하거나 걸어서 발을 손 사이로 가져온다. 호흡을 마시며 척추를 길게하고 시선은 정면을 바라본다.
8. 호흡을 내쉬며 몸을 앞으로 접어 발가락을 바라보면서 가슴을 무릎으로 당긴다.
9. 호흡을 마시며 양팔을 머리 위쪽으로 들어 올려 양손바닥이 서로 만나게 하며 엄지손가락을 바라본다.

사마스띠티 - 호흡을 내쉬며 다음 수리야 나마스카라나 빈야사를 위한 준비자세로 양 팔을 내린다.

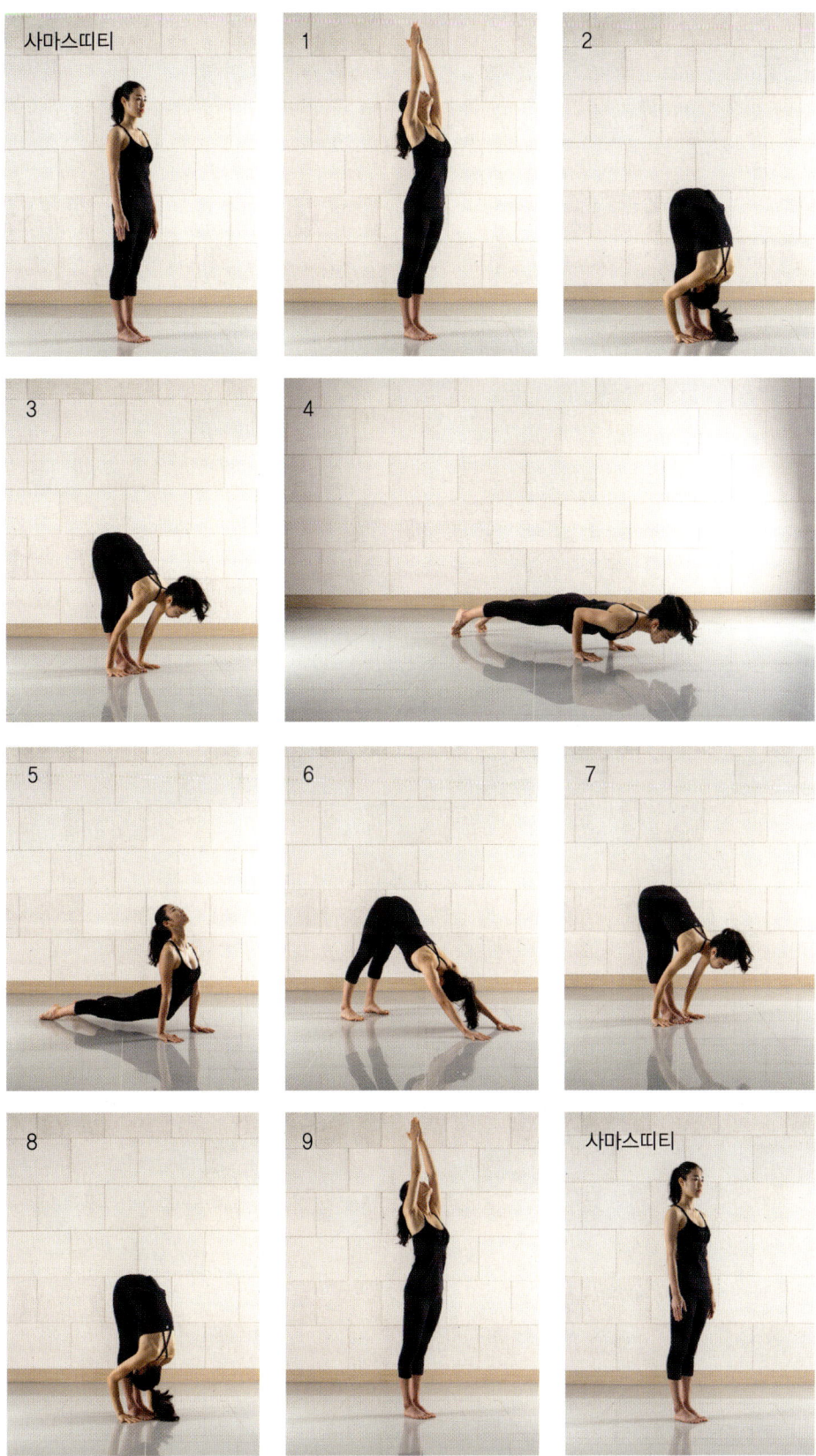

골반 다이어트 요가

15 | Surya Namaskara (B)

사마스띠티 – 양 발로 서서 다리를 활성화 시킨다. 척추를 길게 늘리며 반다에 집중하며 호흡을 깊게 한다.

1. 호흡을 마시며 무릎을 구부리며 양팔을 머리 위쪽으로 들어 올린다. 양 손바닥이 서로 만나게 하며 엄지손가락을 바라본다.
2. 호흡을 내쉬며 몸을 앞으로 접어 발가락을 바라보면서 가슴을 무릎으로 당긴다.
3. 호흡을 마시며 정면을 바라보며 척추를 길게 편다.
4. 호흡을 멈추며 걷거나 점프하여 다리를 뒤로 옮긴다. 호흡을 내쉬며 앞을 바라보면서 몸을 낮춘다. 처음에는 무릎을 먼저 내려놓아도 되며 바닥을 향해 몸을 똑바로 낮춘다.
5. 호흡을 마시며 팔을 펴고 발끝을 앞으로 밀어 주며 무릎을 들어 올린다.
6. 호흡을 내쉬며 꼬리뼈에서 정수리까지 척추를 길게 펴준다. 발 뒷꿈치는 바닥을 향해 눌러주고 슬개골은 들어 올리며 배꼽을 바라본다.
7. 호흡을 멈추며 왼발 뒤꿈치를 45도로 놓고 오른발을 양 손사이 앞으로 가져온다. 호흡을 마시며 양 손을 머리 위로 들어 손바닥이 만나게 하고 팔을 펴주며 엄지손가락을 바라본다.
8. 호흡을 멈추며 양 손을 바닥에 놓고 플랭크(Plank) 자세로 몸을 낮춘다. 호흡을 내쉬며 앞을 바라보면서 몸을 낮춘다. 처음에는 무릎을 먼저 내려놓아도 되며 바닥을 향해 몸을 똑바로 낮춘다.
9. 호흡을 마시며 팔을 펴고 발끝을 앞으로 밀어 주어 발등을 바닥에 대고 무릎을 들어 올린다.
10. 호흡을 내쉬며 꼬리뼈에서 정수리까지 척추를 길게 펴준다. 발 뒷꿈치는 바닥

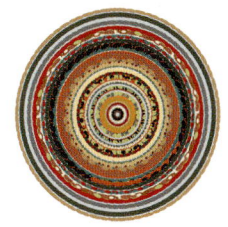

을 향해 눌러주고 슬개골은 들어 올리며 배꼽을 바라본다.

11. 호흡을 멈추며 오른발 뒤꿈치를 45도로 놓고 왼발을 양 손 사이 앞으로 가져온다. 호흡을 마시며 양 손을 머리 위로 들어 손바닥이 만나게 하고 팔을 펴주며 엄지손가락을 바라본다.

12. 호흡을 멈추며 양 손을 바닥에 놓고 플랭크(Plank) 자세로 몸을 낮춘다. 호흡을 내쉬며 앞을 바라보면서 몸을 낮춘다. 처음에는 무릎을 먼저 내려놓아도 되며 바닥을 향해 몸을 똑바로 낮춘다.

13. 호흡을 마시며 팔을 펴고 발 끝을 앞으로 밀어주어 발등을 바닥에 대고 무릎을 들어 올린다.

14. 호흡을 내쉬며 꼬리뼈에서 정수리까지 척추를 길게 펴준다. 발 뒷꿈치는 바닥을 향해 눌러주고 슬개골은 들어 올리며 배꼽을 바라본다. 호흡은 5번 한다.

15. 호흡을 멈추며 점프하거나 걸어서 발을 손 사이로 가져온다. 호흡을 마시며 척추를 길게 하고 시선은 정면을 바라본다.

16. 호흡을 내쉬며 몸을 앞으로 접어 발가락을 바라보면서 가슴을 무릎으로 당긴다.

17. 호흡을 마시며 무릎을 구부리며 양 팔을 머리 위쪽으로 들어올린다. 양 손바닥이 서로 만나게 하며 엄지손가락을 바라본다.

사마스띠티-호흡을 내쉬며 다음 수리야 나마스카라나 빈야사를 위한 준비자세로 양 팔을 내린다.

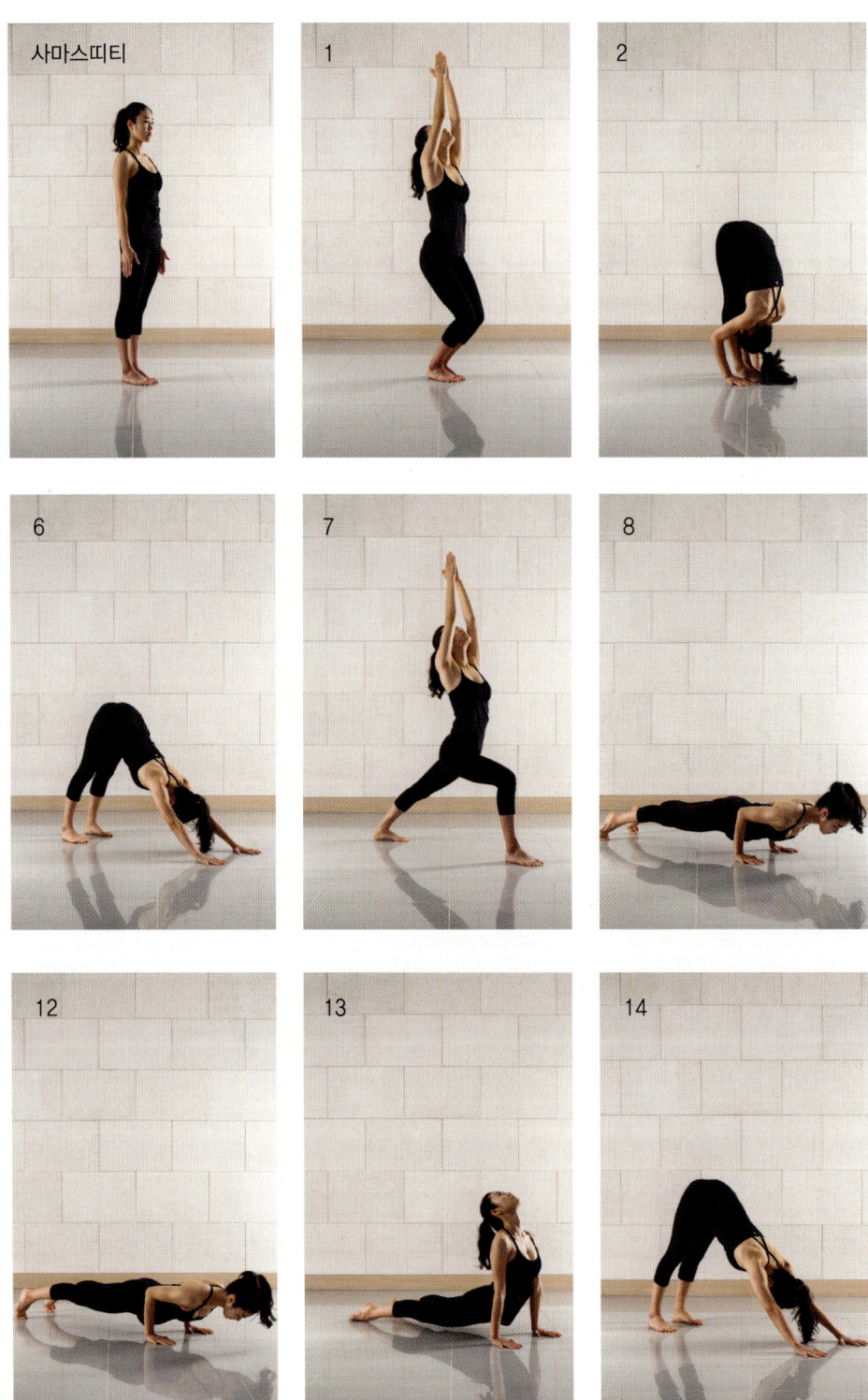

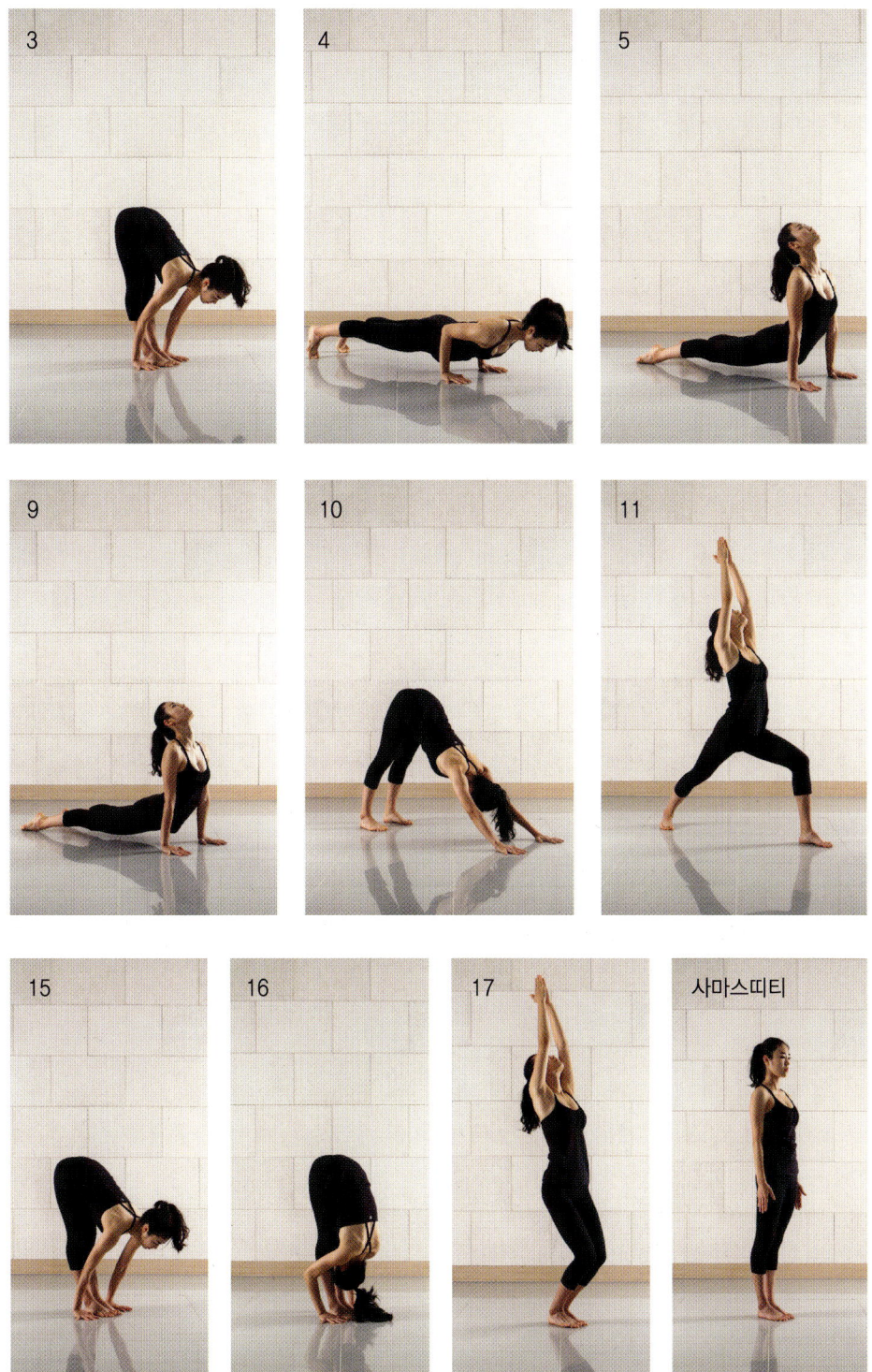

골반 다이어트 요가

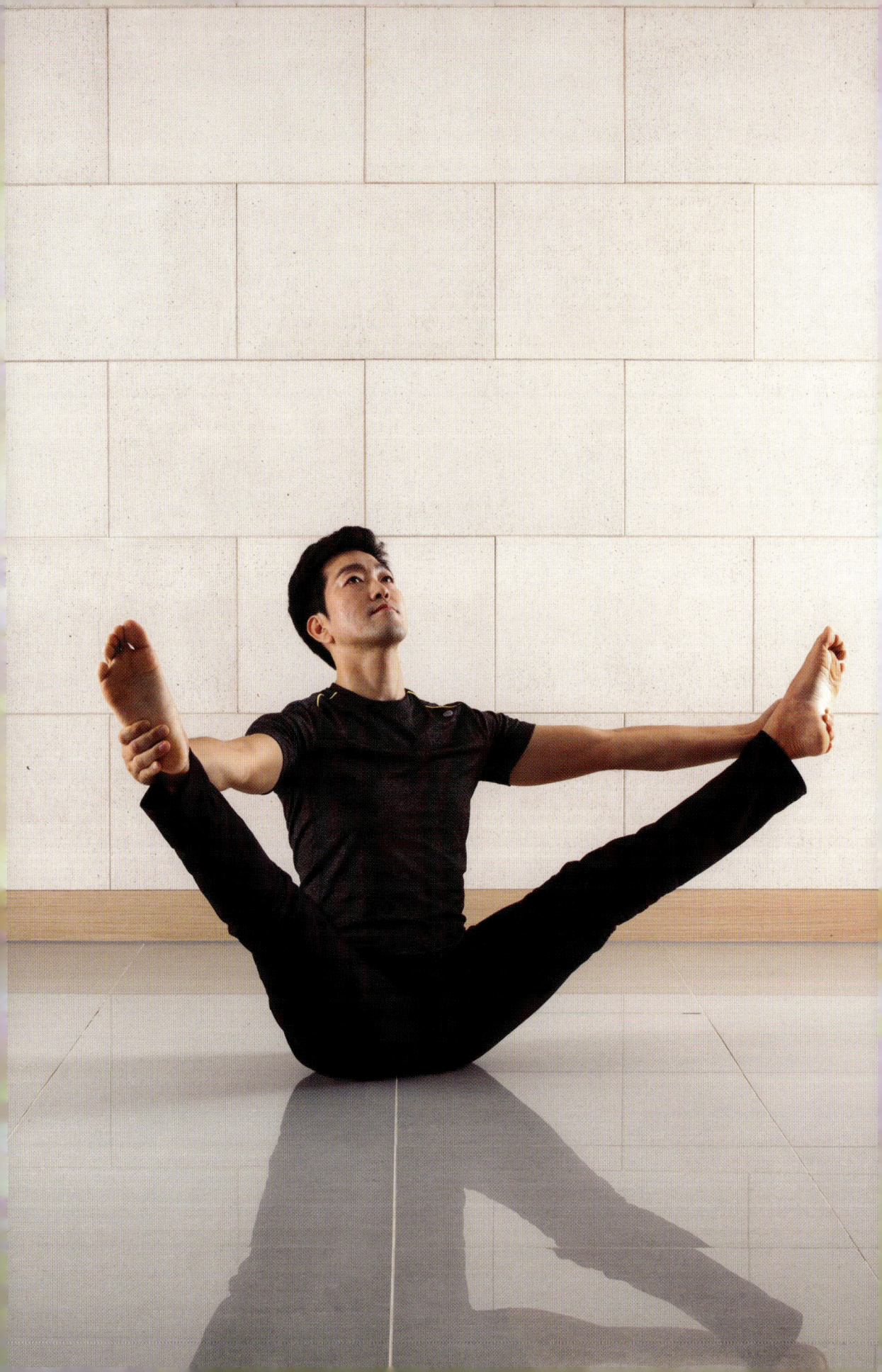

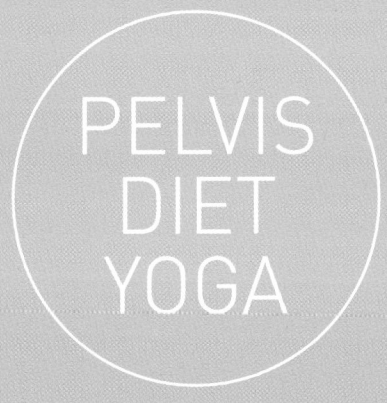

PELVIS
DIET
YOGA

골반 다이어트 요가

beginning

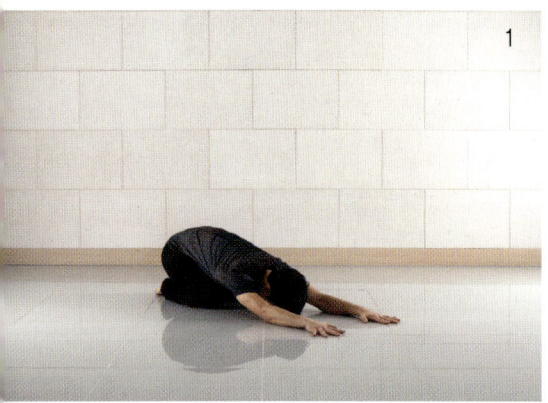

두 발로 바닥을 강하게 눌러주고 뒤꿈치에 체중을 실어준다. 두 손의 손가락을 넓게 벌려주고 손바닥과 바닥에 사이에 공간이 생기지 않도록 손을 눌러준다. 엉덩이를 뒤로 밀어주어 척추가 반듯이 펴지도록 한다.

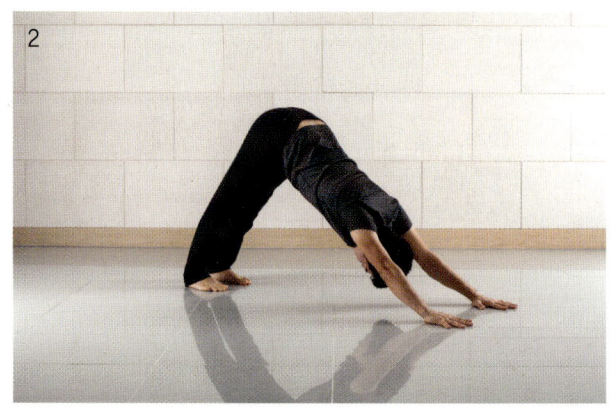

엄지발가락을 붙이고 무릎을 약간 벌려주며 가슴이 눌리지 않도록 하고 두 손을 앞으 뻗어주어 여깨의 긴장을 풀어준다.

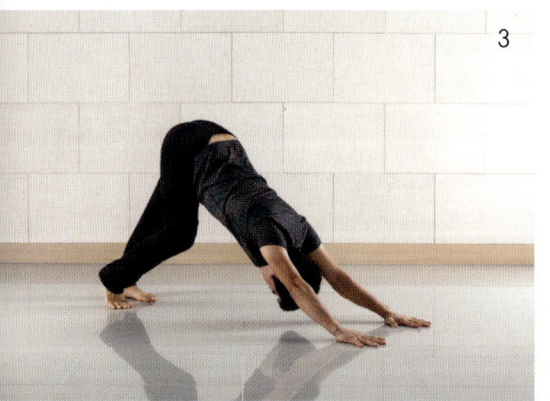

왼발에 체중을 싣고 오른쪽 다리를 구부려 주고 왼쪽 다리를 펴주며 스트레칭한다.

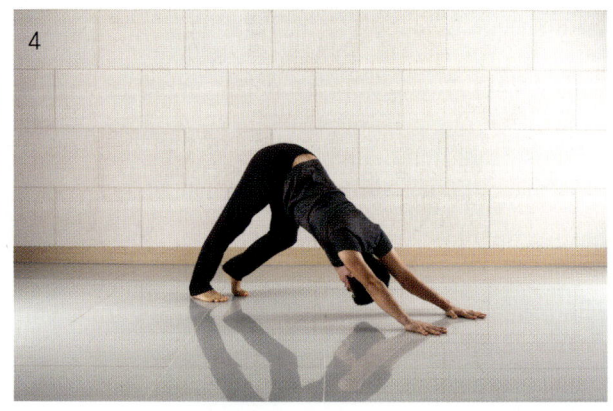

오른발에 체중을 싣고 왼쪽 다리를 구부려 주고 오른쪽 다리를 펴주며 스트레칭 한다.

PELVIS DIET YOGA · 골반 다이어트 요가

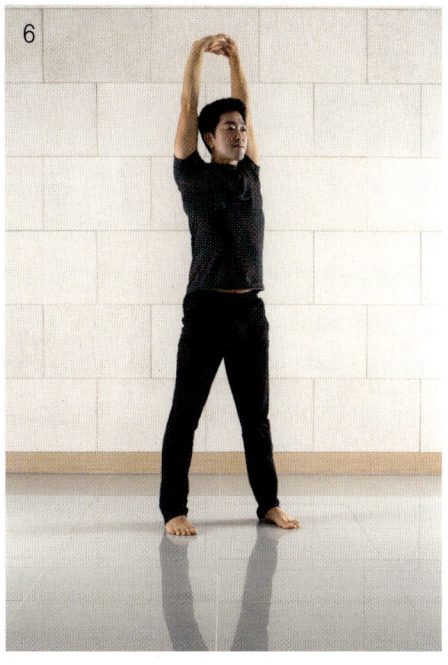

두 손을 깍지 끼고 두 팔을 뒤로 뻗어주며 어깨와 전신을 늘려준 다.

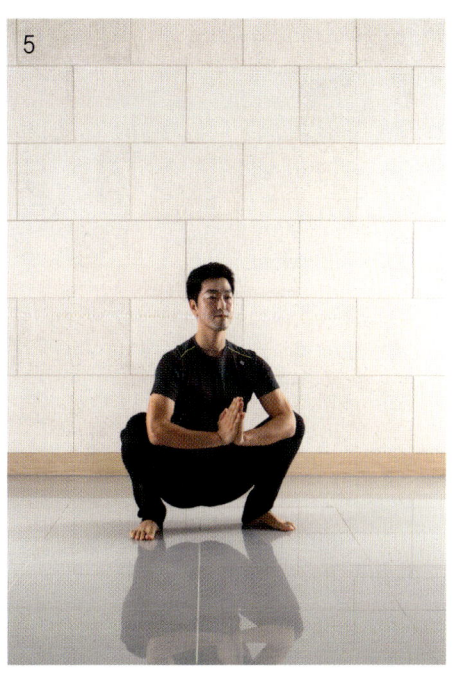

두 팔꿈치를 무릎안쪽에 대고 두 손을 가슴 앞에 합장하여 팔꿈치로 양쪽 무 릎을 밀어 골반을 열어준다.

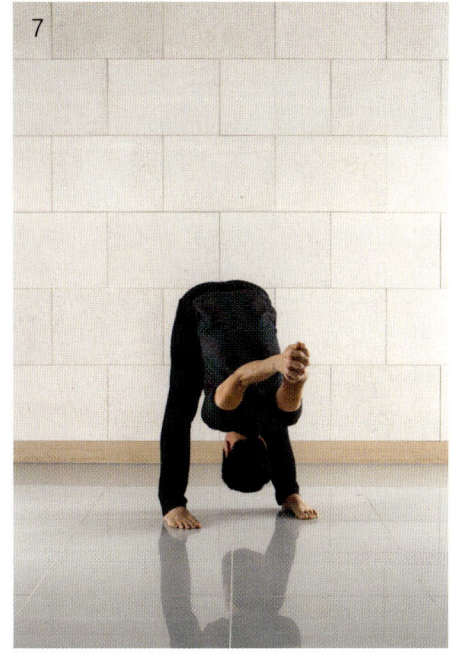

두 손을 등 뒤에서 깍지 끼고 손바닥을 붙여주며 최대한 손을 바닥 가까이 내려준다.

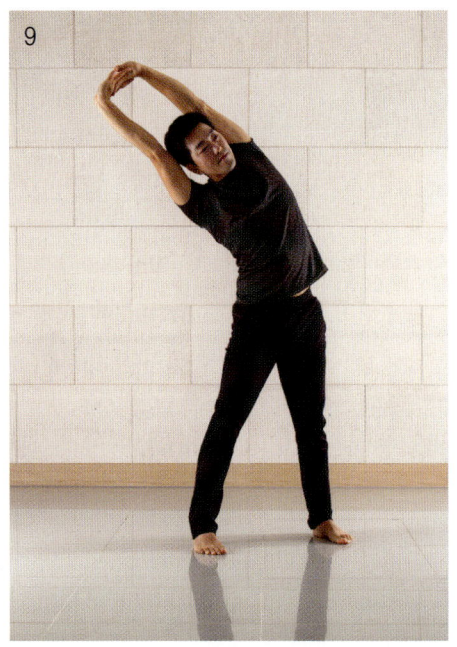

호흡을 마시며 두 손을 깍지 끼고 오른쪽으로 늘려주며 왼발은 아래로 눌러서 옆구리와 어깨를 스트레칭 해준다.

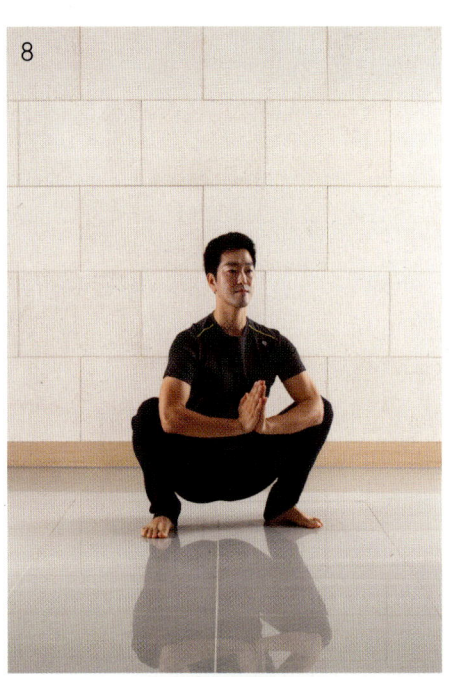

두 팔꿈치를 무릎 안쪽에 대고 두 손을 가슴 앞에 합장하여 팔꿈치로 양쪽 무릎을 밀어 골반을 열어준다. 호흡을 5번 반복한다.

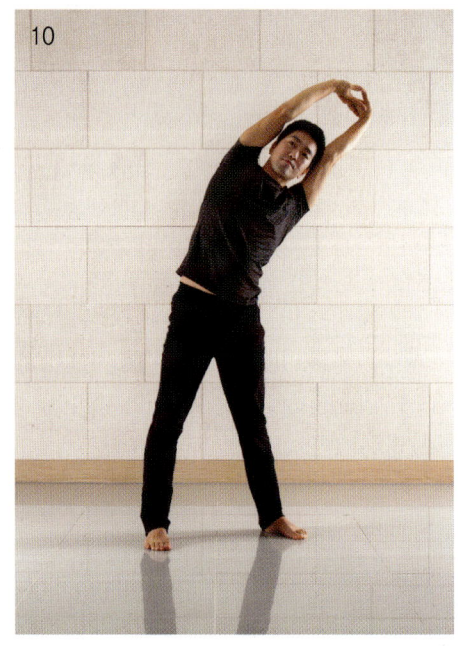

▶호흡을 마시며 두 손을 깍지 끼고 왼쪽으로 늘려주며 오른발은 아래로 눌러서 옆구리와 어깨를 스트레칭 해준다.

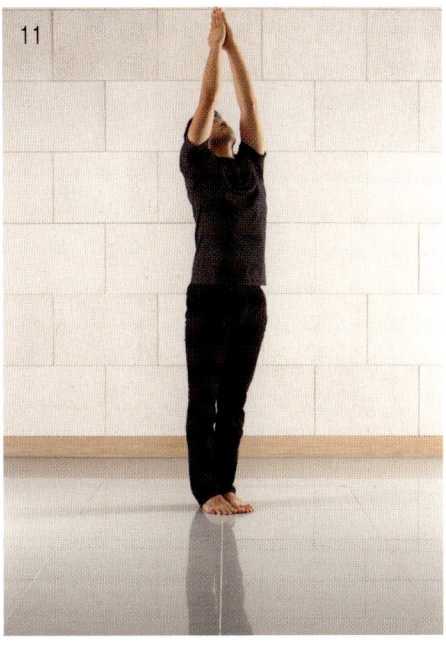

호흡을 마시며 두 손을 위로 올려 합장한다. 시선은 엄지손가락을 바라본다.

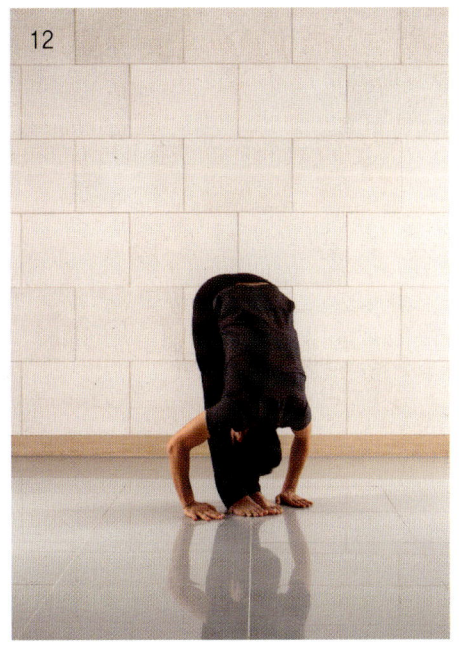

호흡을 내쉬며 상체를 앞으로 깊이 숙여준다.

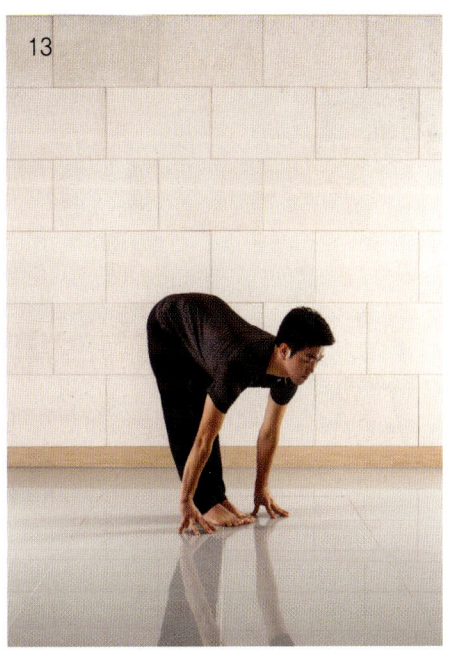

호흡을 마시며 머리를 들어올리고 척추를 수평이 되도록 펴준다.

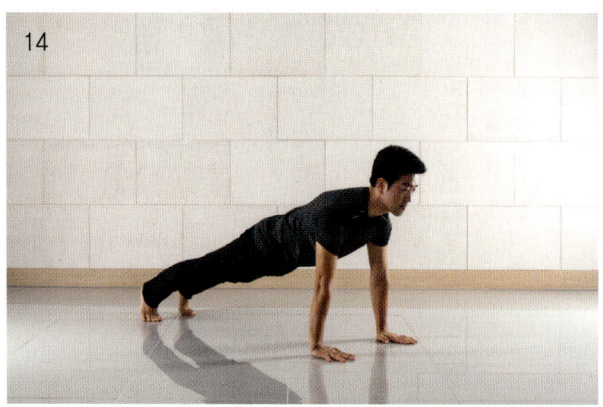

호흡을 멈추며 오른발과 왼발을 뒤로 빼주고 플랭크 자세를 유지하며 허리가 꺾이지 않게 복근에 힘을 준다.

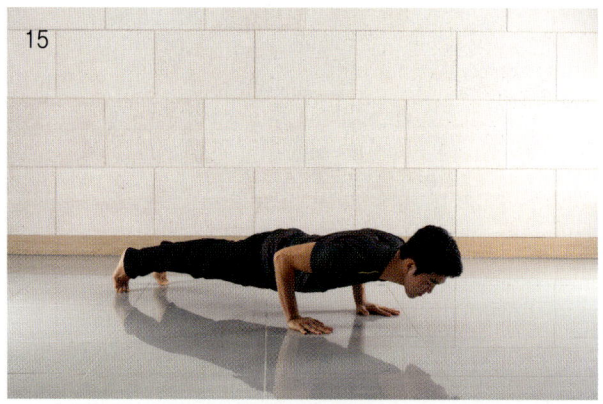

호흡을 내쉬며 상체를 어깨와 수평이 되도록 팔을 굽혀주고 이 때 팔꿈치, 어깨, 손목이 직각이 되도록 해준다.

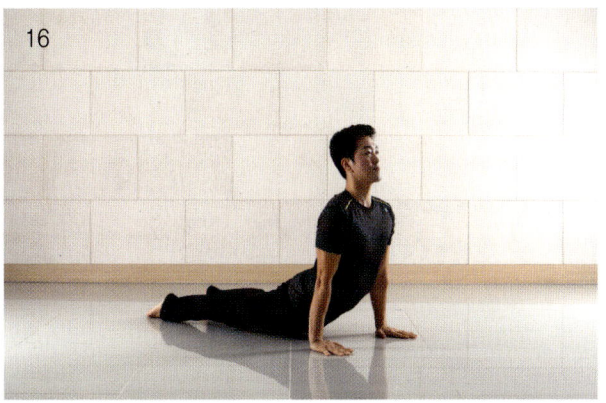

호흡을 마시며 상체를 들어올리고 가슴을 열어주며 시선은 정면을 바라본다. 이때 두 발등은 바닥에 닿도록 한다.

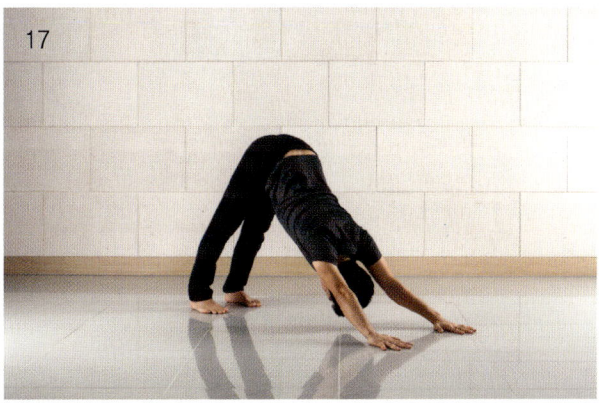

호흡을 내쉬며 골반을 들어올리고 견상자세로 만들어준다. 이 때 체중은 뒤쪽으로 이동하도록 한다.

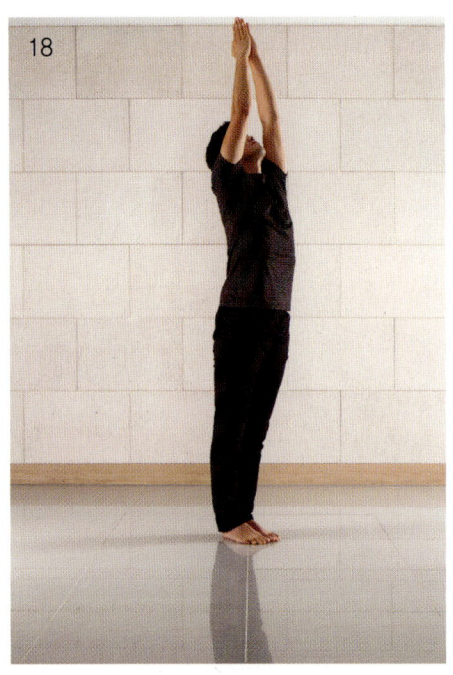 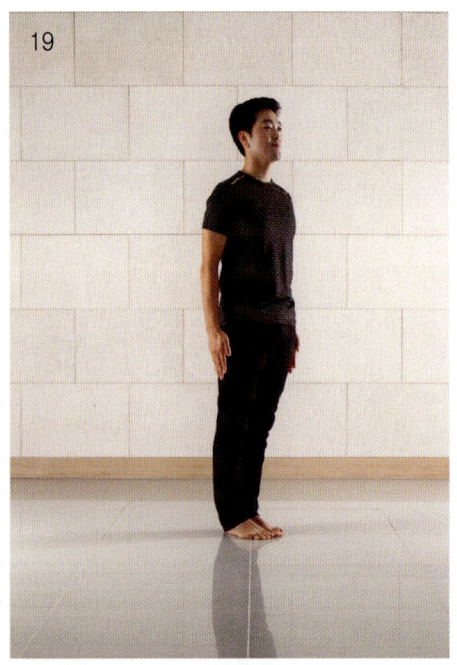

호흡을 마시며 두 손을 위로 올려 합장한다. 시선은 엄지손가락을 바라본다.

두 발은 바닥을 눌러주며 허벅지 안쪽에 힘을 주고 아랫배를 끌어 당긴다. 가슴을 열어주며 정면을 바라본다.

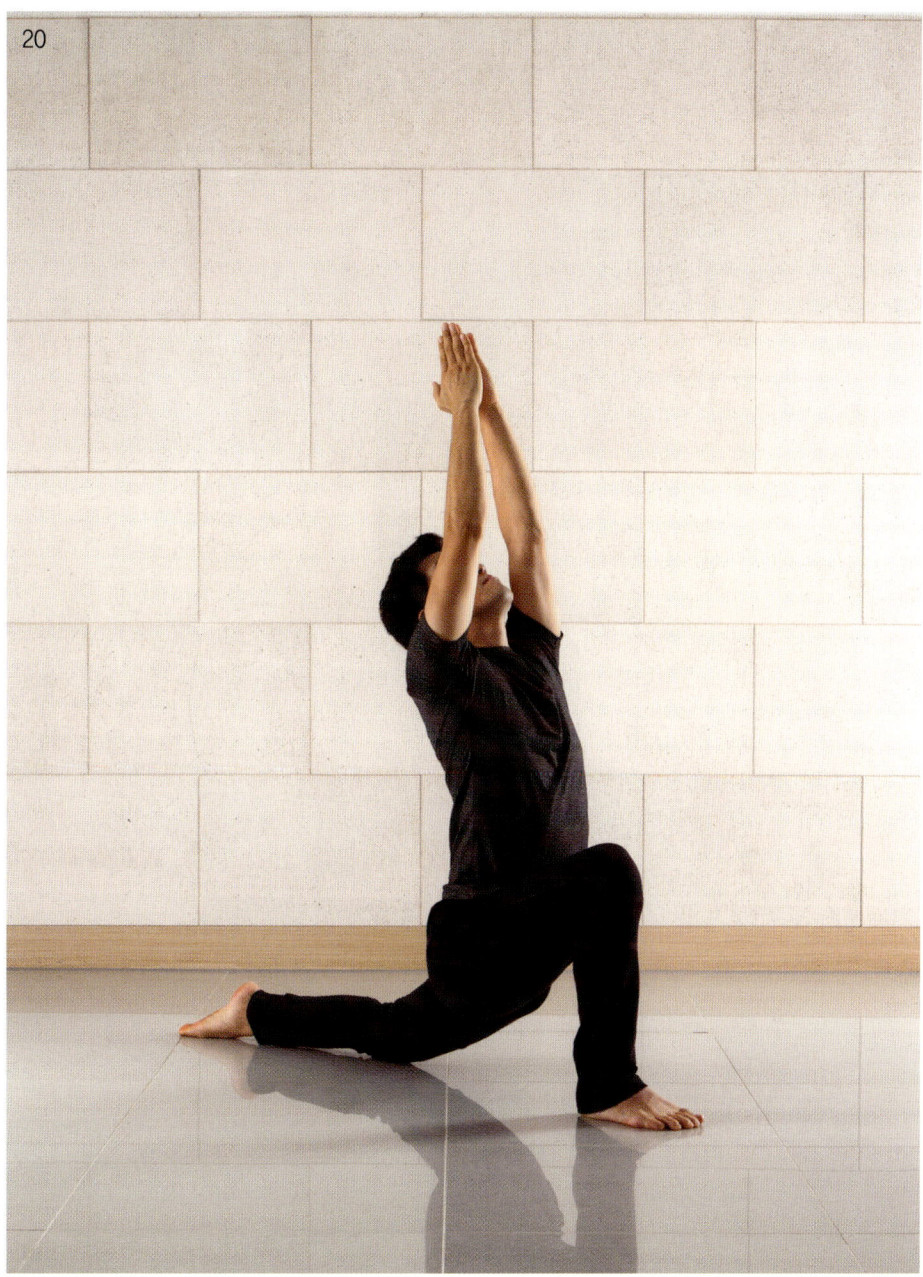

전사자세 (Veerasana)

호흡을 마시며 두 손을 들어올리고 호흡을 내쉬면서 5번의 호흡을 한다. 이 때 골반을 앞쪽으로 밀어주며 대퇴 사두근과 골반을 풀어준다.

▶효과
- 허벅지 앞쪽 근육과 골반의 유연성을 길러주며 특히, 허리의 유연성을 기르는데 도움이 된다.

※주의 사항 : 무릎이 발끝을 넘지 않도록 하며 무릎과 발목이 일직선이 되도록 한다.

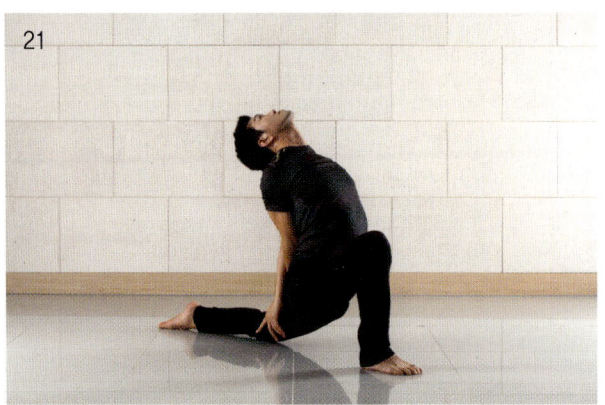

승마자세 (Ashwa sanchalanasana)

호흡을 내쉬며 골반을 앞으로 밀어주고 상체를 뒤로 이동한다. 이때 두 팔은 등뒤에서 X자로 교차하며 반대쪽 허벅지를 잡아준다.

※주의사항 : 목이 불편한 사람은 정면을 바라보 도록 한다.

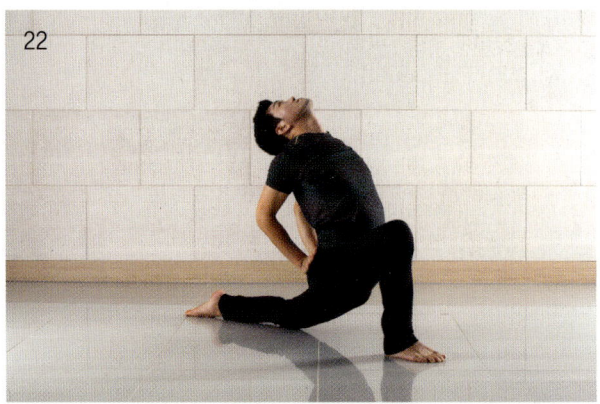

호흡을 내쉬며 골반을 앞으로 밀어주고 상체를 뒤로 이동한다. 이때 두 팔은 골반을 받쳐주며 가슴을 열어주고 골반의 유연성을 길러준다.

※주의사항
-목이 불편한 사람은 정면을 바라보도록 한다.
-팔꿈치가 벌어지지 않도록 최대한 안쪽 으로 모아준다.

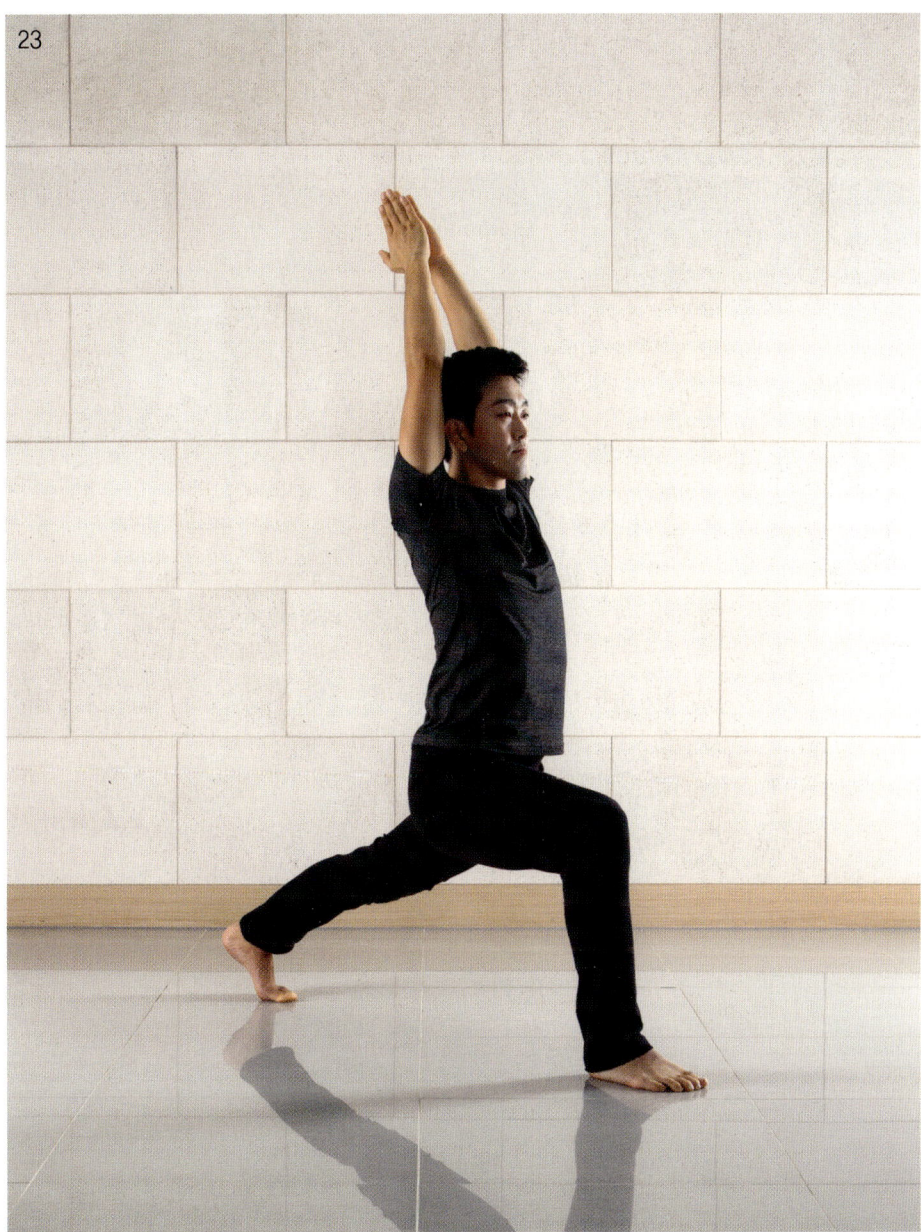

전사 자세 I (Virabhadrasana I)

호흡을 마시며 두 손을 들어올린다. 이때 뒷발은 45도로 돌리지 않으며 조금 쉽게 뒤꿈치를 들어준다. 몸의 중심은 정 중앙 에 올 수 있도록 한다. 10초 정도 유지한다.

▶효과 : 허벅지 앞쪽 근육을 발달시키며 몸 전체의 다이어트 효과가 크다.

※주의 사항

- 무릎이 발끝을 넘지 않도록 하며 무릎과 발목이 일직선 되도록 한다.
- 상체가 앞쪽으로 이동하지 않도록 한다.

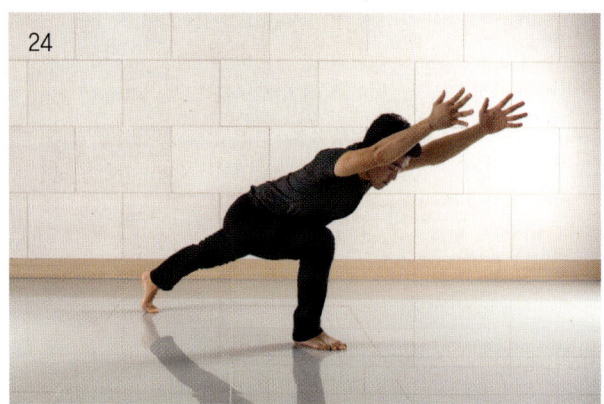

호흡을 내쉬며 두 손을 앞으로 45도로 뻗어주며 가슴을 가볍게 허벅지 위에 올려놓는다. 이때 손을 앞으로 더멀리 뻗어주게 되면 운동의 효과가 더 커진다. 10초 정도 유지한다.

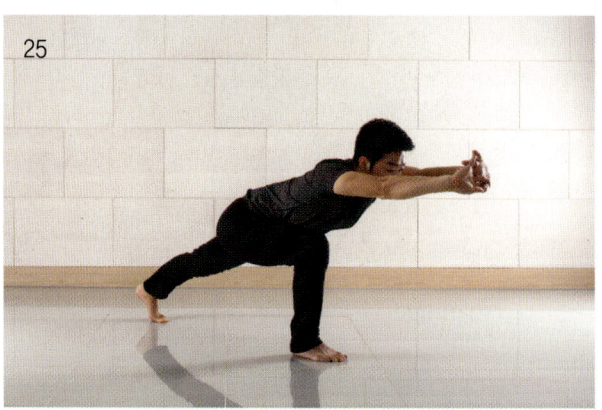

호흡을 내쉬며 두 손을 깍지 껴서 앞으로 45도로 뻗어주며 가슴을 가볍게 허벅지 위에 올려놓는다. 이때 손을 앞으로 더 멀리 뻗어주게 되면 운동의 효과가 더 커진다. 10초 정도 유지한다.

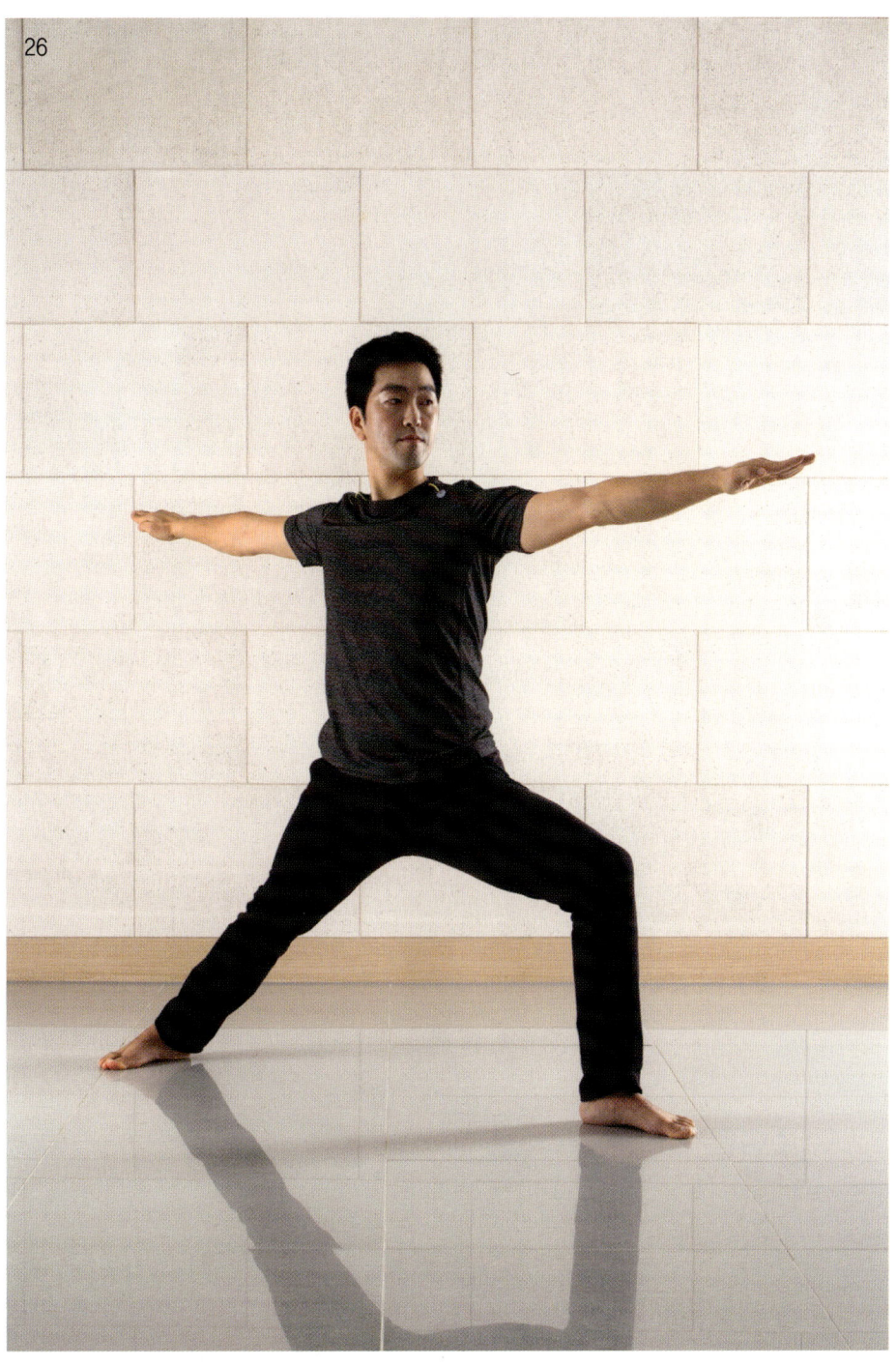

전사 자세 II (Virabhadrasana)

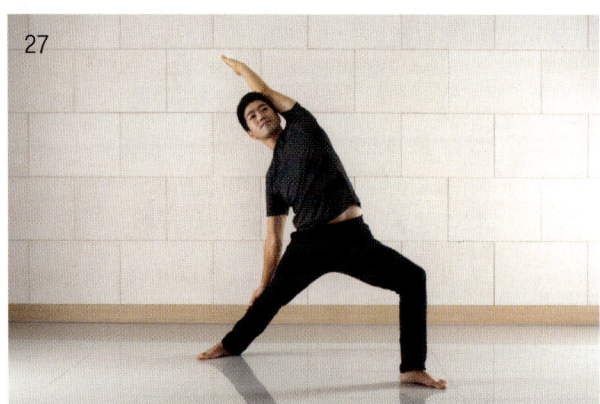

역전사 자세

호흡을 마시며 오른손은 허벅지나 무릎 쪽을 잡아주며 왼손은 귀 가까이 붙여 뒤쪽으로 강하게 뻗어준다.

▶효과
- 허벅지 근육을 발달시키고 하체의 비만을 해결하며 옆구리와 팔을 스트레칭 시켜준다.

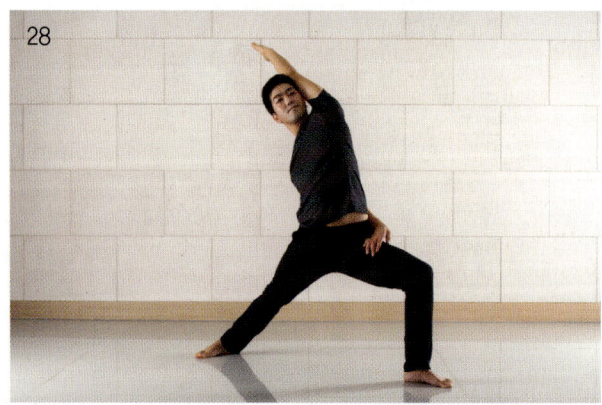

호흡을 마시며 오른손을 허리 뒤로 돌려 왼쪽 허벅지 안쪽을 잡아준다. 왼손은 귀 가까이 붙여 뒤쪽으로 강하게 뻗어준다.

▶효과
- 허벅지 근육을 발달시키고 하체의 비만을 해결하며 옆구리와 팔을 스트레칭 시켜준다.

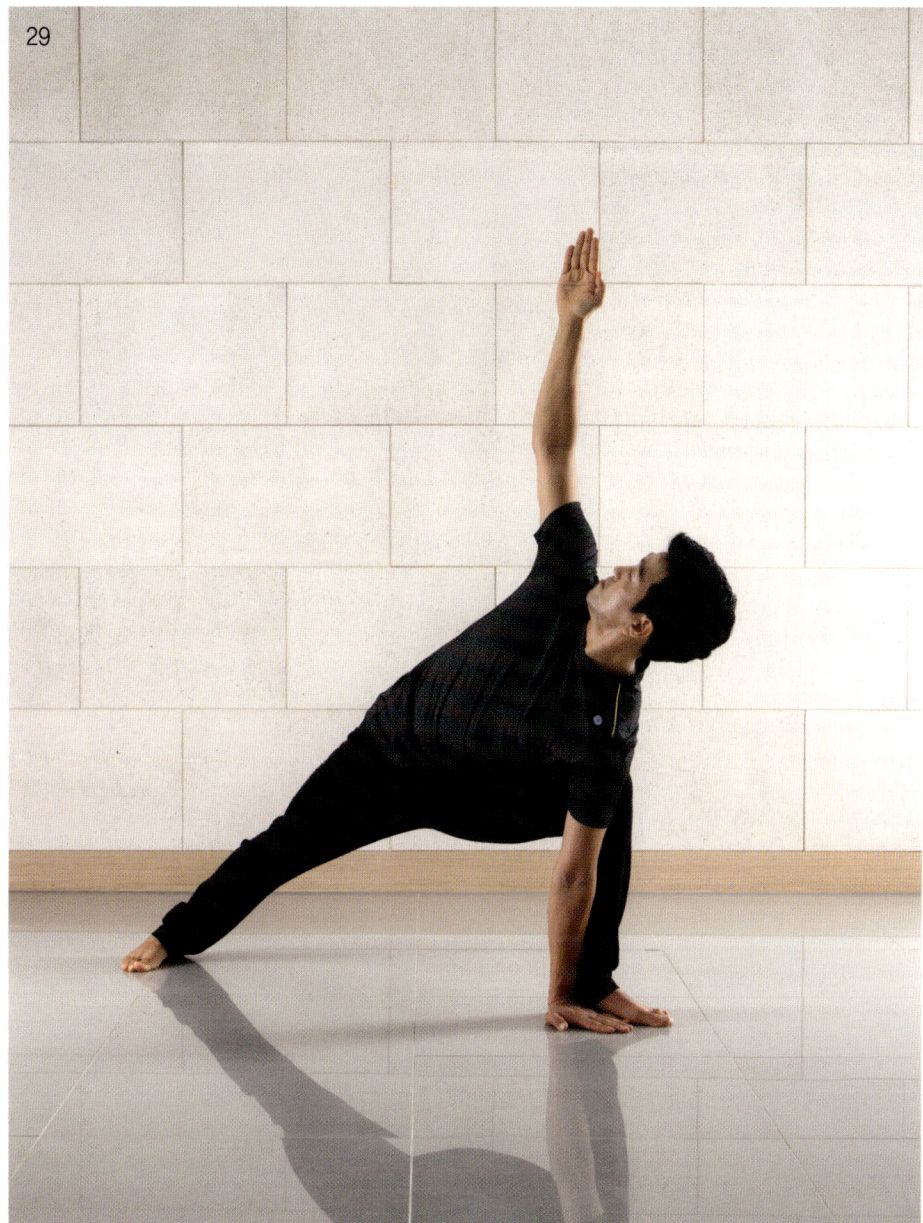

사이드 삼각 자세 (Utthita Parsvakonasana)

호흡을 내쉬며 왼손을 발 옆에 짚어주고 오른손은 천정 쪽으로 뻗어준다. 이때 왼발은 직각으로 만들어주며 오른쪽 발바닥은 바닥에서 뜨지 않도록 붙여준다. 호흡은 5번 반복한다.

※주의 사항
- 머리를 들어올려 왼쪽 손 끝을 바라보도록 한다.
- 목 디스크가 있는 사람은 아래 손 끝을 바라보도록 한다.

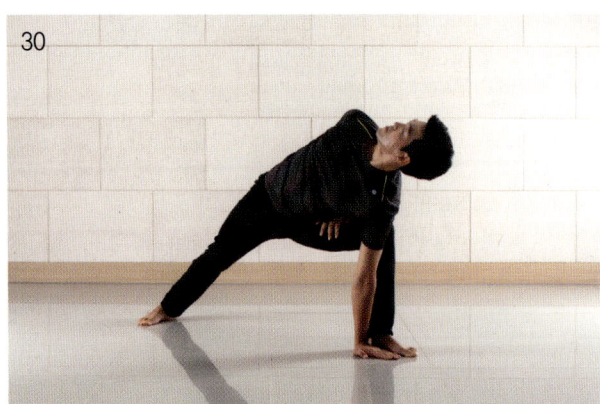

호흡을 내쉬며 왼손은 발 옆을 짚어주며 오른손은 허리 뒤로 돌리고 왼쪽 허벅지 안쪽을 잡아준다. 그리고 어깨를 돌려 척추를 트위스트 한다. 호흡은 5번 유지

▶효과
- 허벅지 근육을 발달시키고 하체의 비만을 해결하며 어깨의 오십견을 예방 하고 옆구리 살을 빼는데 도움이 된다.

※주의사항 : 목이 불편한 사람은 정면을 바라보 도록 한다.

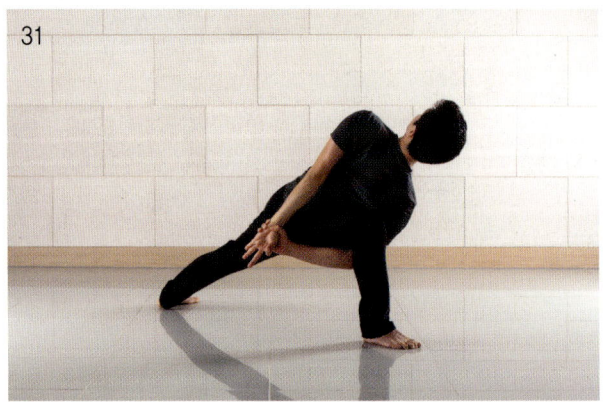

호흡을 내쉬며 오른손을 이용해 왼쪽 손목을 잡아 주고 왼팔은 최대한 펴준다.

※주의사항 : 손목이 잡히지 않을 때에는 손가락을 가볍게 잡아주어도 된다.

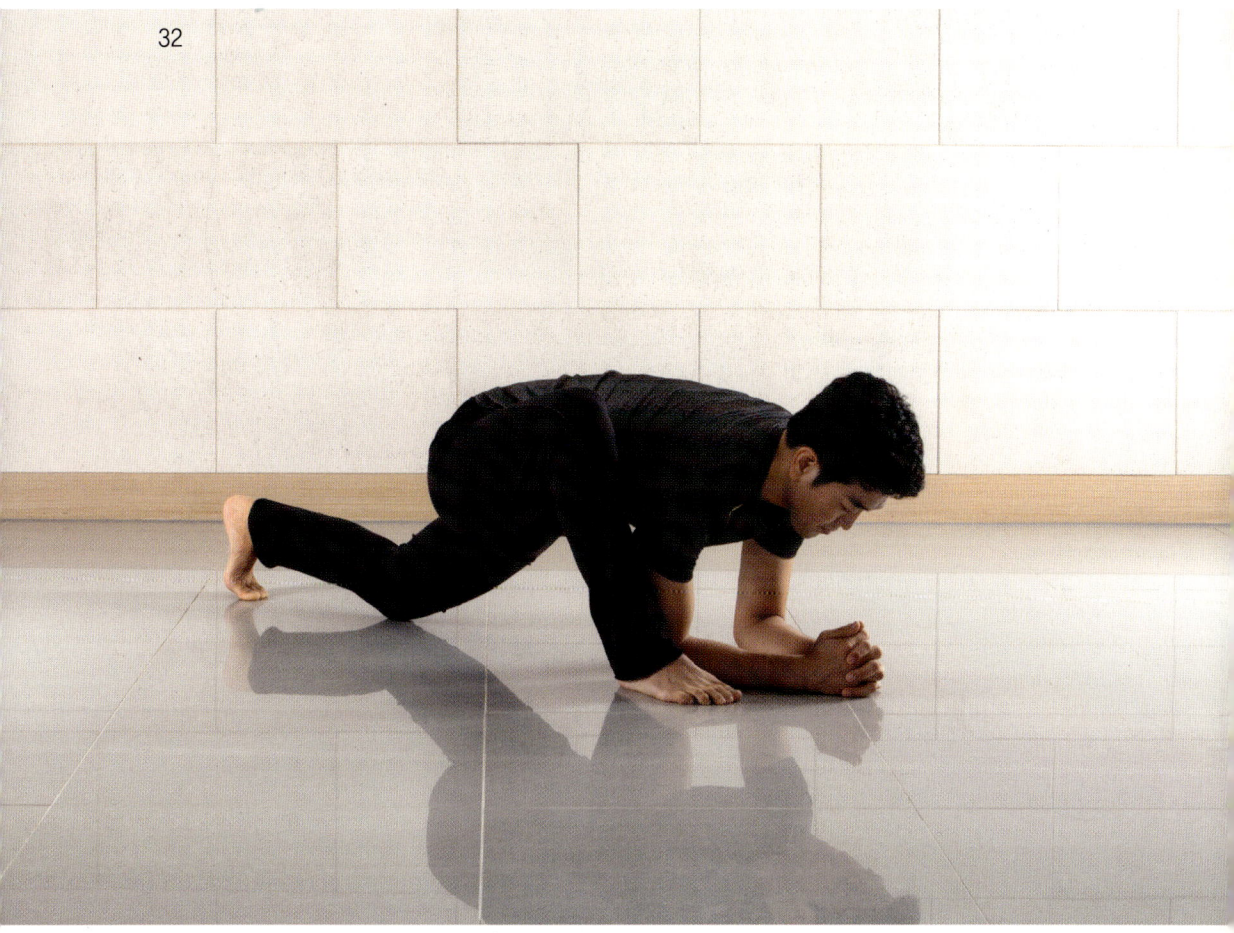

32

호흡을 내쉬며 무릎을 바닥에 붙여주고 팔꿈치는 발 뒤꿈치와 나란히 수평이 되도록 한다. 그리고 골반을 앞쪽으로 밀어주며 오른발은 직각이 되도록 한다.

▶효과
- 좌골 신경통이 있거나 허리 통증이 있는 분들에게 좋다.
- 그리고 골반이 잘 열리지 않는 분들에게 좋다.

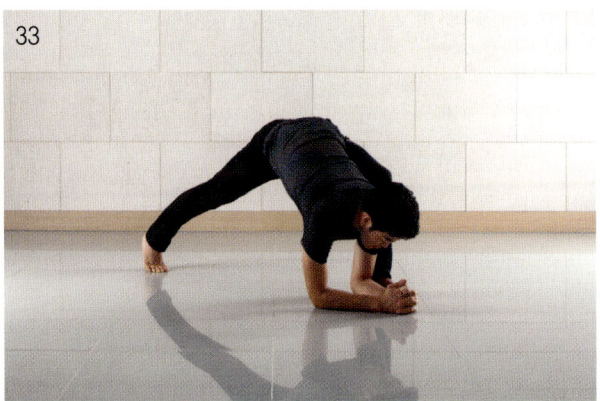

호흡을 내쉬며 오른쪽 무릎을 펴주고 엉덩이를 위로 들어올린다.
그리고 왼쪽 무릎은 직각이 되도록 한다.
▶효과
- 좌골 신경통이 있거나 허리 통증이 있는 분들에게 좋다.
- 골반이 잘 열리지 않는 분들에게 좋다.

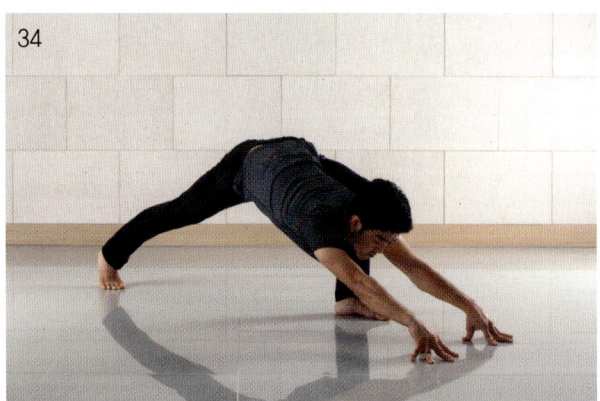

호흡을 내쉬며 오른쪽 무릎을 펴주고 엉덩이를 위로 들어올린다.
그리고 두 손은 앞으로 뻗을 수 있는 만큼 뻗어준다.
▶효과
- 하체 비만을 해결해준다.
- 좌골 신경통이 있거나 허리 통증이 있는 분들에게 좋다.
- 골반이 잘 열리지 않는 분들에게 좋다.

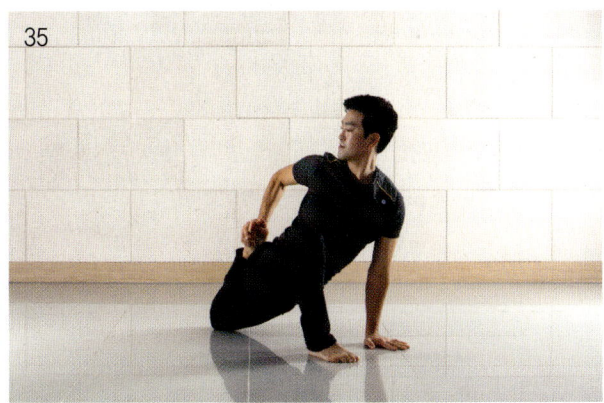

호흡을 내쉬며 왼발 뒤꿈치를 엉덩이 가까이 붙이도록 한다. 이때 엉덩이가 높이 올라가지 않도록 하며 골반이 틀어지지 않도록 노력한다.

▶효과
- 허벅지 앞쪽을 강하게 이완시켜 준다.
- 허리의 유연성을 길러준다.

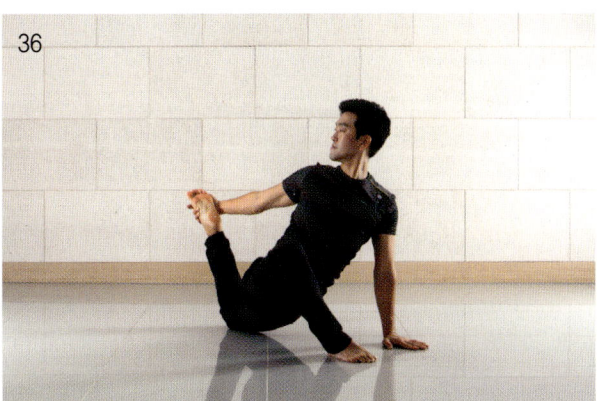

호흡을 내쉬며 왼발을 뒤로 최대한 밀어준다. 그리고 골반을 아래로 내려주며 가슴을 열어준다.

▶효과
- 골반을 부드럽게 만들어주며 가슴의 근육을 이완시켜 주고 어깨 유연성을 길러준다.

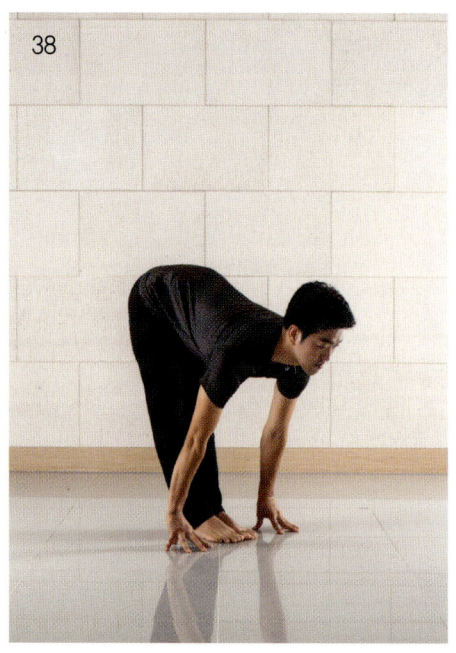

호흡을 마시며 머리를 들어올리고 척추를 수평이 되도록 펴준다.

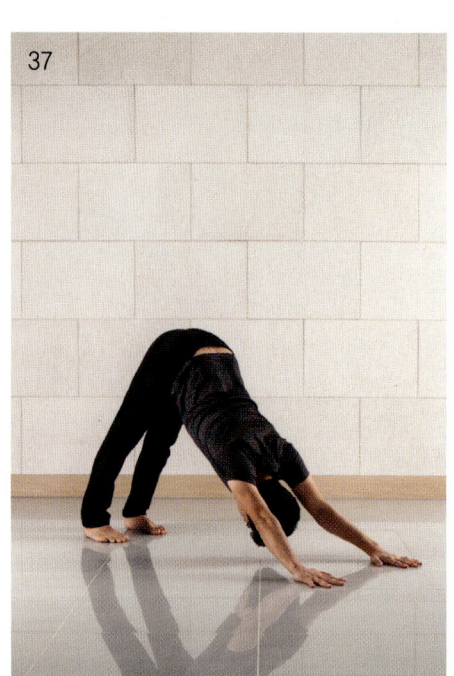

호흡을 멈추며 오른발과 왼발을 뒤로 빼주고 플랭크 자세를 유지하며 허리가 꺾이지 않게 복근에 힘을 준다.

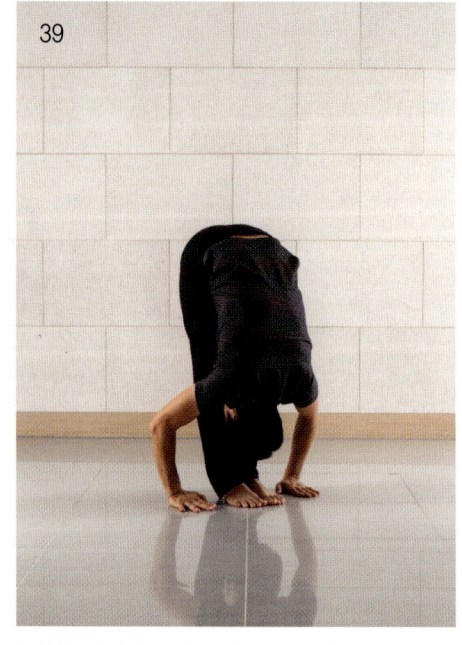

호흡을 내쉬며 상체를 앞으로 깊이 숙여준다.

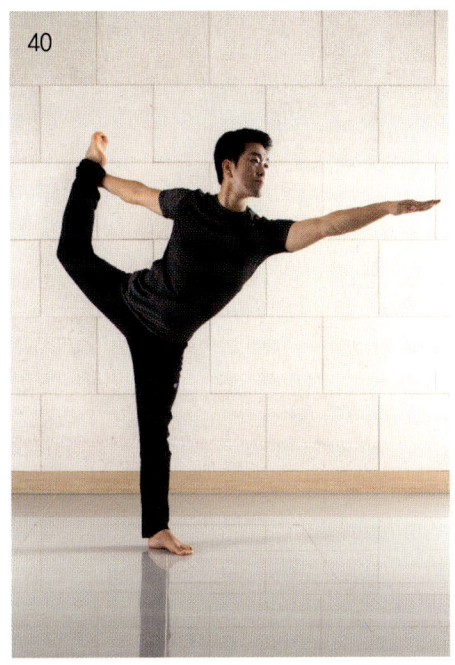
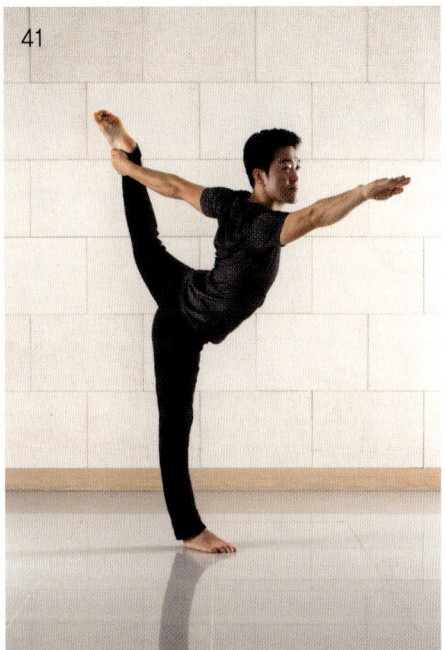

무용수 자세 (Natarajasana)

호흡을 마셨다가 내쉬며 왼손은 앞으로 뻗어주고 오른발 뒤로 멀리 밀어준다. 체중은 엄지 발가락에 실어주고 어깨가 긴장 되지 않도록 한다.

▶효과
- 몸의 균형감각을 만들어 준다.
- 골반의 유연성을 길러준다.
- 하체 비만을 해결해 준다.

호흡을 마셨다가 내쉬며 오른손 앞으로 뻗어주고 왼발은 뒤로 멀리 밀어준다. 체중은 엄지 발가락에 실어주고 어깨가 긴장되지 않도록 한다.

▶효과
- 몸의 균형감각을 만들어 준다.
- 골반의 유연성을 길러준다.
- 하체 비만을 해결해 준다.

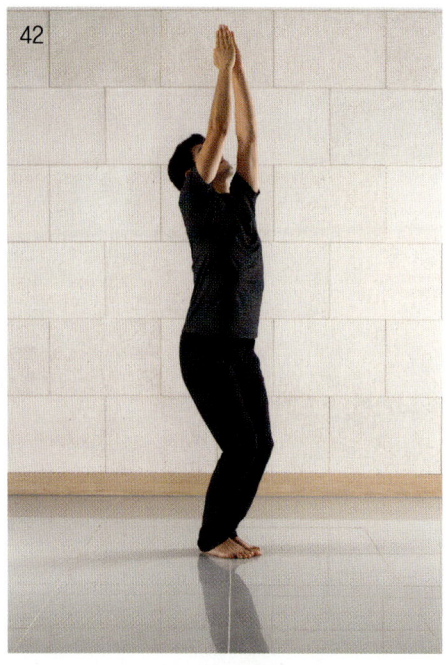

의자자세 (Utkatasana)

호흡을 마시며 두 손을 위로 올려주고 무릎은 굽혀주며 이 때 무릎이 발 끝을 넘어가지 않도록 한다.

▶효과
- 허벅지 근육을 발달시키고 허리 근육을 만들어 준다.
- 하체 비만에 좋다.

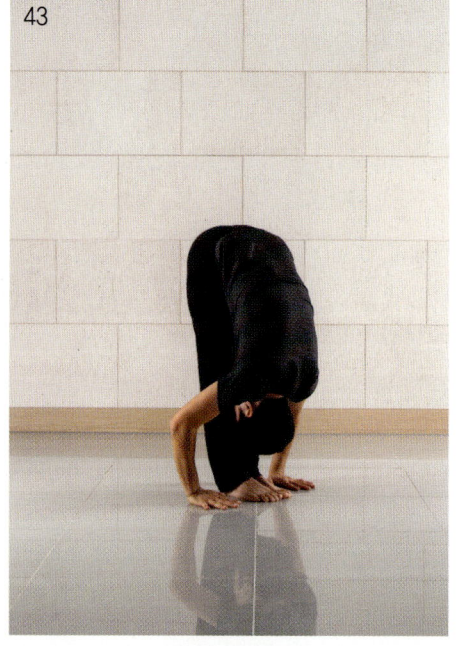

호흡을 내쉬며 상체를 앞으로 깊이 숙여주며 배를 수축한다. 가슴은 허벅지 가까이 닿도록 하고 이마는 정강이에 가볍게 놓는다.

44

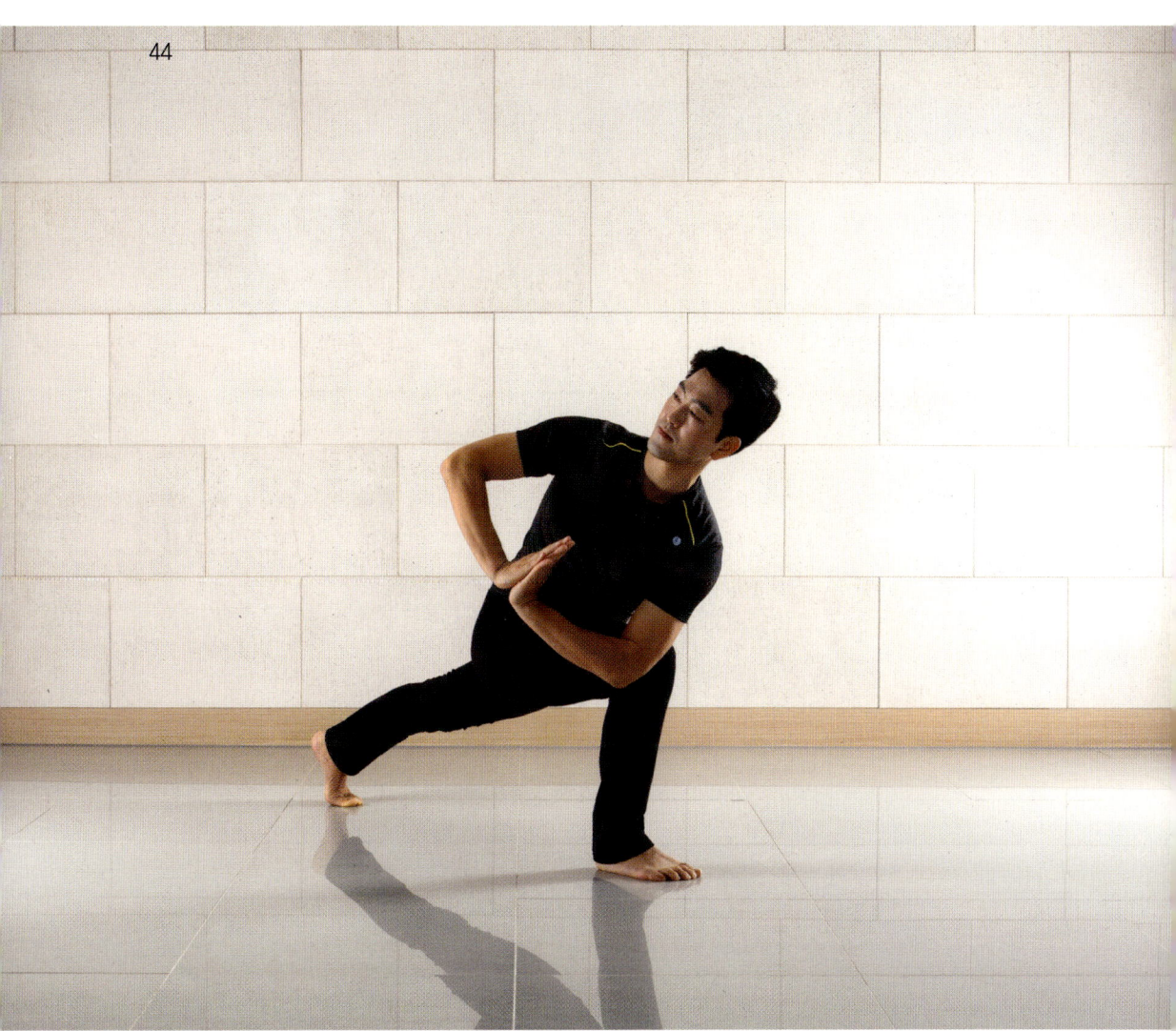

사이드 회전 삼각자세 (Parivrtta parsvakonasana)

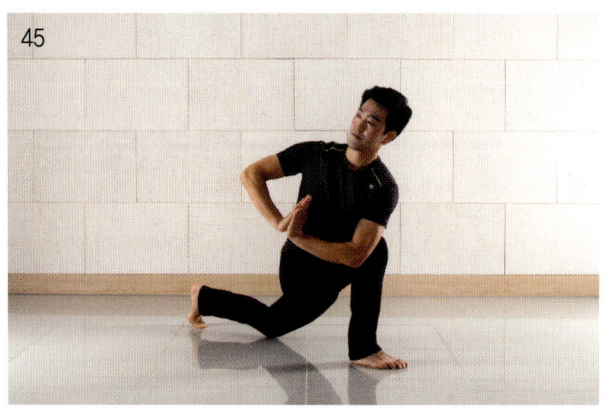

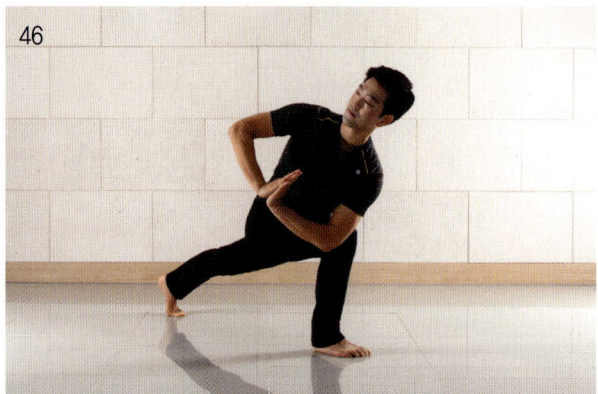

왼쪽 팔꿈치는 허벅지를 밀어주고 호흡을 마셨다 내쉬며 상체를 비틀어준다. 이때, 동작이 어려운 사람은 뒤에 있는 다리의 무릎을 굽혀서 바닥에 놓고 동작을 쉽게 하도록 한다. 호흡은 5번 반복한다.

▶효과
- 옆구리 살과 뱃살을 빼는데 도움이 되며 소화력을 높여주고 변비에 좋다.
- 하체 비만을 해결해 준다.

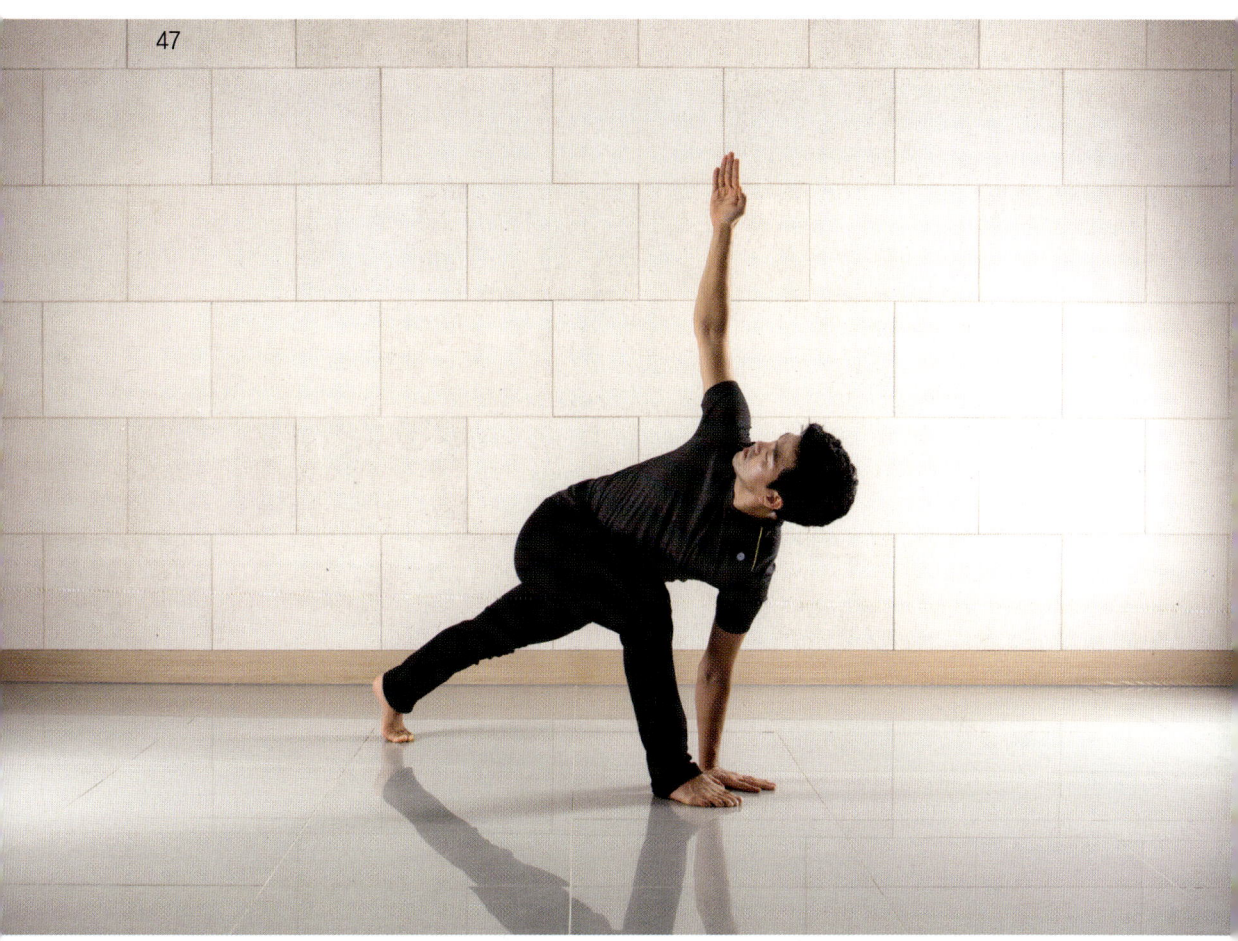

회전하는 측면 각자세 (Parivrtta Parsvakonasana)

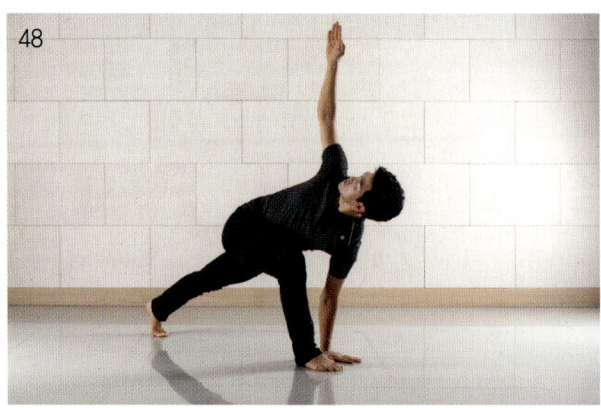

호흡을 내쉬며 왼손을 발 옆에 짚어주고 오른손은 천정 쪽으로 뻗어준다. 이때 오른발은 직 각으로 만들어주며 왼쪽 발바닥은 바닥에서 뜨지 않도록 붙여준다.

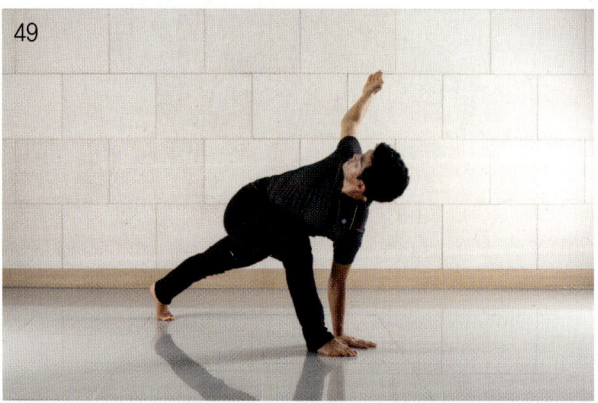

호흡을 내쉬며 위의 동작에서 가능하면 오른팔을 뒤로 넘겨준다. 이때 시선은 오른손 끝을 따라간다.
※주의 사항 : 머리를 들어올려 왼쪽 손 끝을 바라보도록 한다. :
  목 디스크가 있는 사람은 아래 손 끝을 바라보도록 한다.

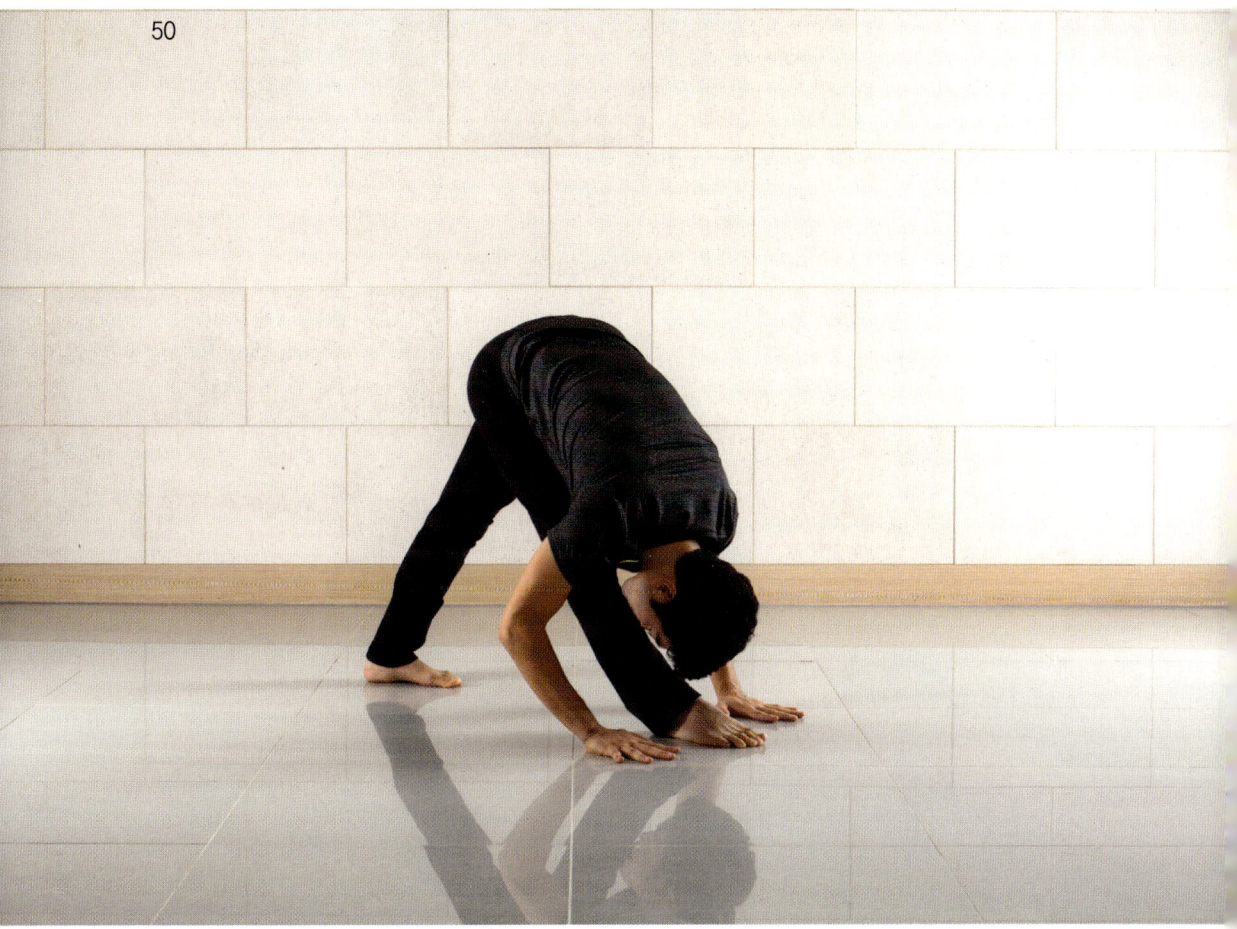

측면 전굴 자세 (Parsvottanasana)
호흡을 마셨다 내쉬며 상체를 앞으로 숙여준다. 그리고 골반은 정확하게 앞을 향하도록 하며 골반이 틀어지지 않도록 한다.

▶효과
- 종아리와 허벅지 뒤쪽 근육을 강하게 이완시켜 준다.

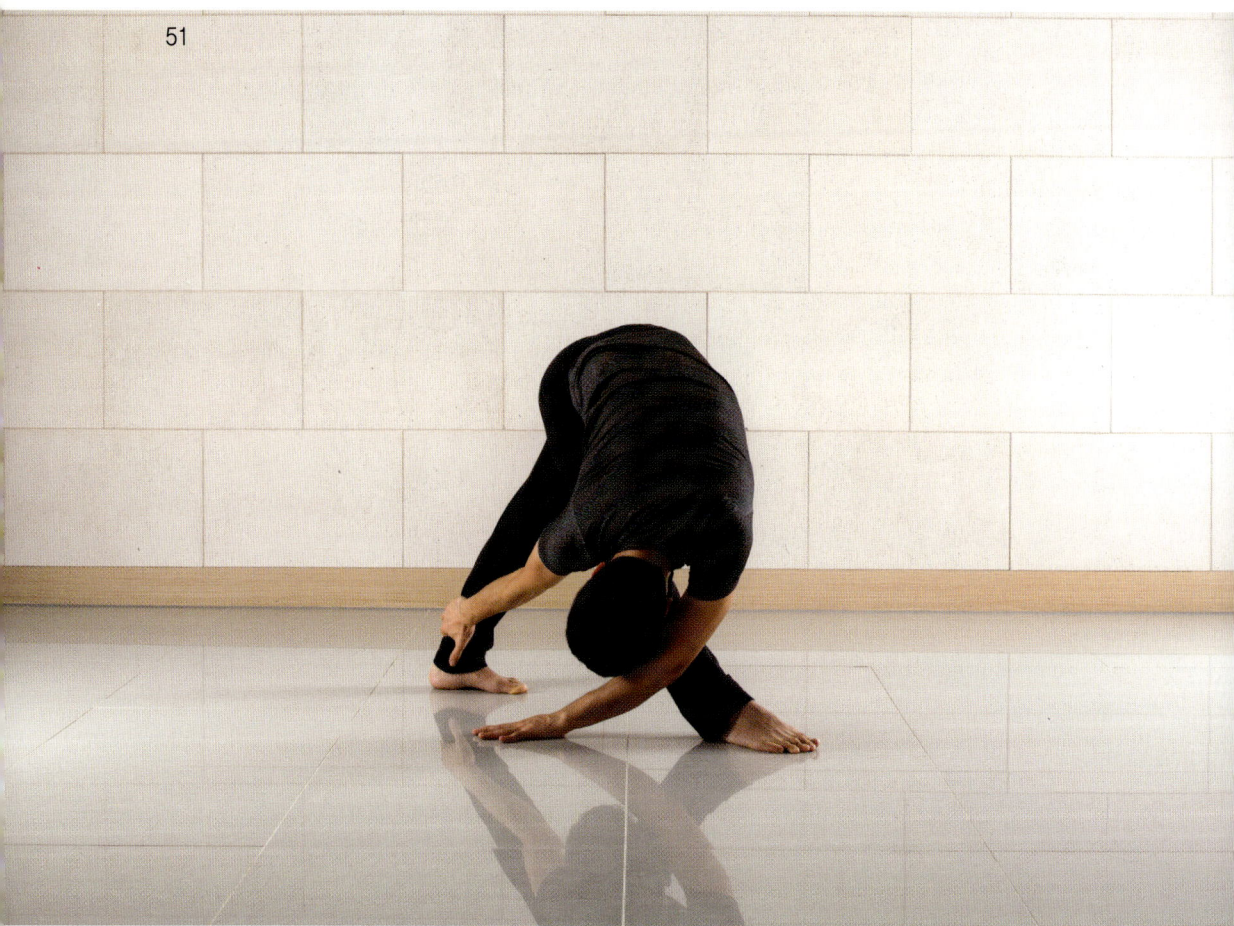

51

호흡을 마셨다 내쉬며 상체를 숙여주고 오른손을 이용해 뒷발의 발목을 잡아준다. 유연성이 떨어지는 사람은 종아리나 허벅지를 잡아주면 된다.

▶효과
- 왼쪽 옆구리와 왼쪽 허벅지의 근육을 이완시켜 준다.
- 허벅지 안쪽 살을 빼는데 도움이 된다.

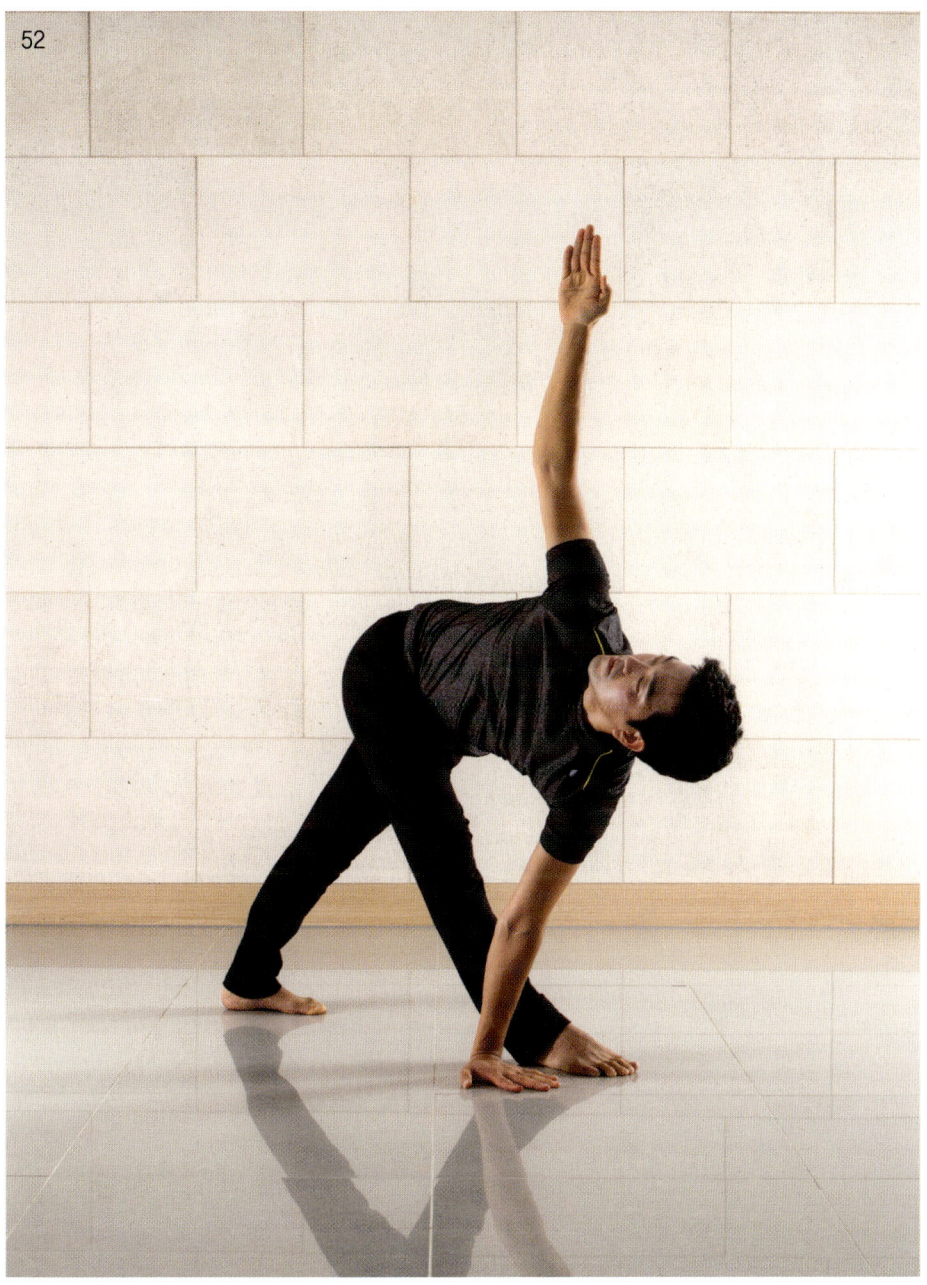

회전 삼각자세 (Parivrtta Trikonasana)

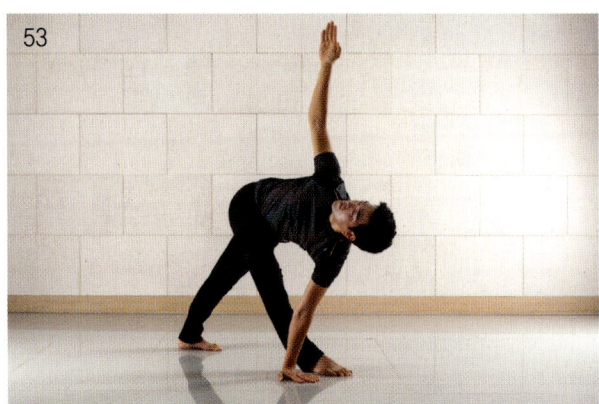

호흡을 마셨다 내쉬며 왼 손을 오른발 새끼발가락 옆쪽에 짚어주며 오른손을 위로 올리고 몸을 트위스트 해준다.

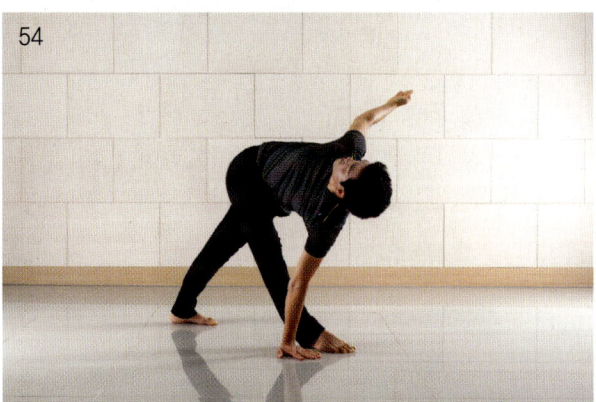

호흡을 마셨다 내쉬며 왼손 을 오른발 새끼발가락 옆 쪽에 짚어주고 오른손을 뒤 로 돌릴 수 있는 만큼 돌려 주며 몸을 트위스트 해준다.

▶효과
- 옆구리 살과 뱃살을 빼는데 도움이 되며 소화력을 높여주고 변비에 좋다.
- 다리와 척추의 유연성을 길러준다.

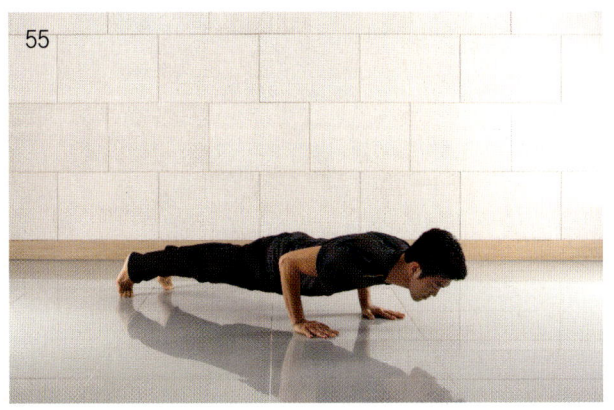

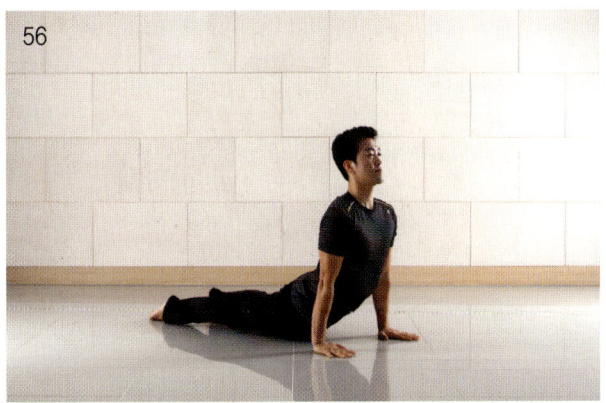

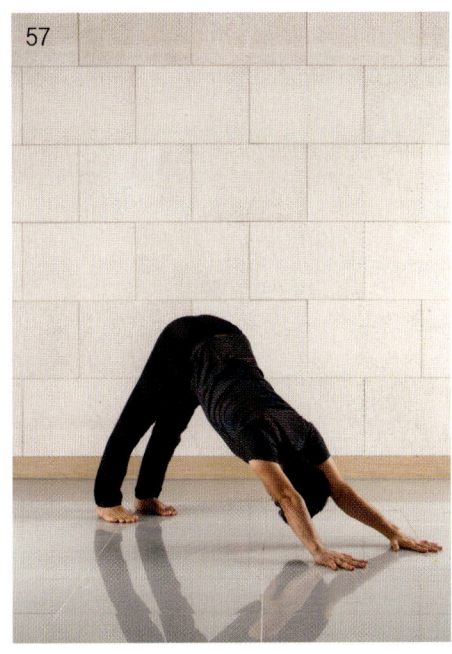

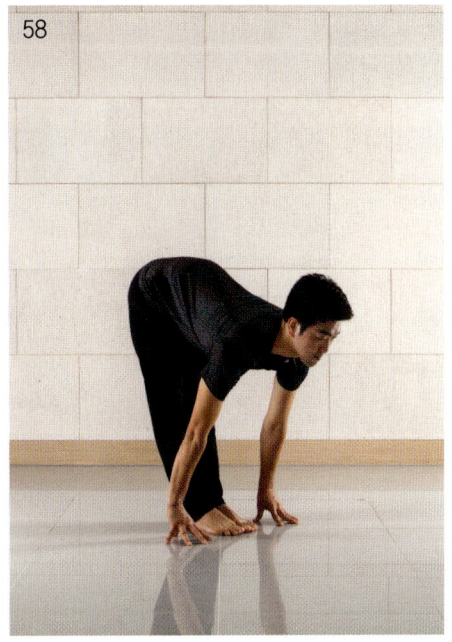

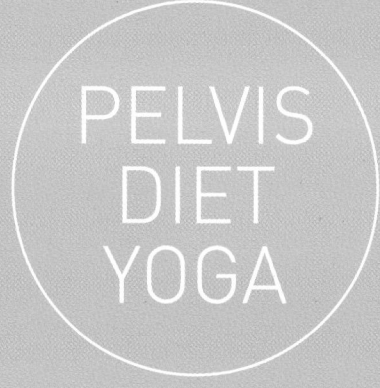

골반 다이어트 요가

요가 수트라 2장 42절
삼토샤다누따마흐 수칼라바흐 | 42 |

어떤 것에도 비할 수 없는 행복은 만족함으로부터 얻는다.

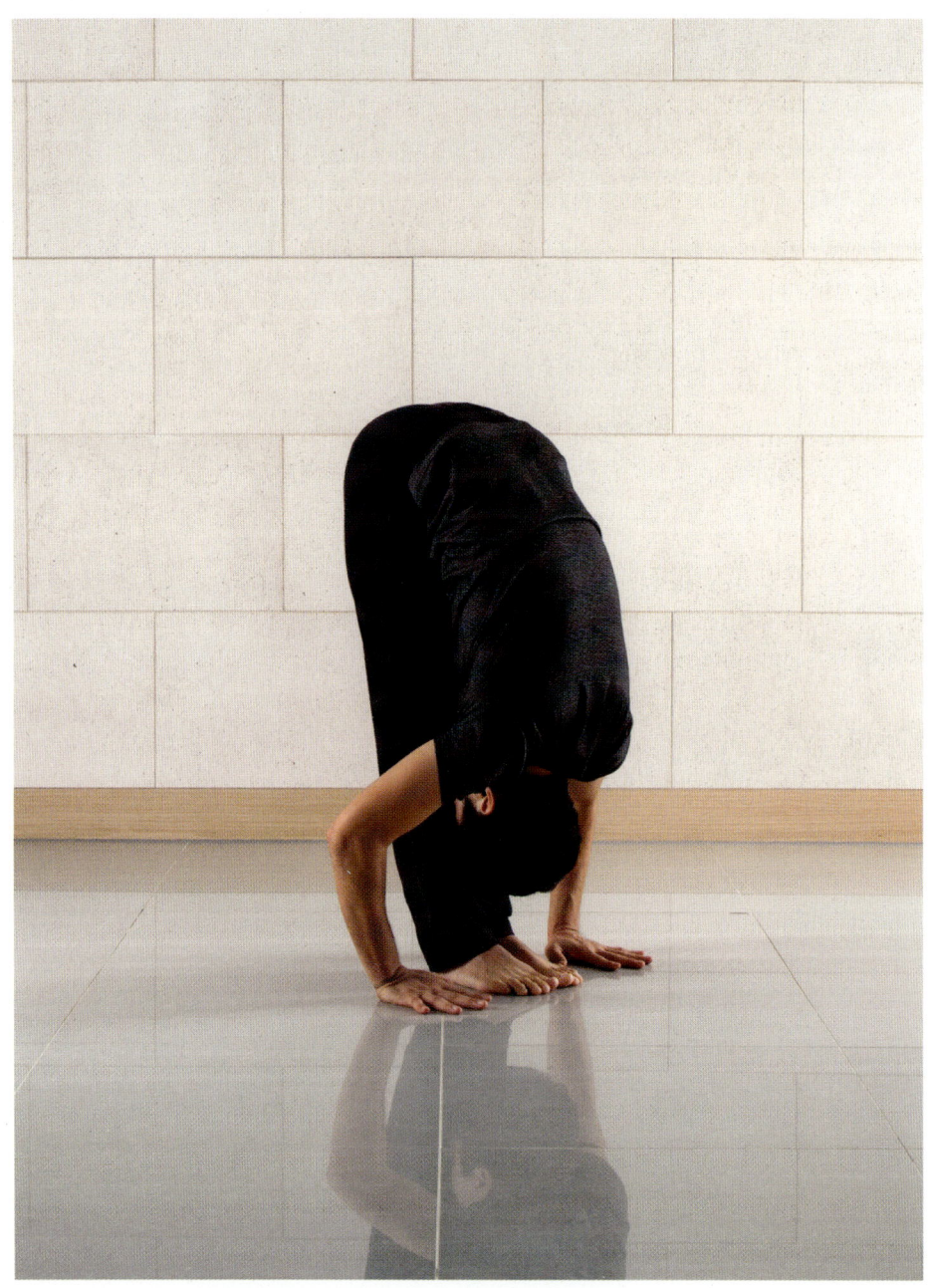

서서 전굴 자세 (Uttanasana)

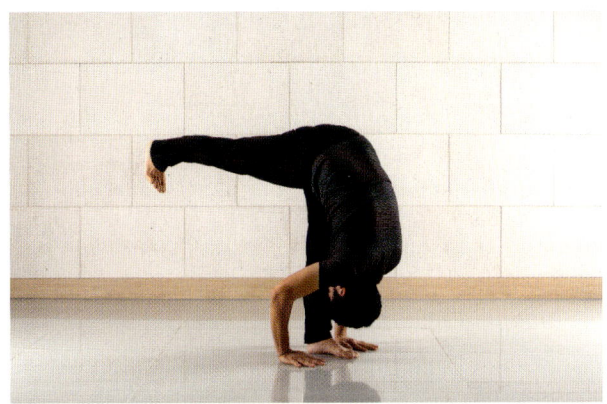

호흡을 마셨다 내쉬며 상체를 숙여주고 오른발은 뒤로 들어올린다. 이때 발목을 꺾어주며 다리와 엉덩이의 높이가 같도록 한다.
※주의사항 : 다리가 엉덩이보다 높이 올라가지 않도록 하며 골반이 틀어지지 않도록 한다.

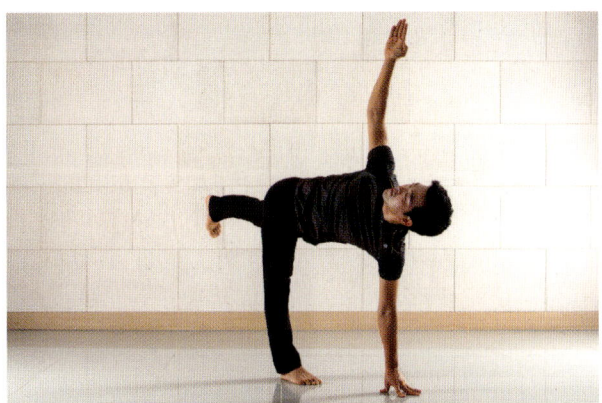

회전 반달 자세 (Parivrtta Ardha Chandrasana)
호흡을 마셨다 내쉬며 왼손은 오른발의 두 번째 발가락에서 30cm 앞에 짚어주며 오른손은 천정 쪽으로 뻗어준다.
※주의사항 : 다리가 엉덩이보다 높이 올라가지 않도록 하며 골반이 틀어지지 않도록 한다.

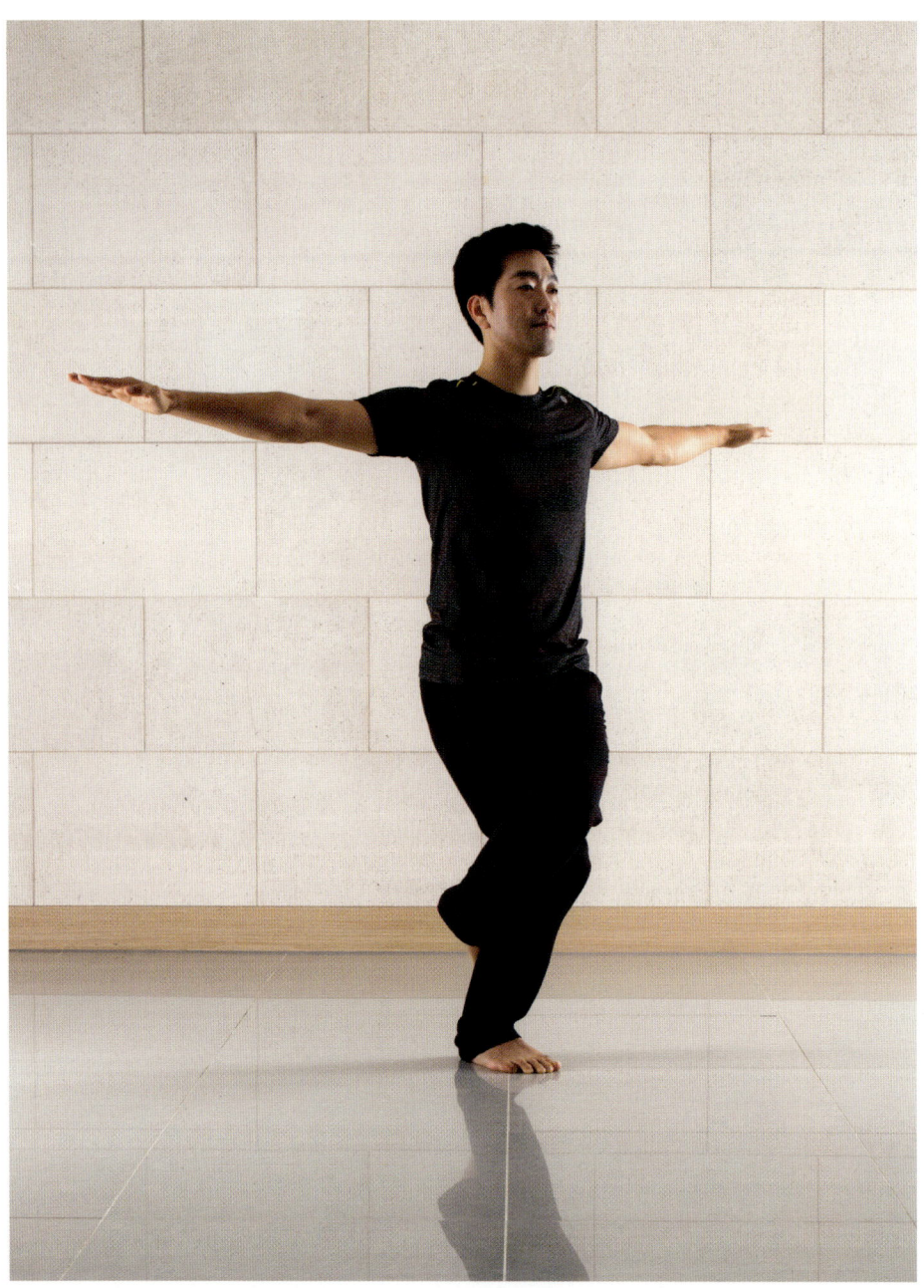

독수리 자세 (Garudasana)

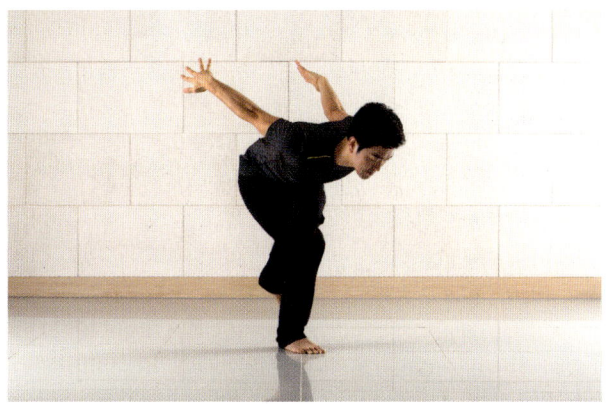

호흡을 마셨다 내쉬며 왼발을 들어 오른쪽 종아리 뒤로 꼬아 주고 두 팔은 뒤로 모아주며 상체를 숙여 가슴이 허벅지 가까이 닿도록 한다. 호흡을 5번 반복한다.

▶효과
- 허벅지와 종아리 살을 빼는데 도움을 주며 하체의 혈액 순환을 도와준다.
- 발목 관절과 슬관절, 고관절의 유연성을 길러준다.

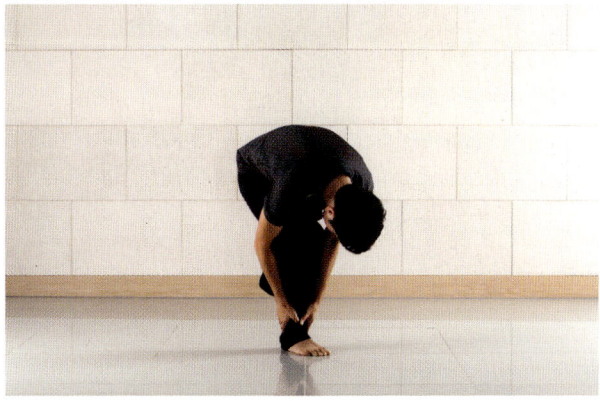

호흡을 마셨다 내쉬며 앞의 동작과 연결해서 두 손으로 오른쪽 발목을 잡아주고 균형을 잡도록 한다. 호흡을 5번 반복한다.

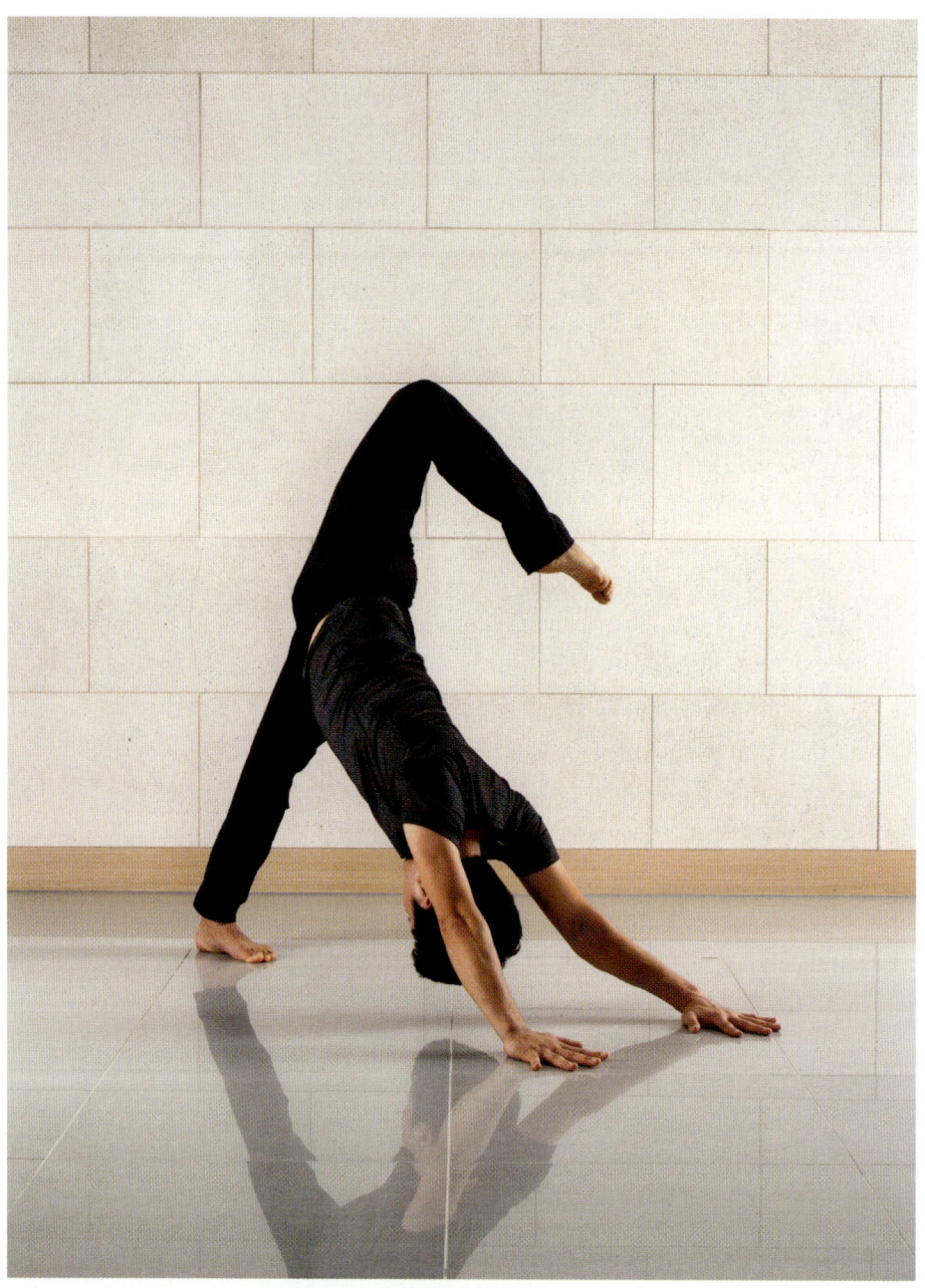

한쪽다리를 들어 얼굴을 아래로 향한 견상자세
(Eka pada vrdhva Adomukha Svanasana)

PELVIS DIET YOGA · 골반 다이어트 요가

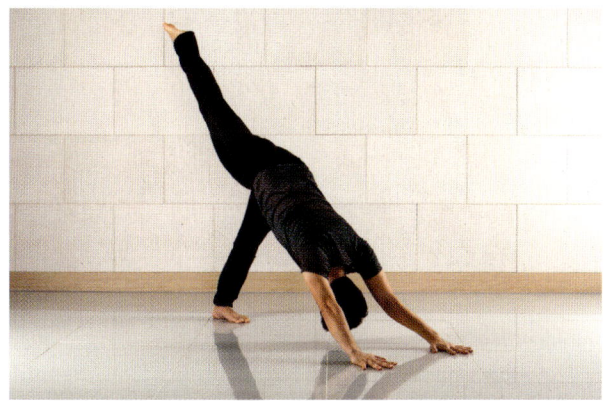

호흡을 마셨다 내쉬며 오른쪽 다리를 뒤로 들어올린다. 이때 골반이 틀어지지 않도록 한다. 5번 호흡을 반복한다.
- 효과 : 다리를 날씬하게 해주고 어깨의 유연성을 길러준다.

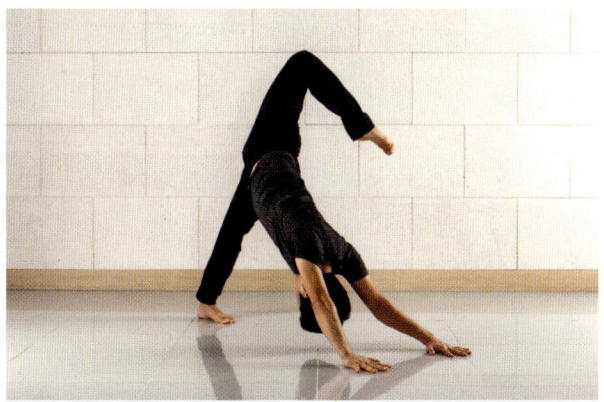

호흡을 마셨다 내쉬며 앞의 동작과 연결한 후 무릎을 굽혀주고 골반을 열어 준다. 5번 호흡을 반복한다.

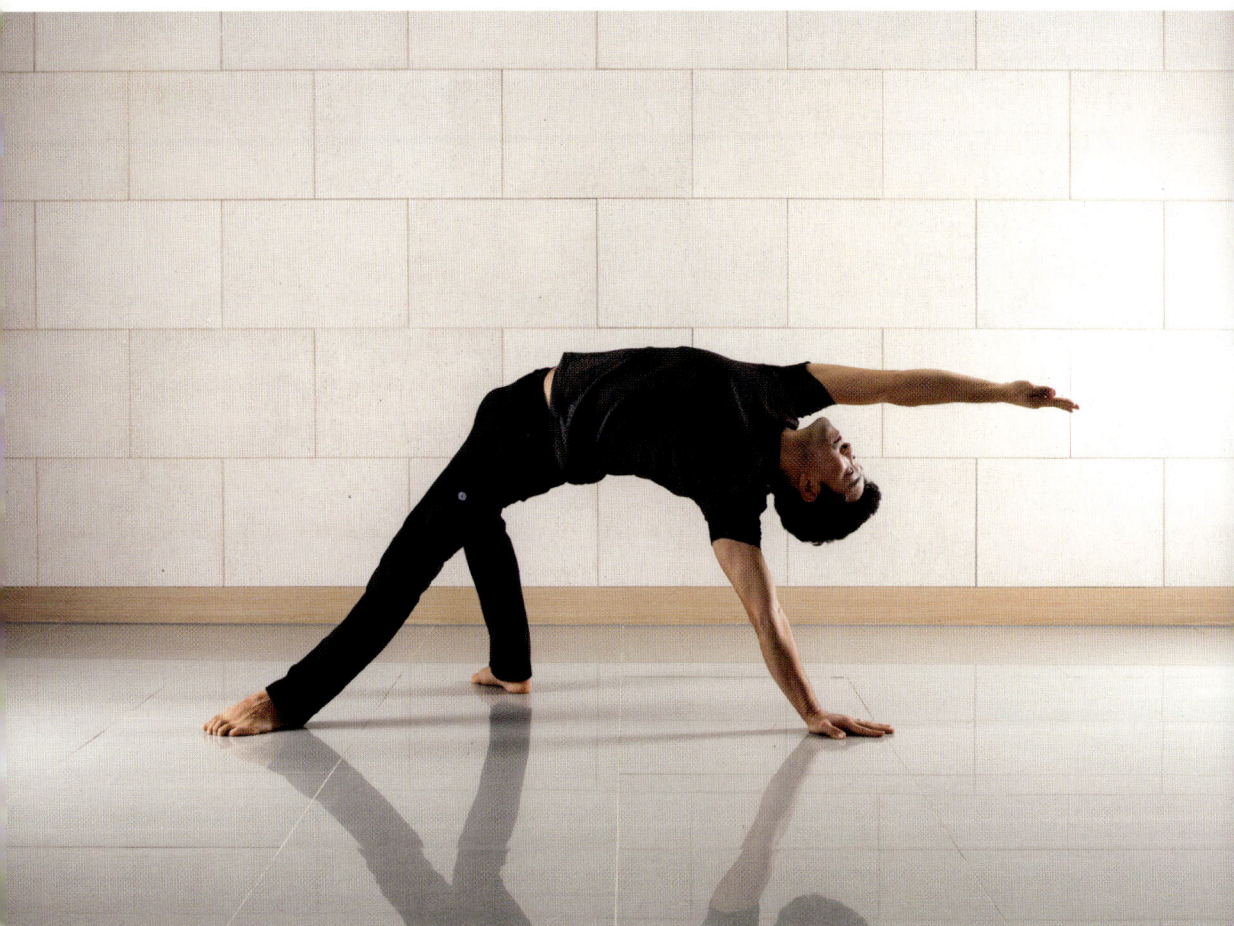

호흡을 마시며 가슴과 배가 천정을 향하도록 몸을 돌려주고 왼발을 옆으로 최대한 뻗어주며 오른 다리를 직각으로 굽혀준다. 호흡을 5번 반복 한다.
▶효과 : 손목의 힘을 길러주며 몸 전체를 스트레칭 해준다.
※주의사항
- 골반을 최대한 높이 들어올린다.
- 손은 앞으로 뻗을 수 있는 만큼 뻗어준다.

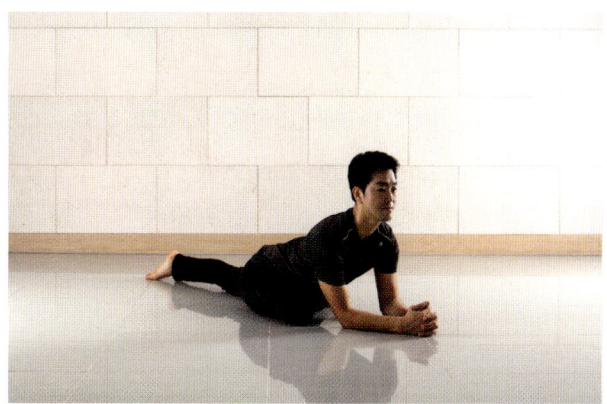

한다리 비둘기 자세 (Eka Pada Raja Kapotasana)

오른발을 앞으로 당겨오며 무릎을 굽혀준다. 이때 골반이 틀어지지 않도록 하며 상체를 앞으로 밀어 척추를 반듯하게 펴도록 하며 호흡을 5번 정도 한다.

▶효과
- 하체의 순환을 도와주며 좌골 신경통과 허리 통증을 완화시켜 준다.

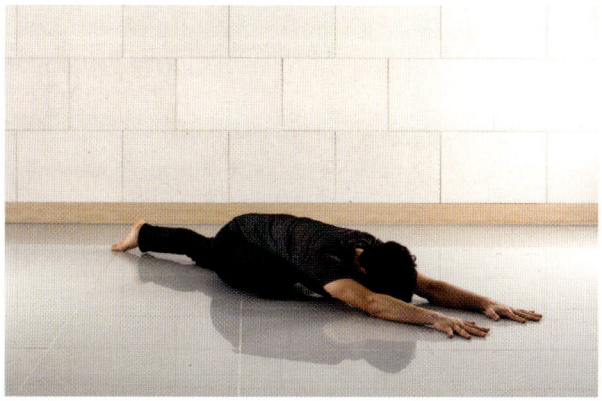

오른발을 앞으로 당겨오며 무릎을 굽혀준다. 이때 골반이 틀어지지 않도록 하고 상체를 앞으로 숙여주면 고관절 주변의 근육을 조금 더 이완시킬 수 있다. 1분 정도 유지하는 것이 좋다.

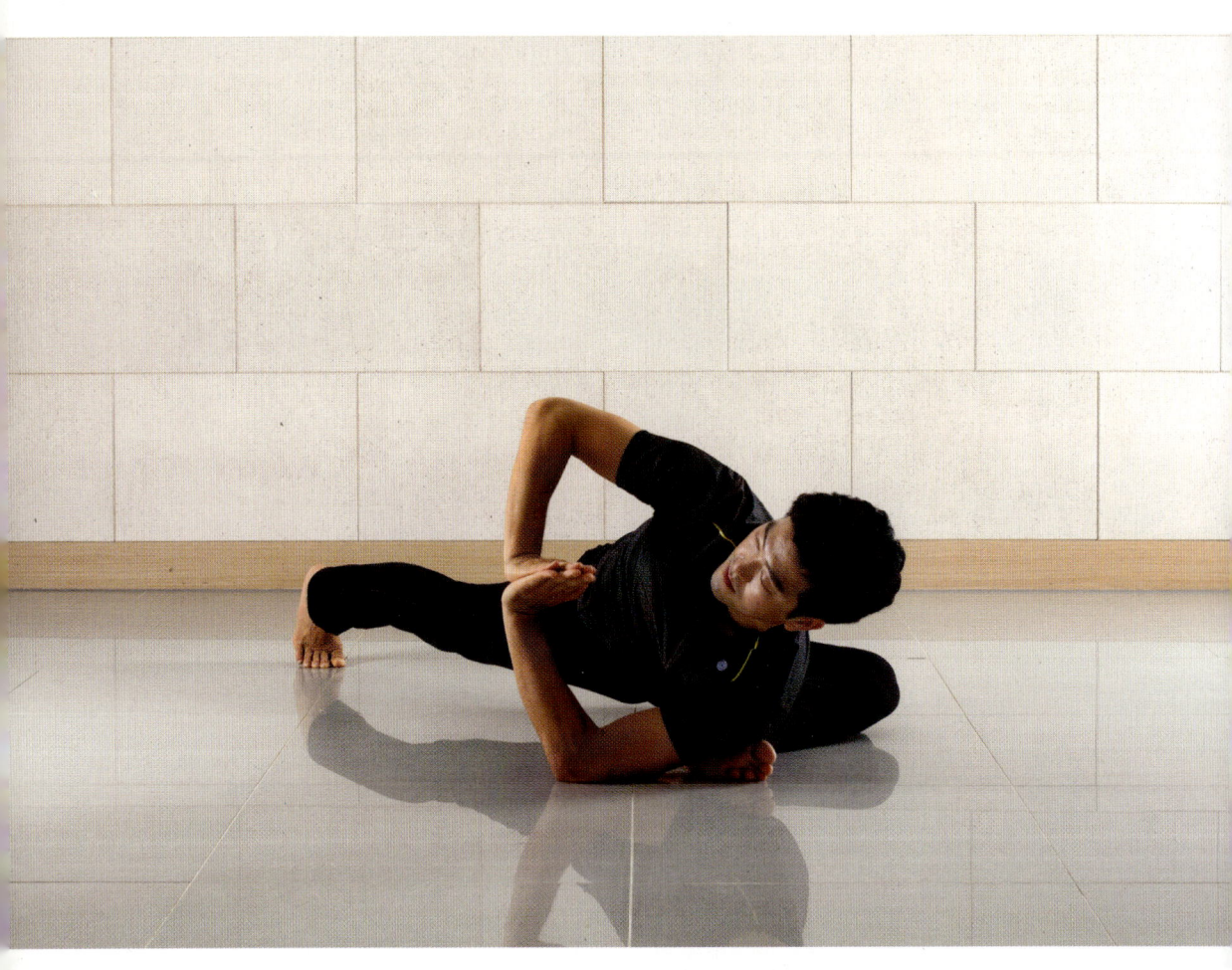

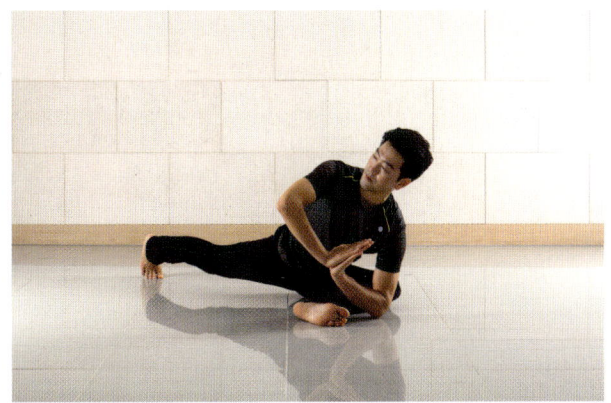

왼쪽 팔꿈치를 발목 앞에 놓고 두 손을 합장하며 오른쪽으로 상체를 트위스트 하고 오른쪽 무릎을 바닥에서 살짝 들어올린다.
※주의사항 : 오른쪽 엉덩이가 바닥에서 들리지 않도록 한다.

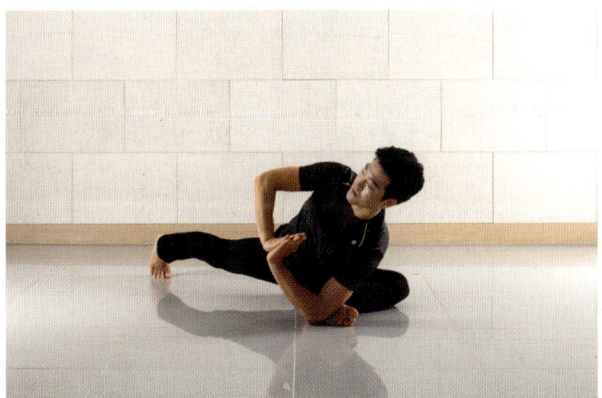

왼쪽 팔꿈치를 왼쪽 발바닥에 올려 놓고 두 손을 합장하며 오른쪽으로 상체를 트위스트 하고 오른쪽 무릎을 바닥에서 살짝 들어올린다.
▶효과
- 어깨의 유연성과 척추의 유연성을 길러주며 골반을 열어주는데 도움이 된다.

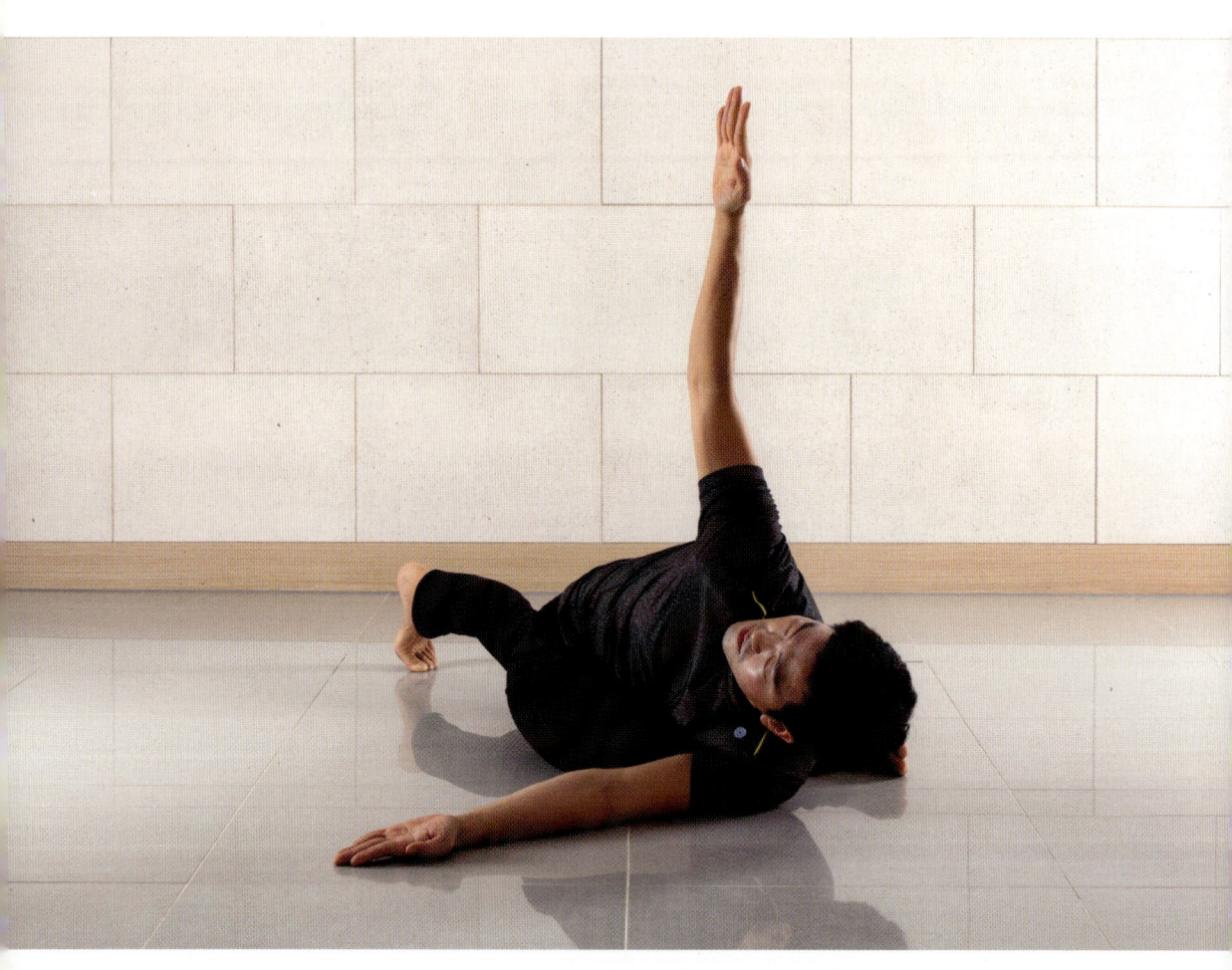

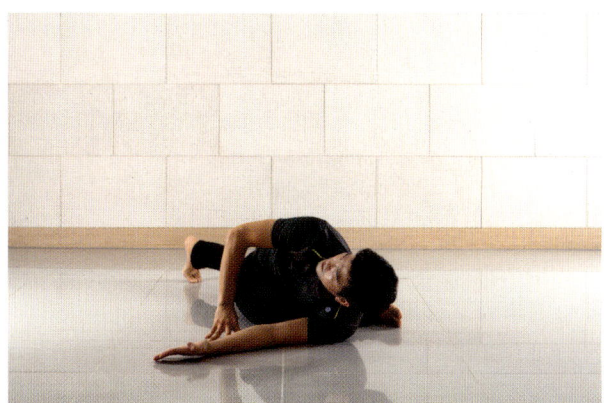

오른손을 무릎 옆에 놓고 왼쪽 어깨를 오른쪽 무릎 앞에 놓는다. 오른손으로 바닥을 밀어주고 호흡을 내쉬며 몸을 트위스트 해주고 오른 무릎을 바닥에서 들어준다. 호흡은 5번 정도 유지한다.

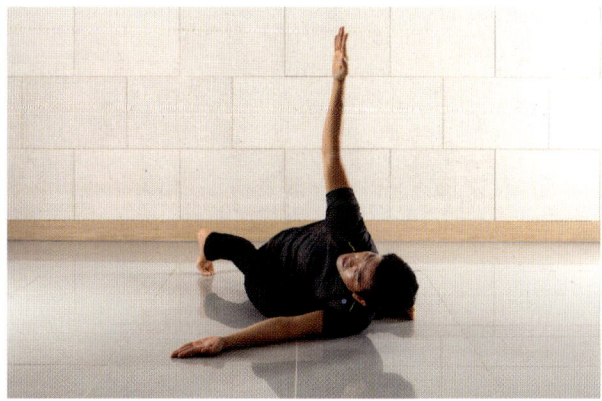

왼쪽 어깨를 오른쪽으로 깊게 넣어주며 오른손을 위로 올려 호흡을 내쉬며 상체를 트위스트 시켜 준다. 효과를 좋게 하기 위해 오른팔을 뒤로 더 넘겨준다. 호흡은 5번 정도 유지한다.

▶효과
- 좌골 신경통에 좋으며 고관절의 유연성을 길러주고 척추와 어깨의 유연성을 길러준다.

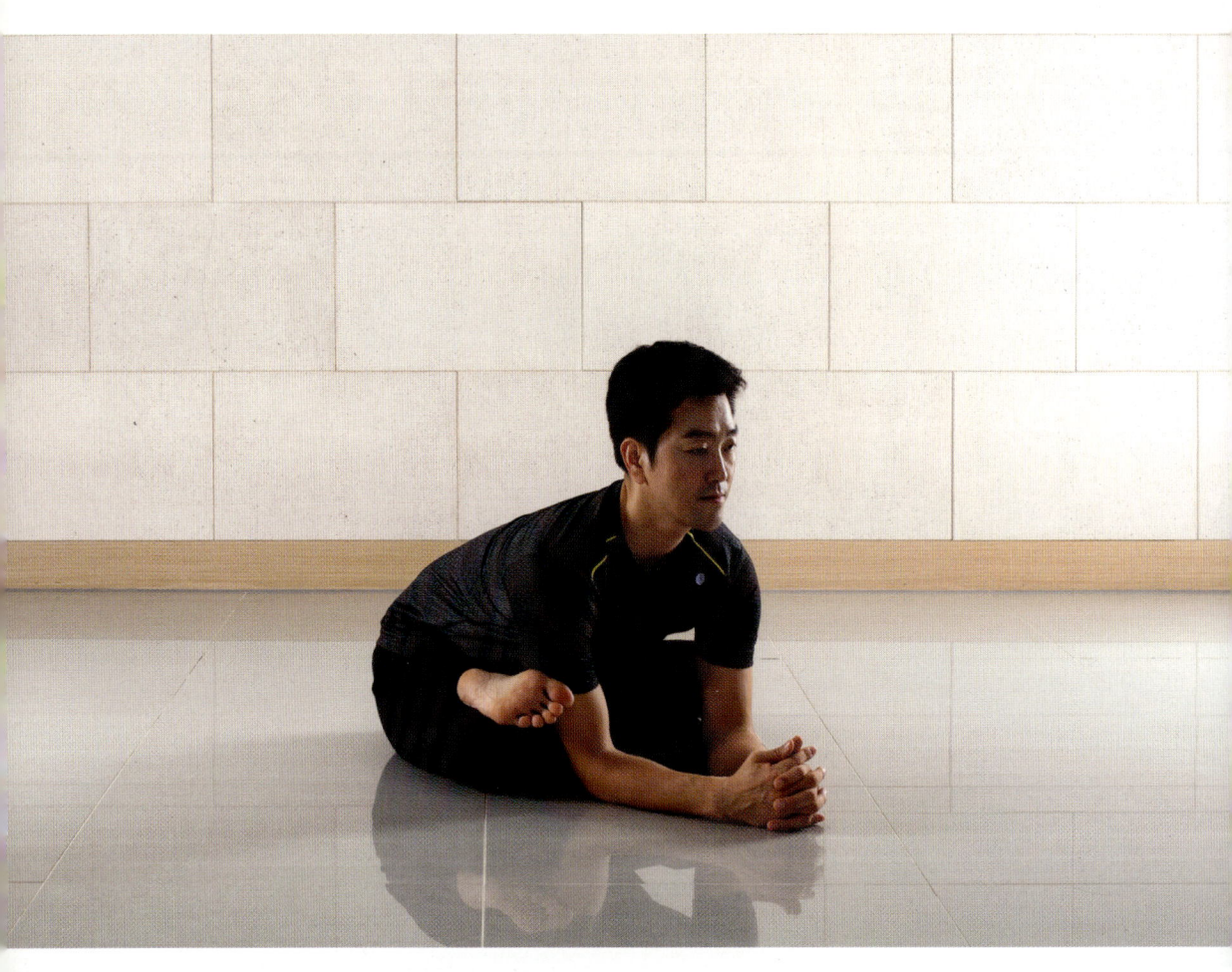

쌍 비둘기 자세 (Agnistarnbhasana)

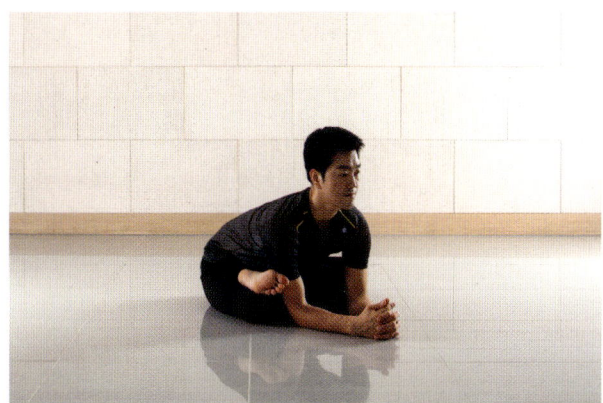

왼쪽 발목을 오른쪽 무릎 위에 올려놓고 왼쪽 무릎은 오른쪽 발목 위에 올려 발목과 무릎이 겹치도록 한다. 그리고 팔꿈치를 바닥에 대며 허리를 곧게 펴준다. 호흡은 5번 정도 유지한다.

▶효과
- 좌골 신경통에 좋으며 고관절의 유연성을 길러주고 하체 순환을 도와준다.

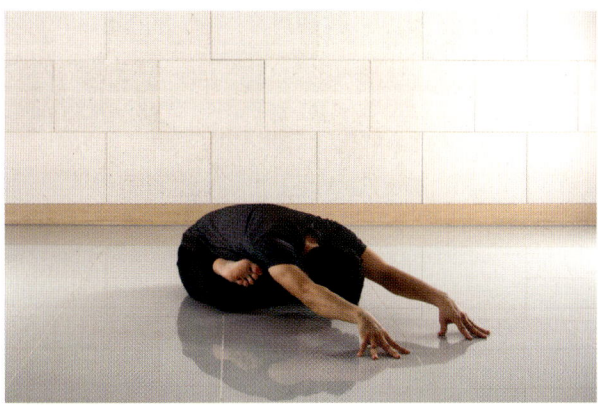

왼쪽 발목을 오른쪽 무릎 위에 올려놓고 왼쪽 무릎은 오른쪽 발목 위에 올려 발목과 무릎이 겹치도록 한다. 그리고 두 손을 최대한 앞으로 뻗어준다. 호흡은 5번 정도 유지한다.
▶효과 : 골반을 열어주며 유연성을 길러준다.

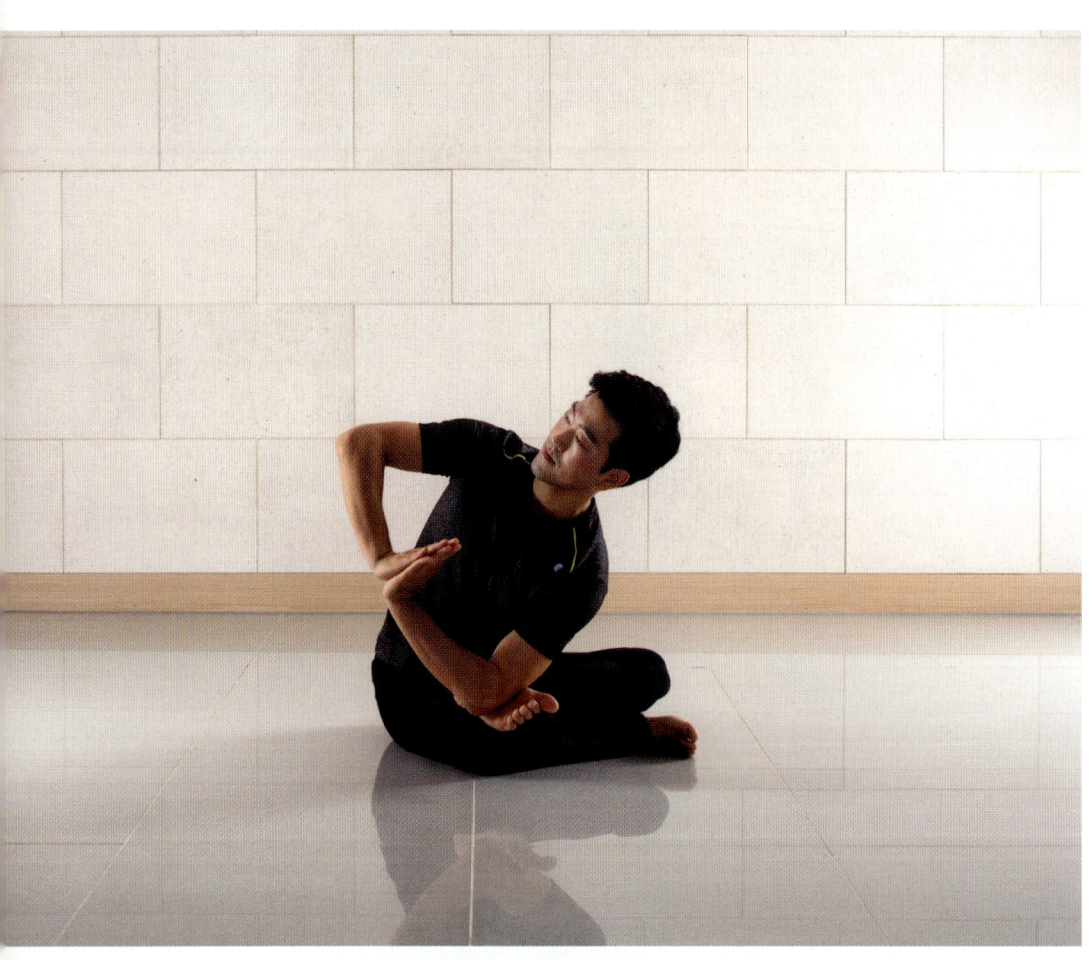

왼쪽 발목을 오른쪽 무릎 위에 올려놓고 왼쪽 무릎은 오른쪽 발목 위에 올려 발목과 무릎이 겹치도록 한다. 그리고 왼쪽 팔꿈치를 왼쪽 발바닥 위에 올려주며 두 손을 합장하고 호흡을 내쉬며 몸을 트위스트 한다. 호흡은 5번 유지한다.

PELVIS DIET YOGA · 골반 다이어트 요가

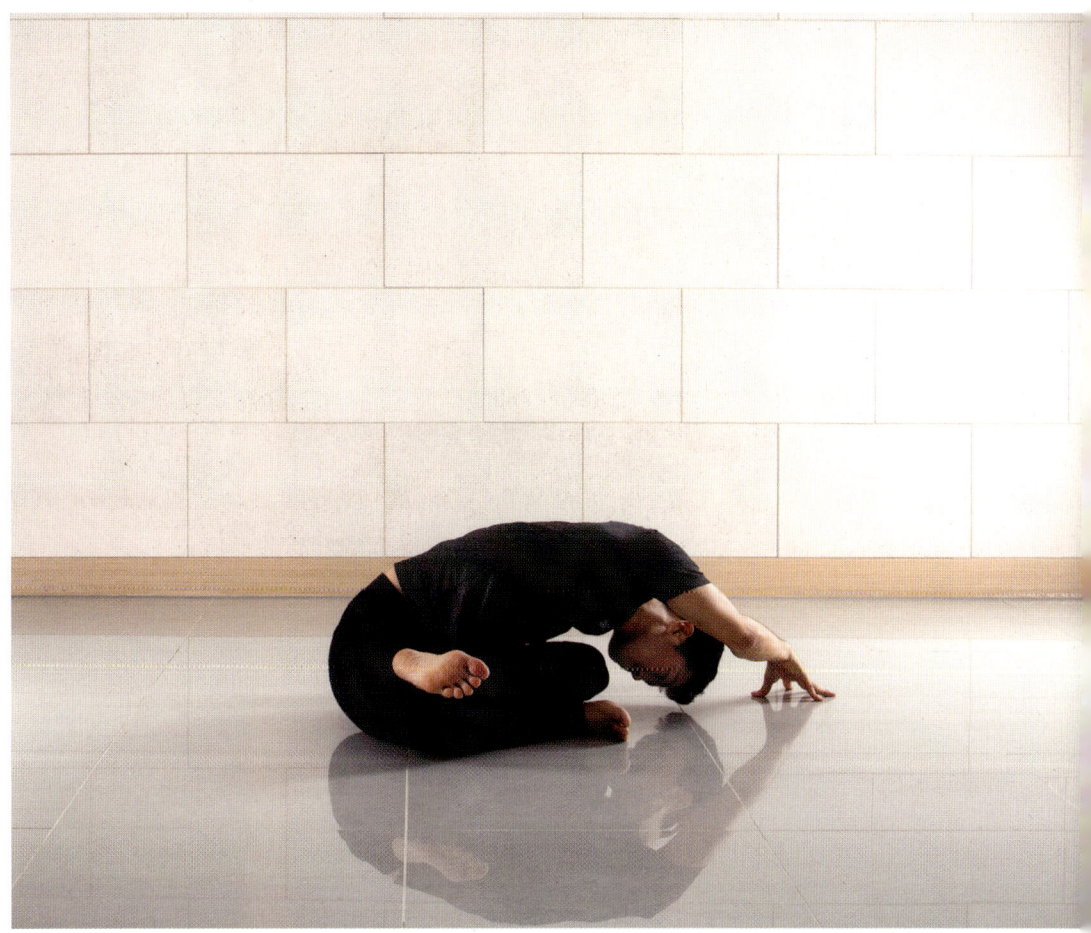

왼쪽 발목을 오른쪽 무릎 위에 올려놓고 왼쪽 무릎은 오른쪽 발목 위에 올려 발목과 무릎이 겹치도록 한다. 그리고 두 손과 몸을 왼쪽으로 이동해서 측면으로 숙여준다. 호흡은 5번 유지한 다.
▶효과
- 옆구리 살을 빼주며 어깨의 통증을 완화시켜 준다.

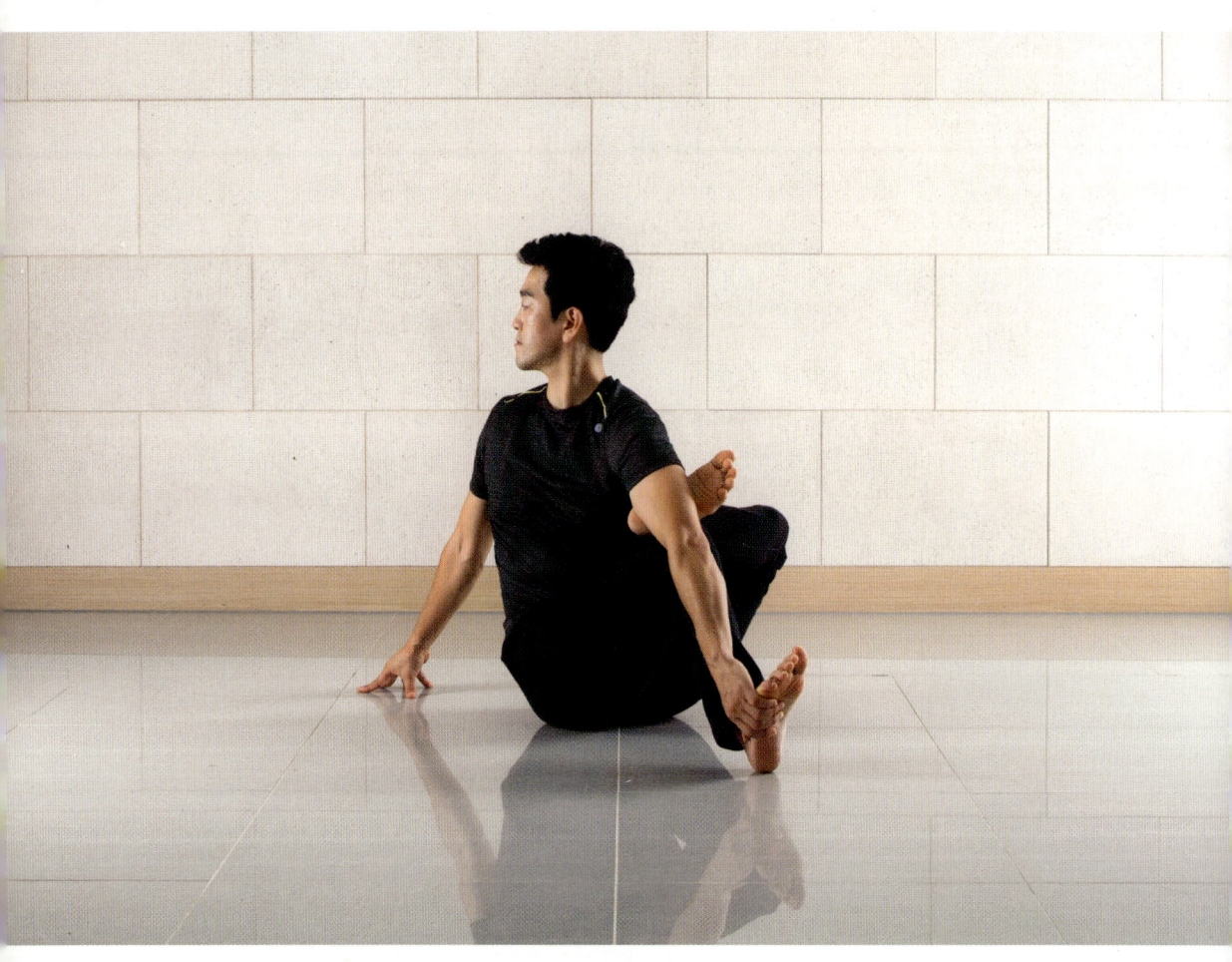

물고기 반쪽 자세 (Ardha Matsyendrasana)

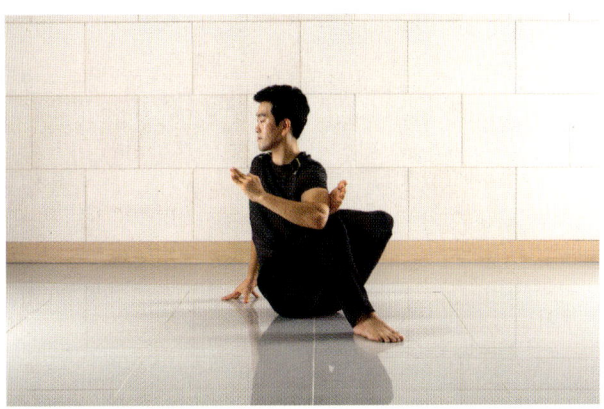

왼쪽 발목을 오른쪽 무릎 위에 올려놓고 왼쪽 팔꿈치나 겨드랑이를 발에 걸어주며 오른손은 등 뒤 바닥을 짚어준다. 호흡을 내쉬며 몸을 트위스트 해주고 호흡은 5번 유지한다.

▶효과
- 옆구리 살을 빼는데 도움이 되며 변비를 없애주고 소화력을 높여주며 가슴선을 예쁘게 해준다.

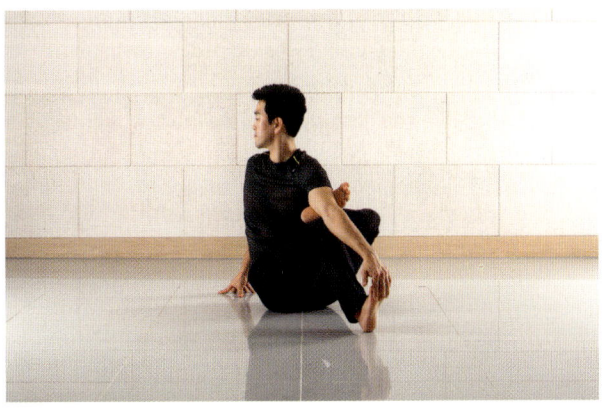

왼쪽 발목을 오른쪽 무릎 위에 올려놓고 왼쪽 팔꿈치나 겨드랑이를 발에 걸어 발날을 잡아준다. 오른손은 등 뒤 바닥을 짚어주고 호흡을 내쉬며 몸을 트위스트 해준다. 호흡은 5번 유지한다.

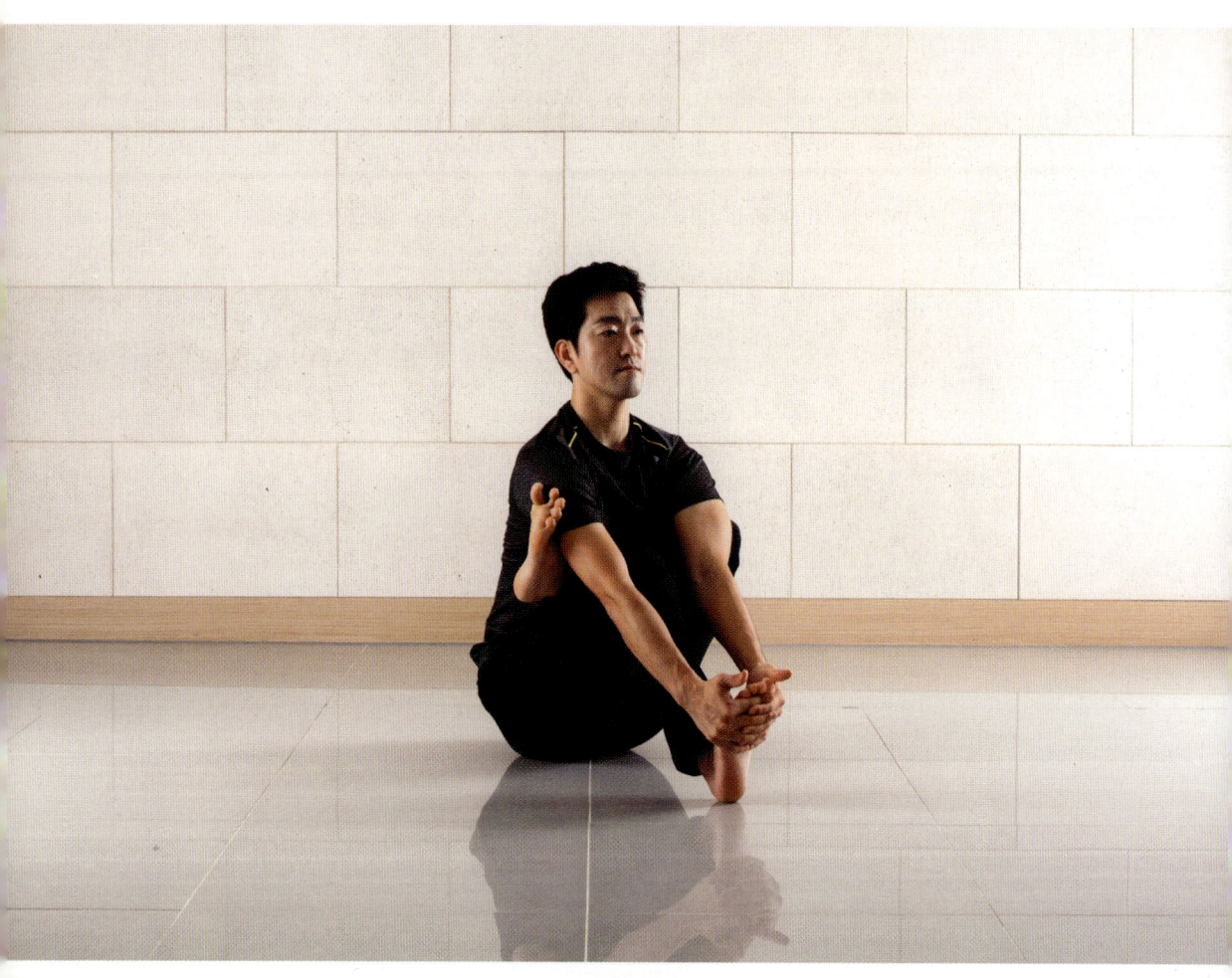

왼쪽 발목을 오른쪽 무릎 위에 올려놓고 두 팔을 이용해 왼쪽 다리를 걸어주며 두 손은 발을 잡아 주고 가슴을 앞으로 밀어 척추를 곧게 펴도록 한 다. 호흡은 5번 유지한다.

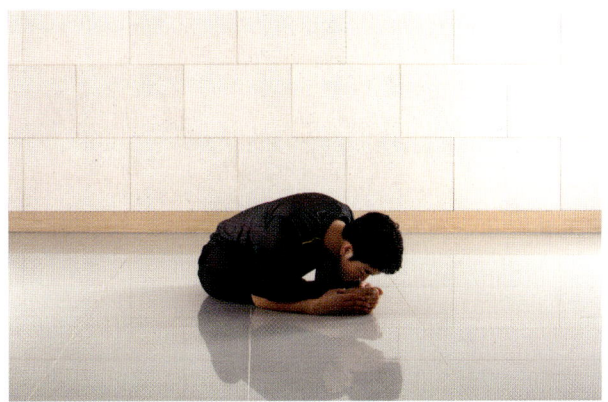

두 발을 마주 대고 무릎을 굽혀 주며 팔을 다리 안으로 넣어 발 등을 잡아준다. 호흡을 마시며 가슴을 앞으로 밀어주고 호흡을 내쉬며 앞으로 깊게 숙여준다. 호흡은 5번 유지한다.

▶효과
- 생리통 및 생리불순에 좋다.
- 고관절의 유연성을 길러주고 하체 순환을 도와준다.

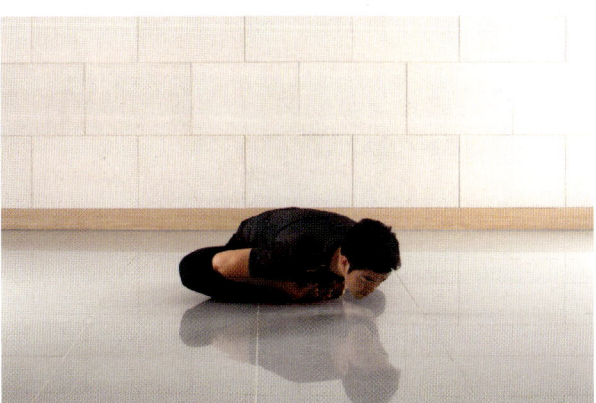

묶인 각 자세 (Buddha Konasana)

두 발바닥을 마주 대고 회음부 가까이 당겨주며 엄지와 검지 손가락을 이 용해 엄지 발가락을 고리 걸어 잡아준다. 호흡을 마시며 가슴을 밀어주고 호흡을 내쉬며 앞으로 깊게 숙여준다.

▶효과
- 생리통 및 여성 질환에 좋고, 생식기 질환에 좋다.
- 골반의 유연성을 길러주고 하체 순환에 도움이 된다.

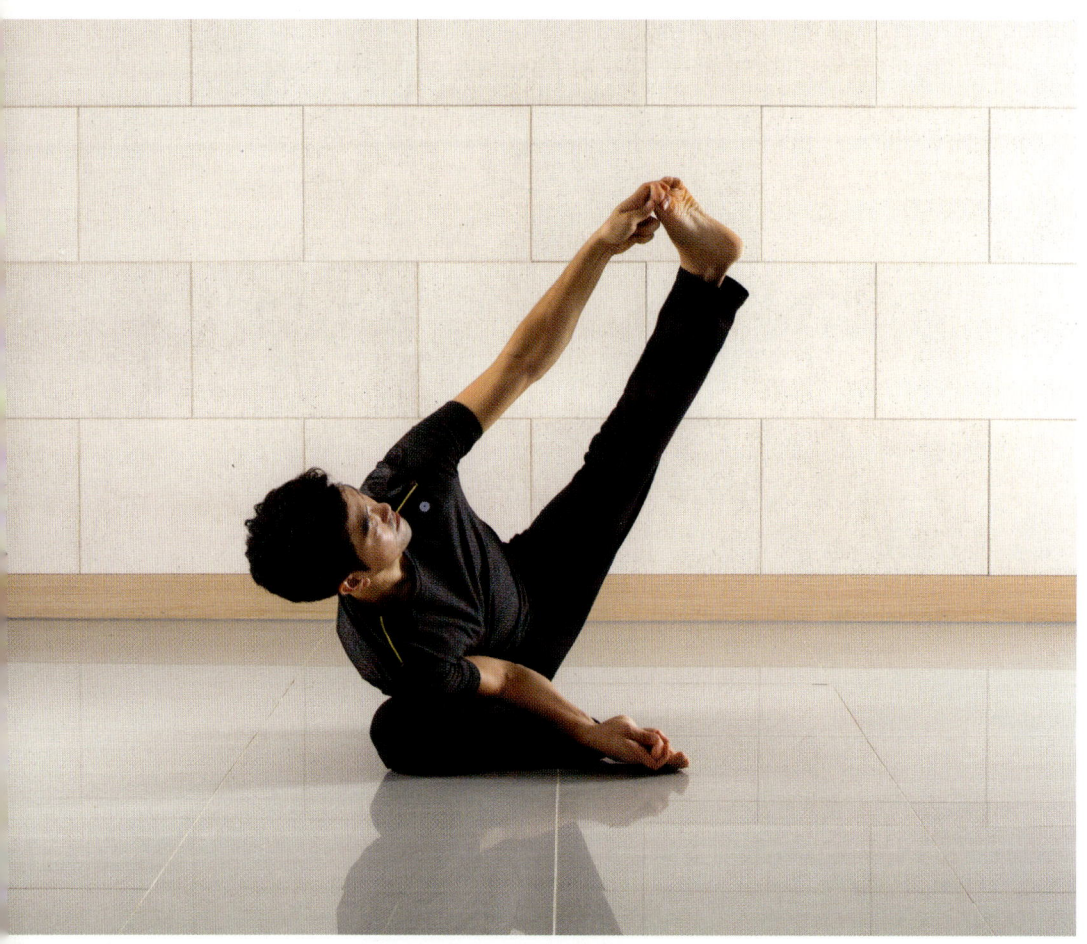

앞의 동작과 연결해 오른쪽 어깨를 오른쪽 허벅지에 기대고 체중을 모두 실어주며 왼쪽 다리를 곧게 펴준다. 호흡은 5번 정도 유지한다.
※주의사항 : 동작이 어려운 사람은 무릎을 굽혀서 동작을 한다.

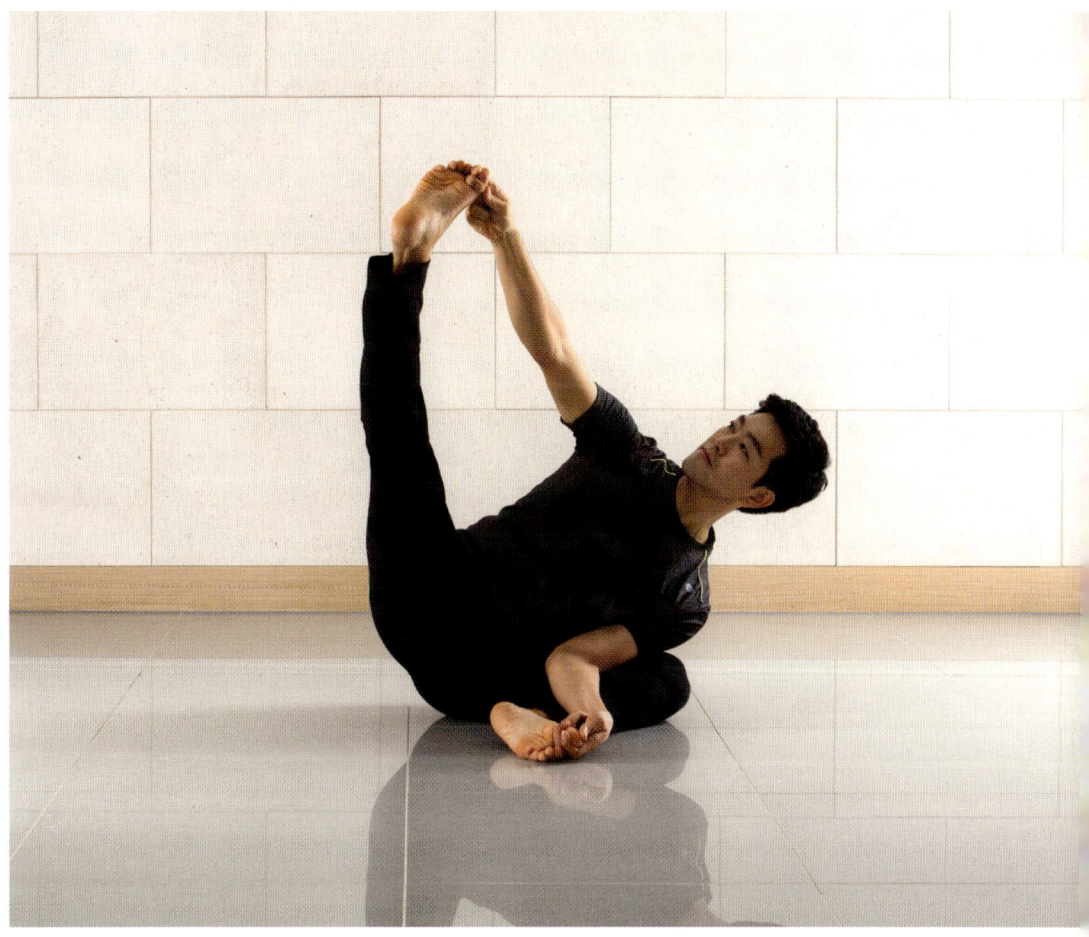

앞의 동작과 연결해 왼쪽 어깨를 왼쪽 허벅지에 기대고 체중을 모두 실어주며 오른쪽 다리를 곧게 펴준다. 호흡은 5번 정도 유지한다.
※주의사항 : 동작이 어려운 사람은 무릎을 굽혀서 동작을 해본다.

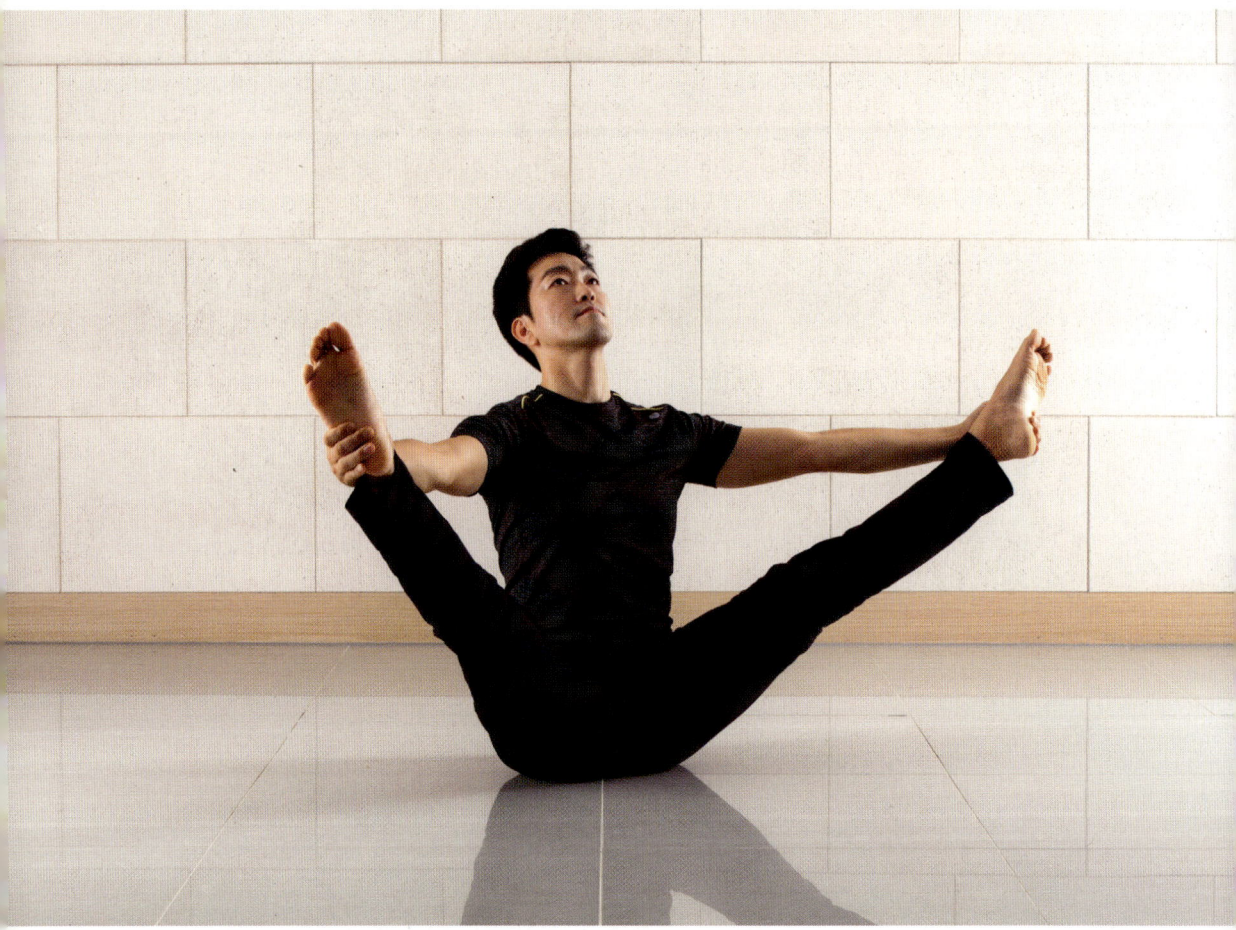

위를 향해 다리를 벌려 늘인 각도자세 (Urdhva Upavishta Konasana)
두 손은 두 발의 옆날을 잡아주며 팔과 다리가 팽팽하게 되도록 유지시켜 주며 척추를 곧게 편 후 시선은 45도 천정을 바라보도록 한다. 호흡은 5번 정도 유지한다.

▶효과
- 몸의 균형감각을 길러주며 다리, 척추, 복부의 힘을 기르는데 도움을 준다.

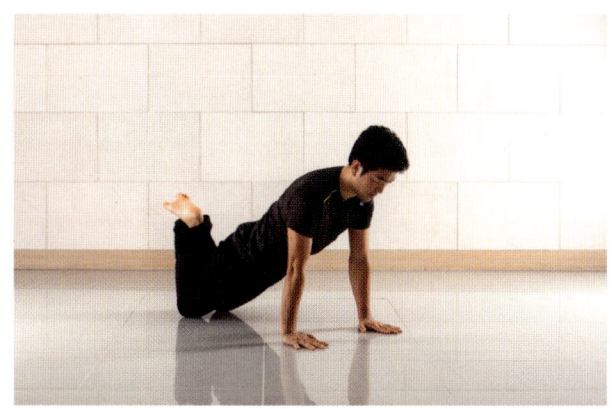

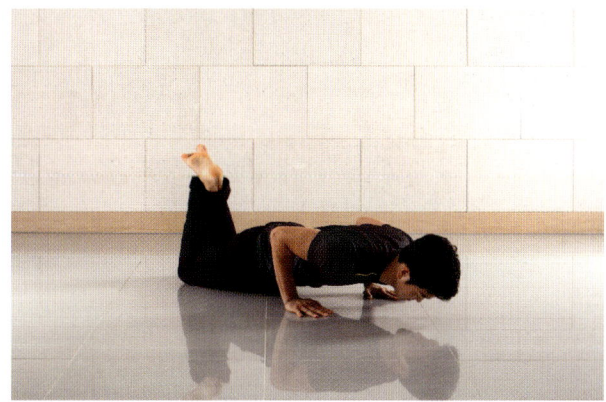

호흡을 멈추고 자세를 유지하며 호흡을 내쉬면서 팔을 굽혀 상체를 낮춘다. 호흡을 마시면서 상체를 들어올리며 낮춘다. 동작을 10번 반 복한다.

▶효과
- 가슴의 근육을 발달시키며 복부의 힘을 기르고 손목과 어깨 근육을 강화시킨다.

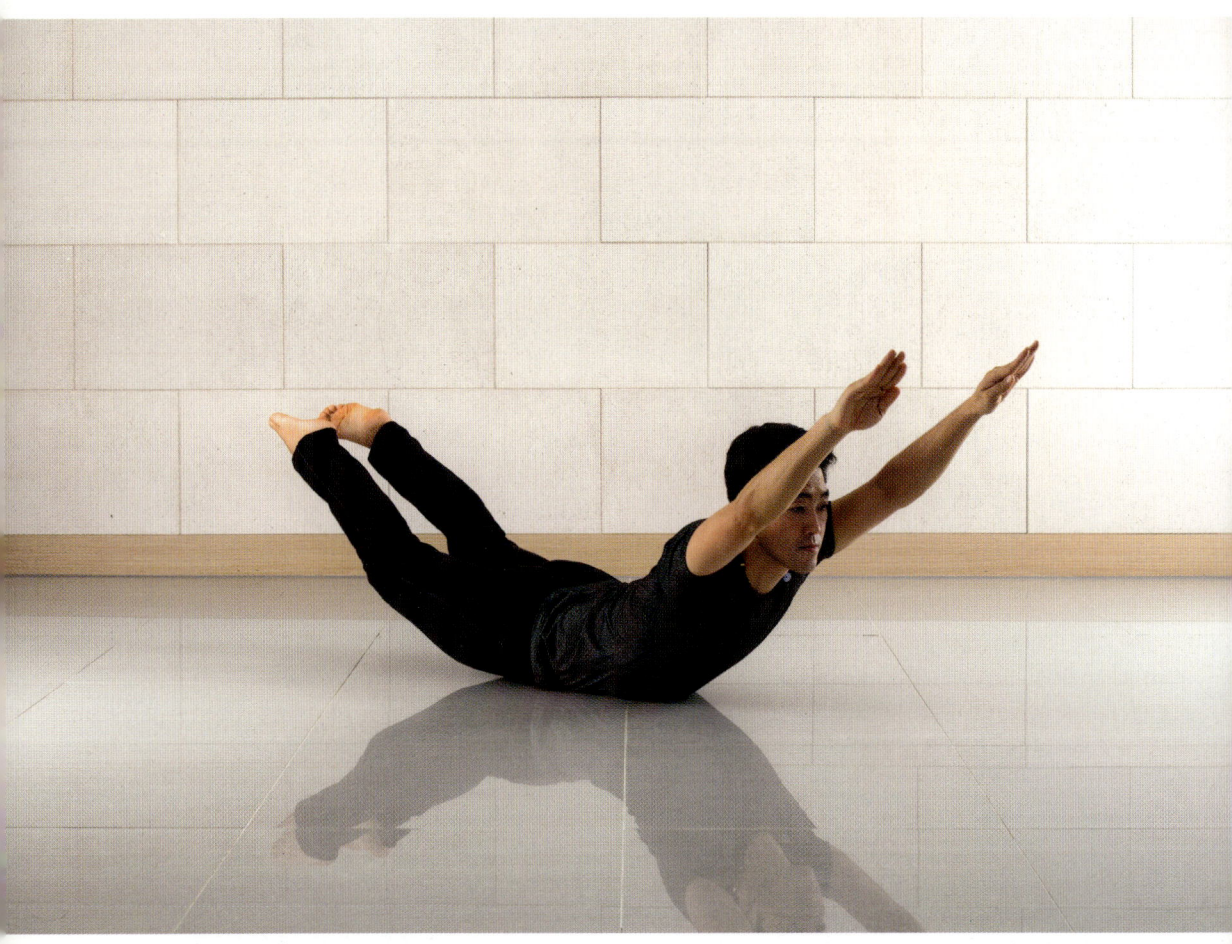

메뚜기 자세 (Salabhasana)
호흡을 내쉬었다가 마시며 상체와 하체를 들어올린다. 되도록 복부가 바닥에 닿도록 하고 효과를 최대화 하려면 무릎과 발을 붙이도록 한다.

▶효과
- 뱃살을 빼주며 내장기관을 강화시켜 주고 허리의 힘을 길러주며 허벅지와 엉덩이에 탄력을 만들어 준다.

PELVIS DIET YOGA · 골반 다이어트 요가

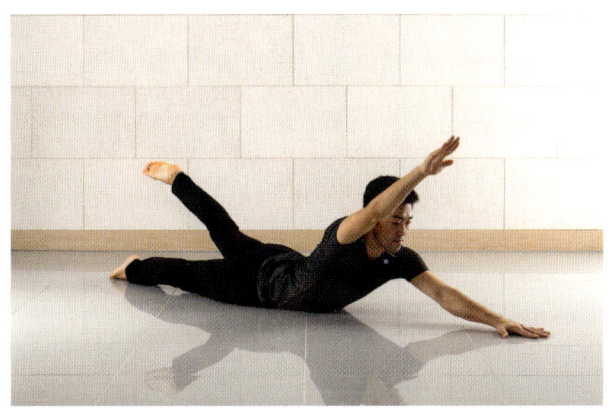

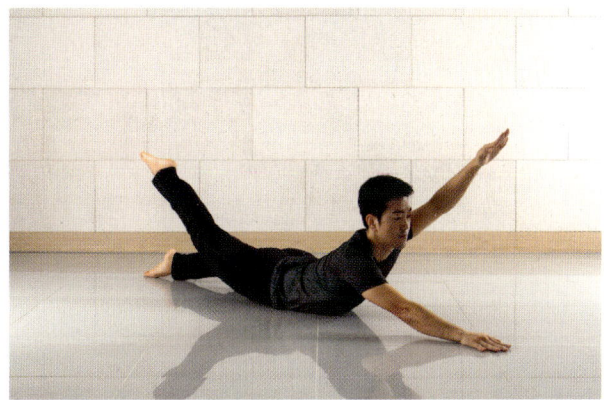

호흡을 마시며 팔과 다리를 엇갈리도록 들어주고 내쉬면서 팔과 다리를 내려준다. 반대쪽도 해주며 각각 10번 반복한다.

▶효과
- 허리 통증을 완화해주며 허리 디스크에 좋다.
- 하체 비만을 해결하며 허벅지와 엉덩이에 탄력을 만들어주고 아름다운 등 라인을 만들어준다.

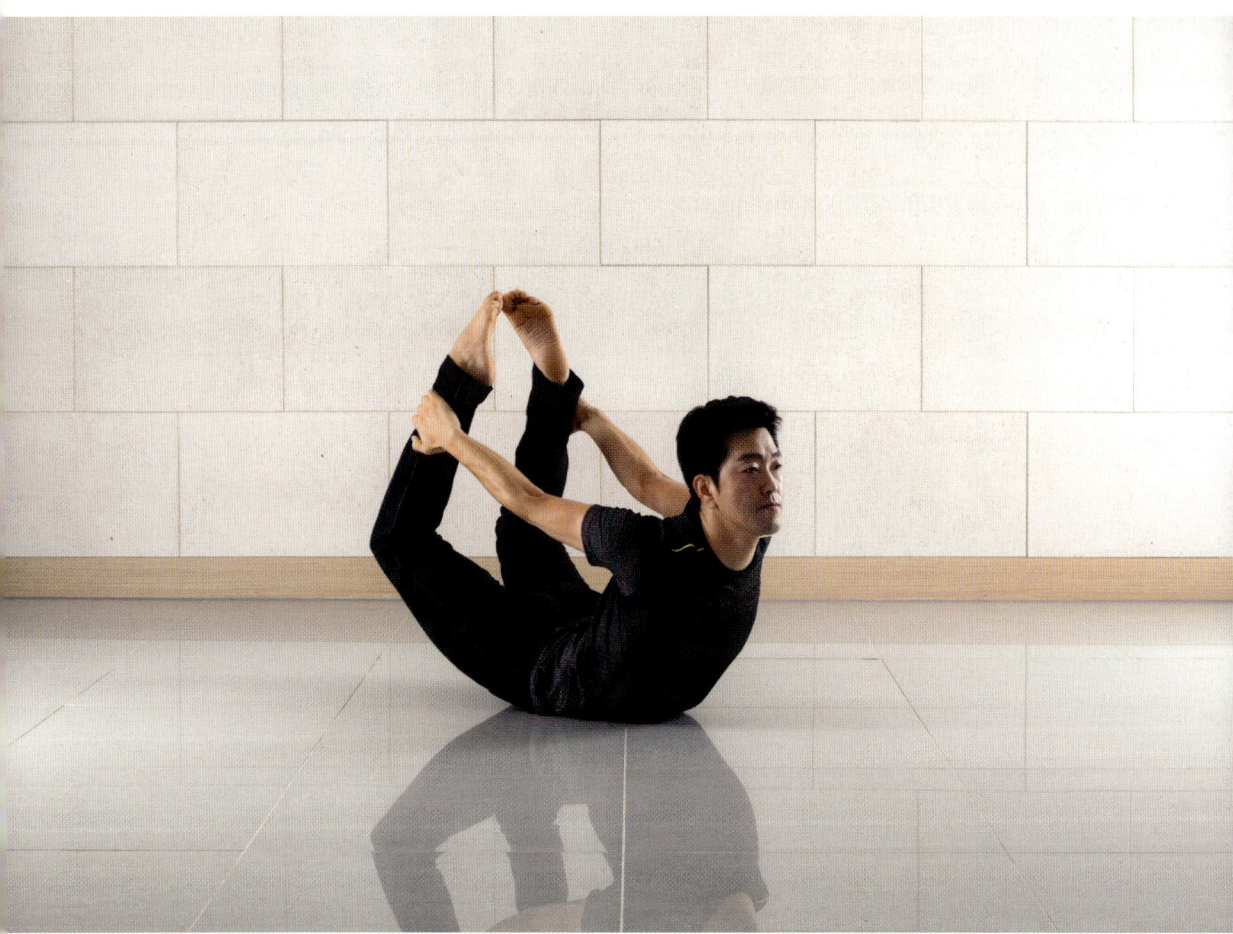

활자세 (Dhanurasana)

두 손으로 발목을 잡아주며 호흡을 내쉬었다가 마시면서 상체와 다리를 위로 들어 올린다. 이때 두 발을 최대한 뒤로 밀어준다.

▶효과
- 뱃살을 빼주며 장을 튼튼하게 해주고 심장과 폐를 강화시킨다.
- 척추의 혈액 공급을 원활하게 한다.

※주의사항 : 골반과 늑골이 바닥에 닿지 않도록 최대한 들어올리며 무릎과 발이 골반 넓이보다 넓게 벌어지지 않도록 주의한다.

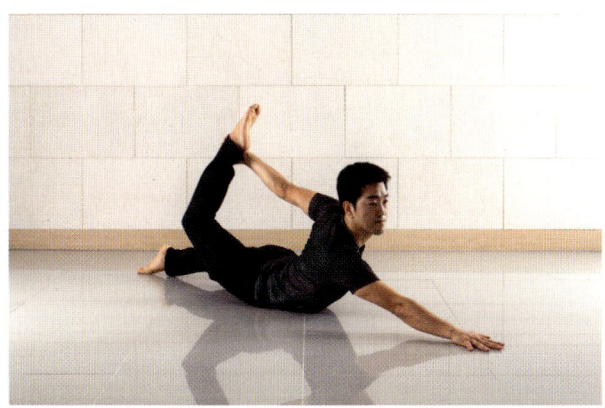

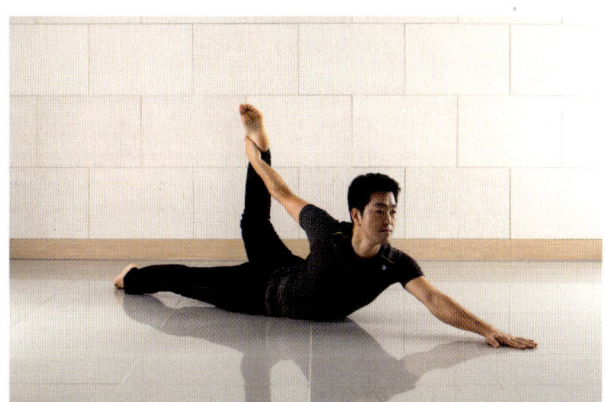

호흡을 마시며 팔과 다리를 엇갈려 잡고 들어주며 내쉬면서 팔과 다리를 내려준다.

▶효과
- 허리 통증을 완화해주며 허리 디스크에 좋다.
- 하체 비만을 해결하며 허벅지와 엉덩이에 탄력을 만들어주고 아름다운 등 라인을 만들어준다.

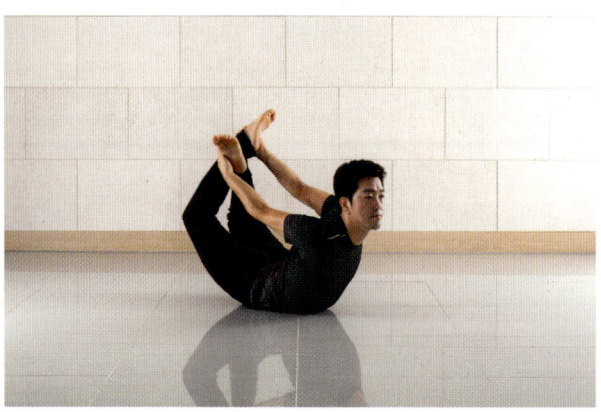

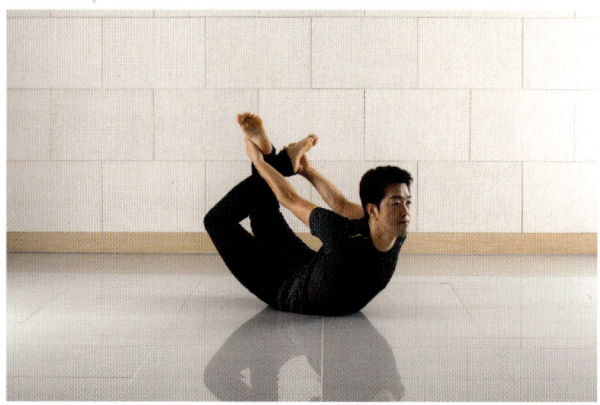

두 발을 X자로 교차해 두 손으로 발목을 잡아준다. 호흡을 내쉬었다가 마시면서 상체와 다리를 위로 올리고 반대쪽도 동작을 한다. 이 때 두 발을 최대한 뒤로 밀어 준다. 호흡은 5번 정도 유지한다.

PELVIS DIET YOGA · 골반 다이어트 요가

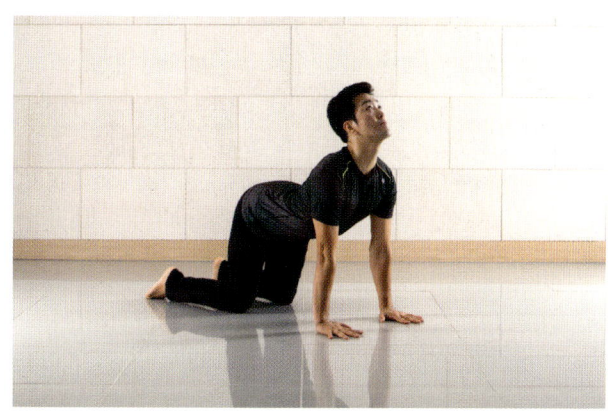

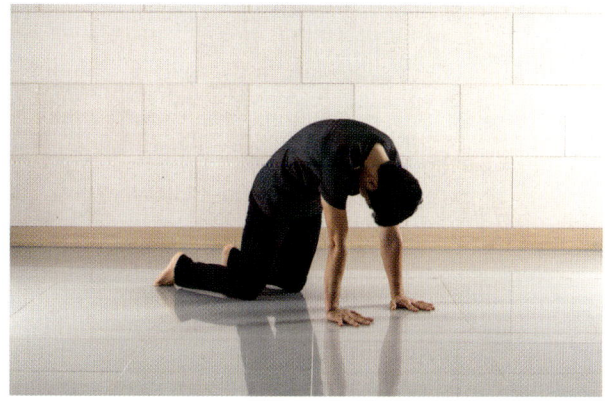

고양이 자세 (Marjaryasana)

호흡을 마시며 천정을 바라보고 허리에 곡선을 만들어 준다. 호흡을 내쉬며 등을 위로 올려준다. 같은 동작을 5번 반복한다.

▶효과
- 척추 전체를 건강하게 해주며 S라인을 만들어준다.

Uparamata (우파라마타) 마음의 고요

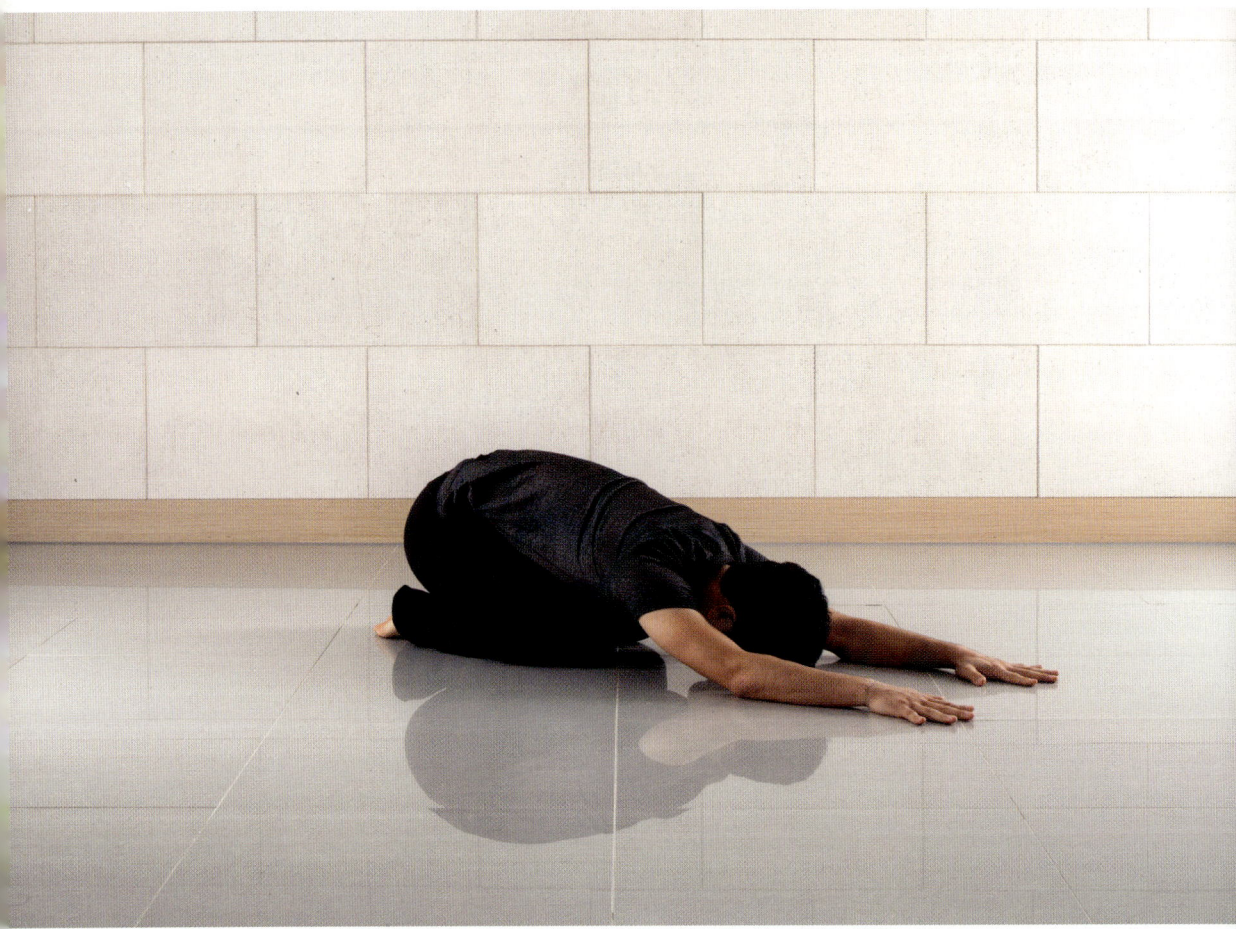

발라사나 (Balasana)

호흡을 내쉬며 무릎을 턱쪽으로 끌어 당기고 복부를 강하게 수축한다.

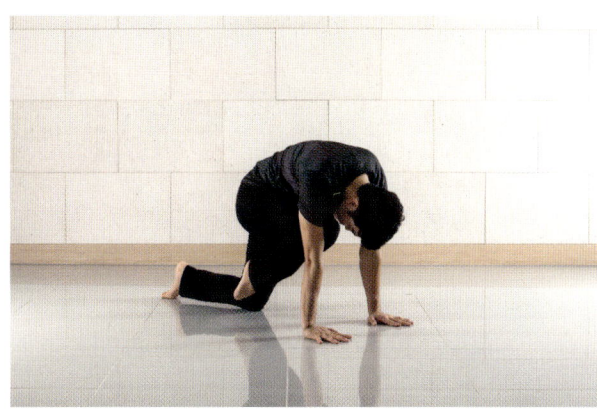

호흡을 마시며 다리를 뒤로 들어 올리고 시선은 정면을 바라본다. 이 때 골반이 많이 틀어지지 않도록 주의한다.

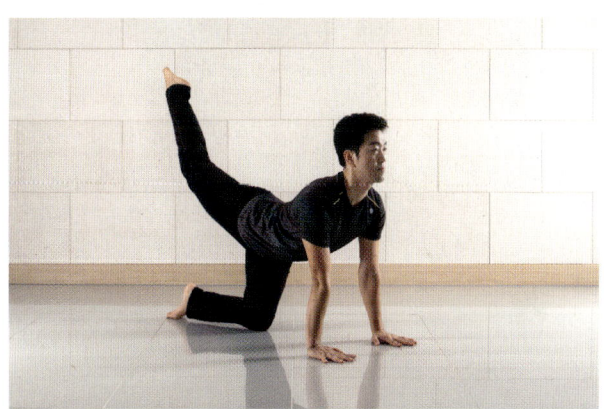

호흡을 내쉬며 다리를 옆으로 끌어당기며 발목을 꺾어준다.

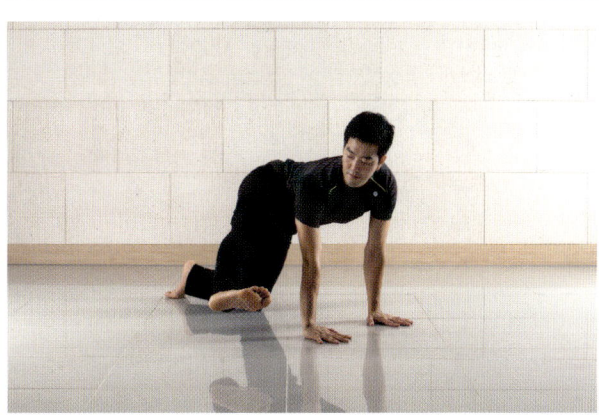

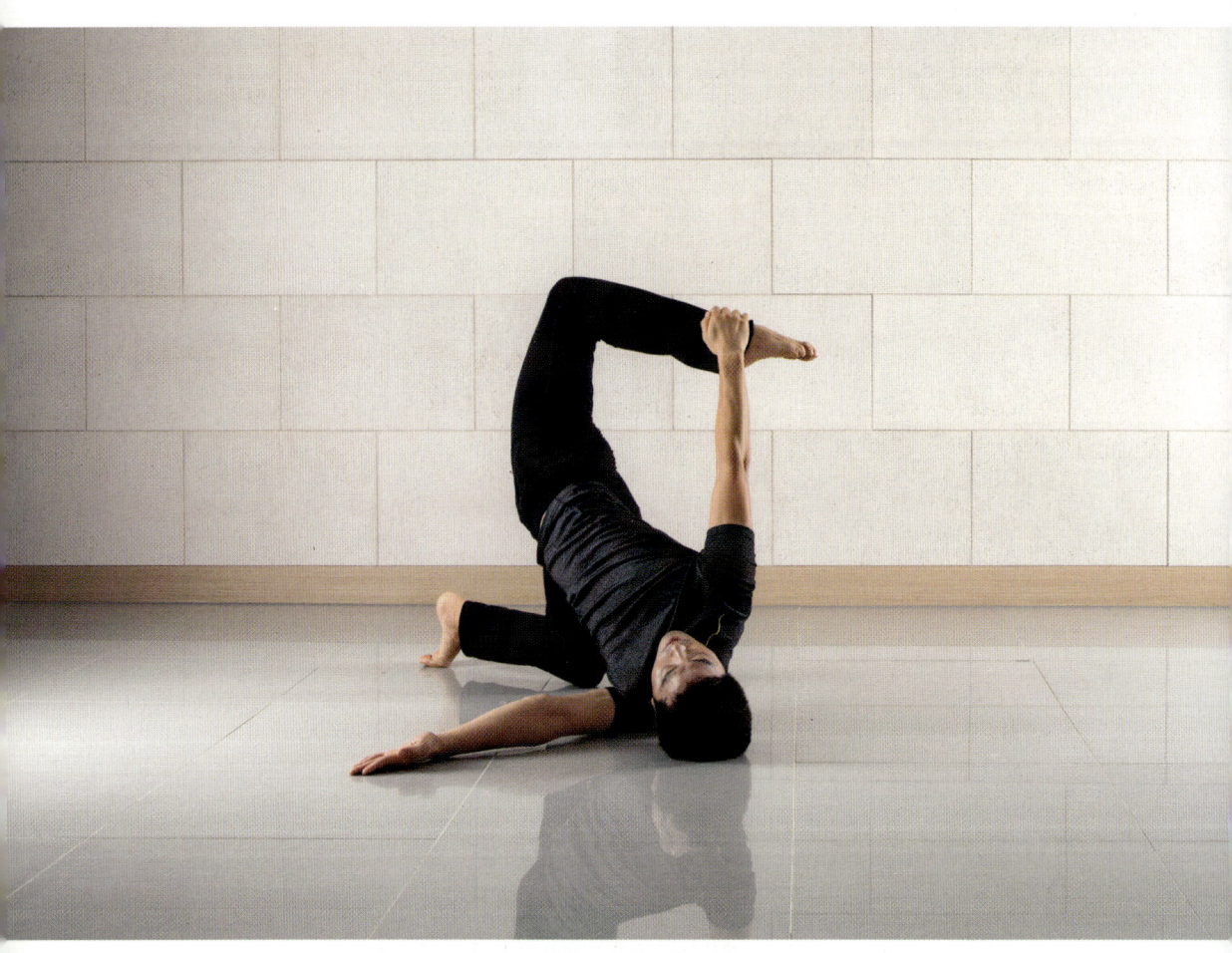

오른손으로 발목을 잡아주며 다리를 뒤로 밀어주고 팔과 다리가 팽팽하도록 만들어준다. 체중을 어깨에 실어주며 어깨와 머리로 중심을 잡는다. 호흡은 5번 유지한다.

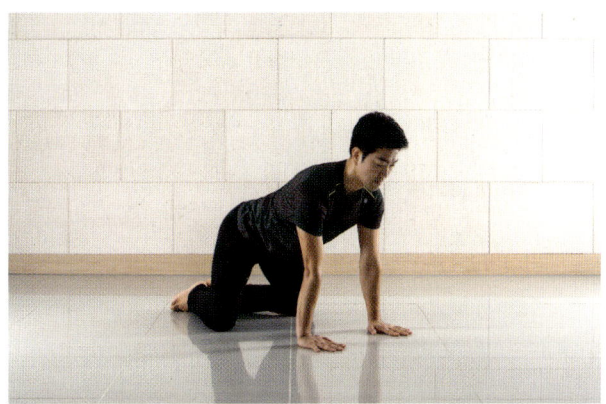

뒤에 있는 발은 엄지발가락을 서로 붙여주며 무릎은 골반보다 넓게 벌려주고 다음 동작을 준비한다.

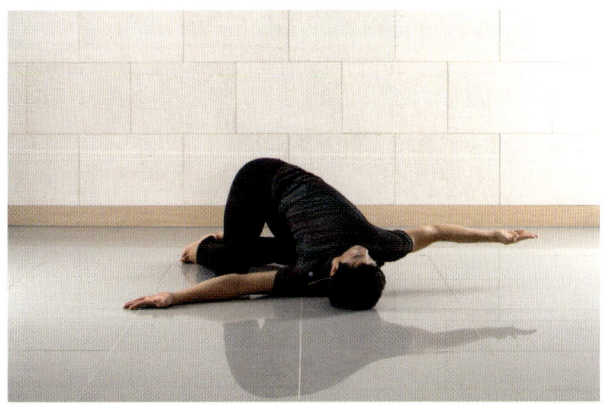

왼손을 팔 사이로 집어넣고 어깨가 바닥에 닿도록 한다. 내쉬며 오른손은 최대한 뒤로 넘겨주며 상체를 트위스트 한다. 호흡은 5번 유지한다.

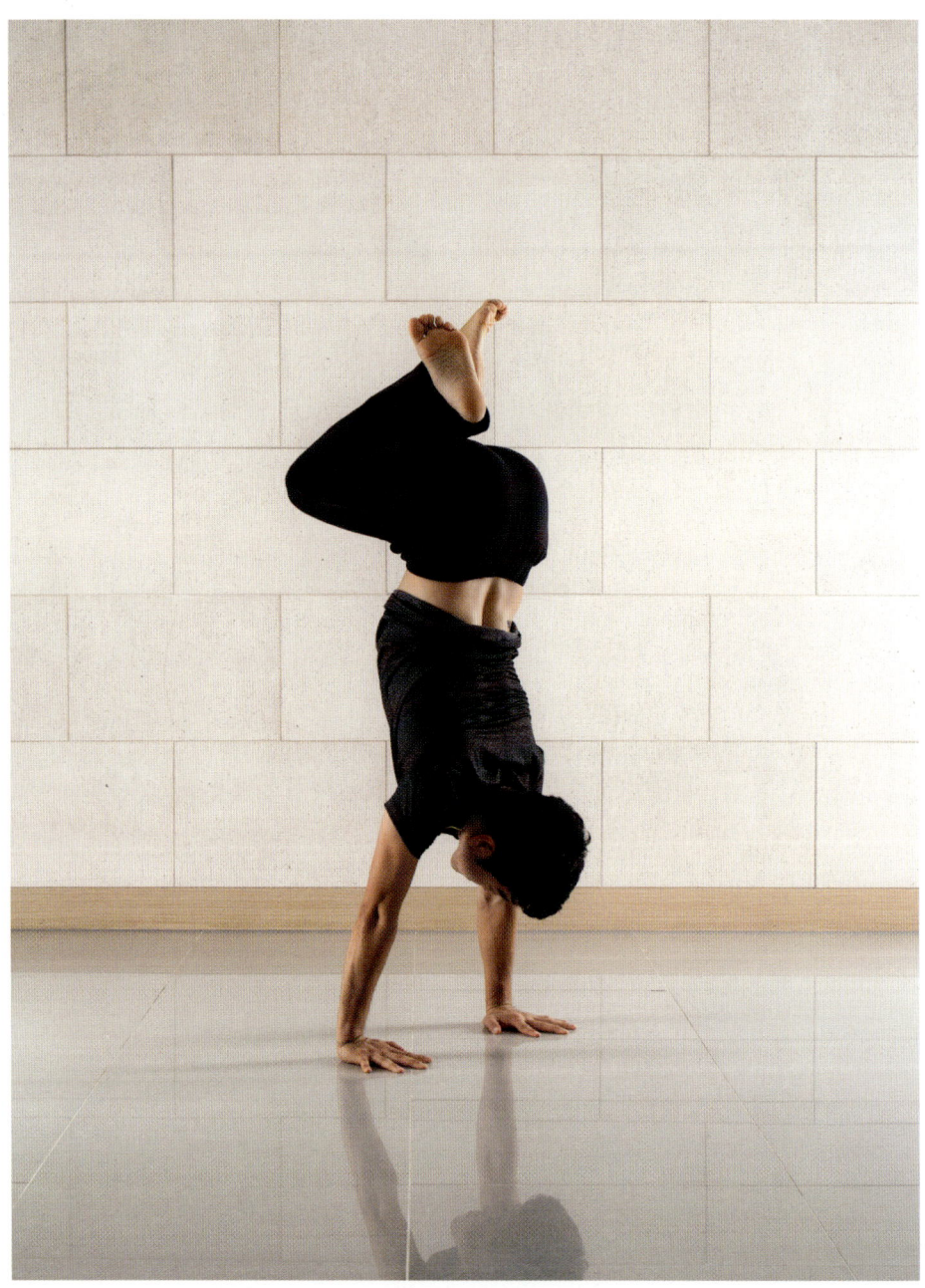

아도 무카 브르크사사나 (Adho Mukka Vrksasana)

PELVIS DIET YOGA · 골반 다이어트 요가

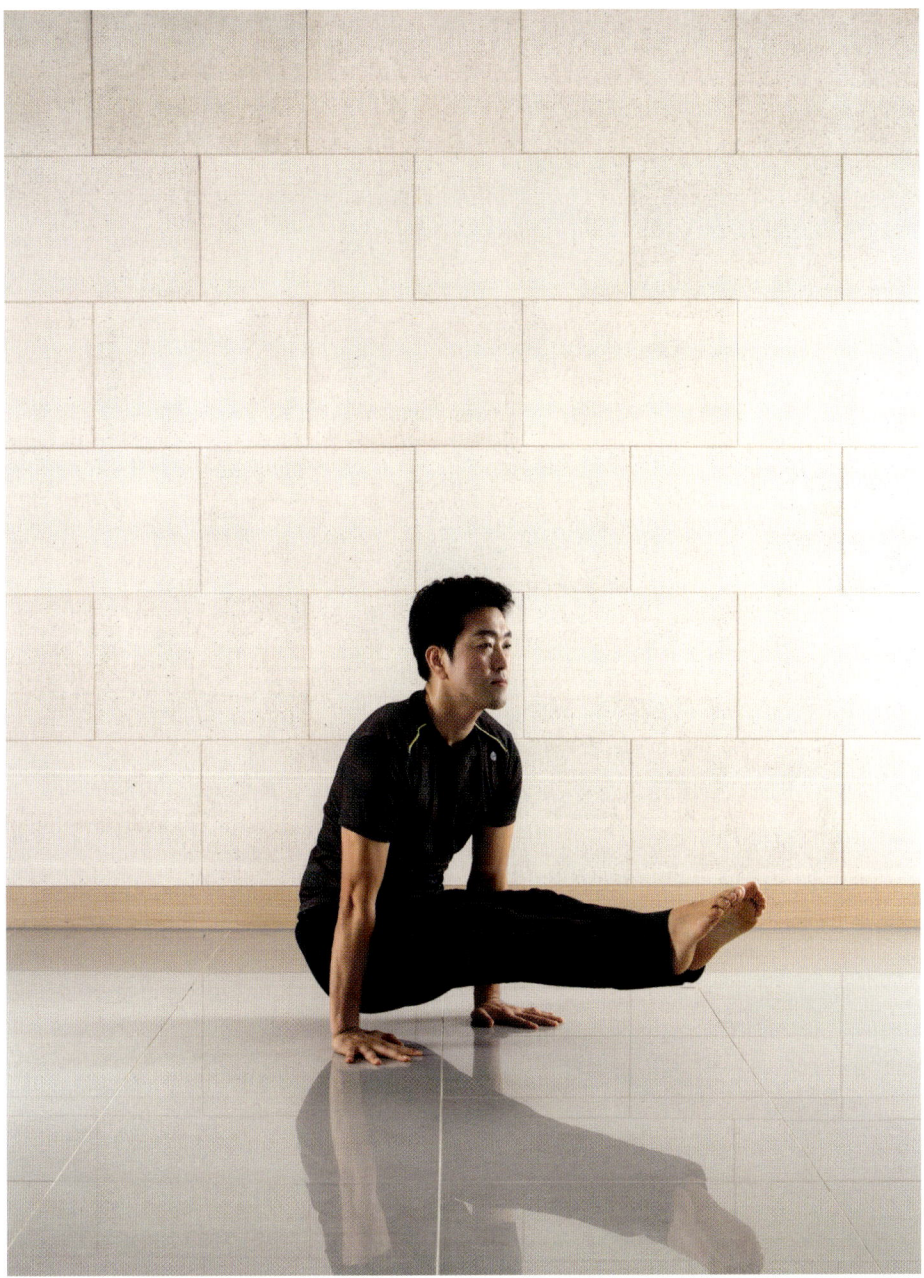

두 손은 바닥을 밀어주며 몸을 들어올리고 이 때 손의 힘보다는 복근의 힘을 이용하도록 한다. 호흡은 5번 유지한다.

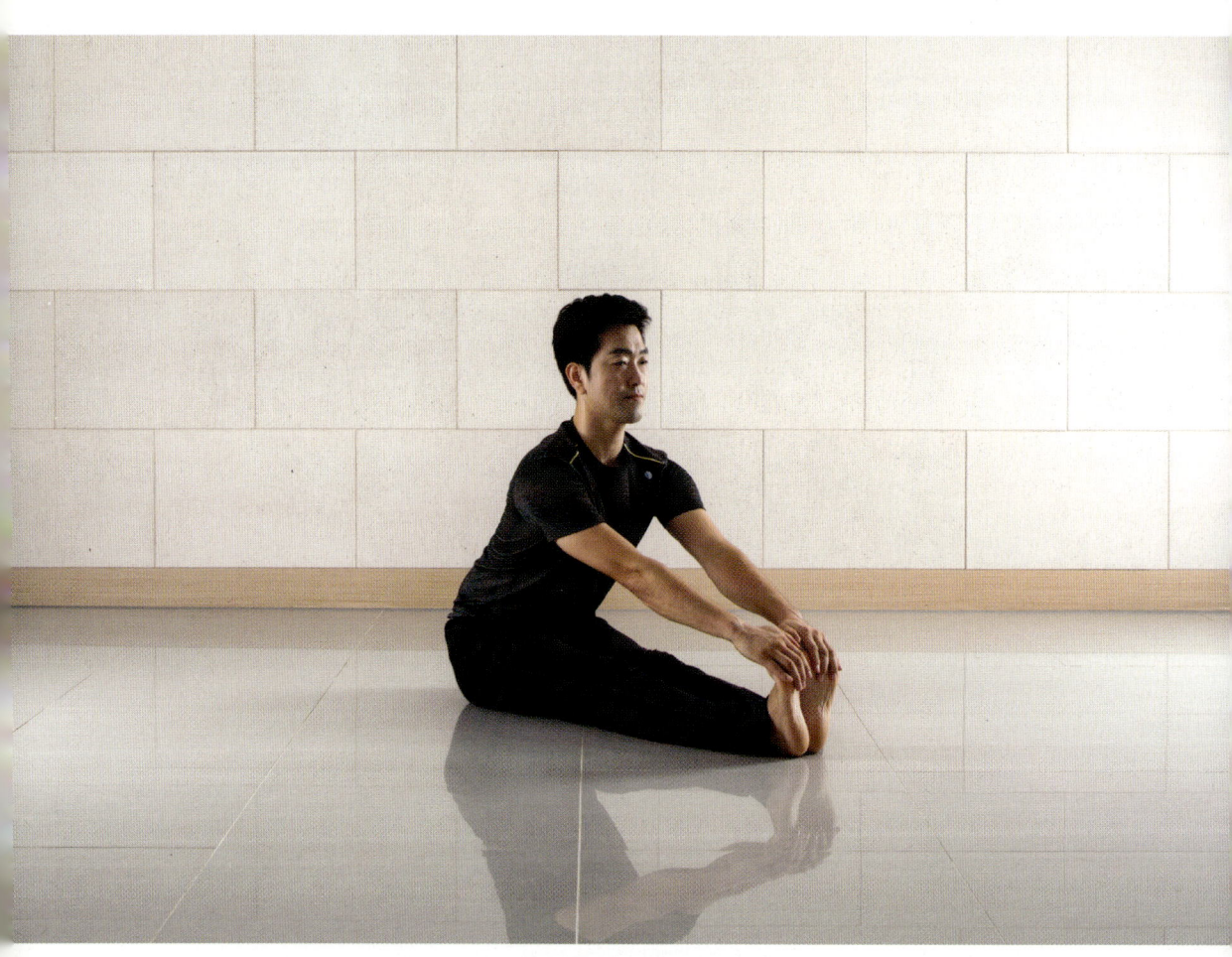

두 손으로 발가락을 당겨주고 호흡을 마시며 가슴을 앞으로 밀어주며 척추를 반듯하게 펴준다. 호흡 5번 유지한다.

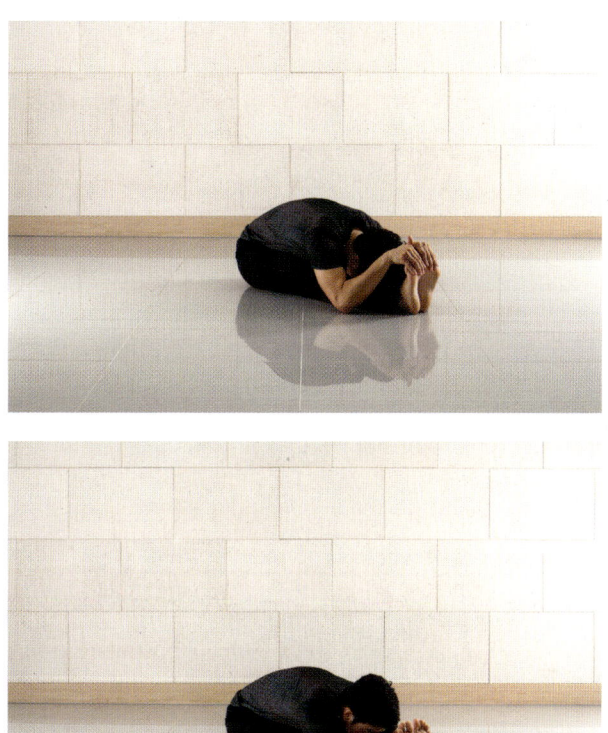

앞전굴 자세 (Paschimottansana)
두 손으로 발가락을 감싸서 잡아주거나 손목을 잡아준다. 호흡을 마셨다가 내쉬며 상체를 깊이 숙여준다. 이때 무릎 뒤가 바닥에서 떨어지지 않도록 붙여준다. 호흡은 5번 유지한다.

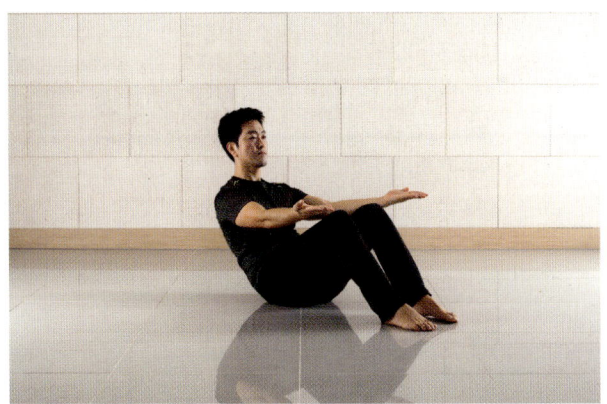

초보자가 하기 쉬운 동작이며 복근의 힘을 기르는데 도움이 된다. 등을 뒤로 둥글게 하여 몸을 말아준다. 호흡은 5번 유지한다.

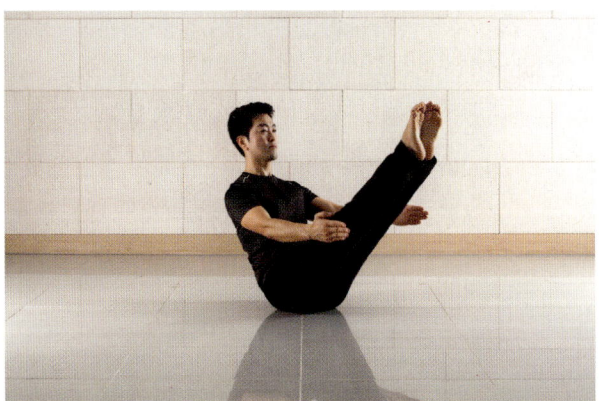

보트 자세 (Navasana)

두 발을 들어올리고 두 손을 앞으로 뻗어주며 엉덩이 뼈가 바닥에 닿도록 하며 척추를 최대한 바르게 펴주도록 노력한다. 척추와 아랫배에 힘이 생긴다. 호흡은 5번 유지한다.

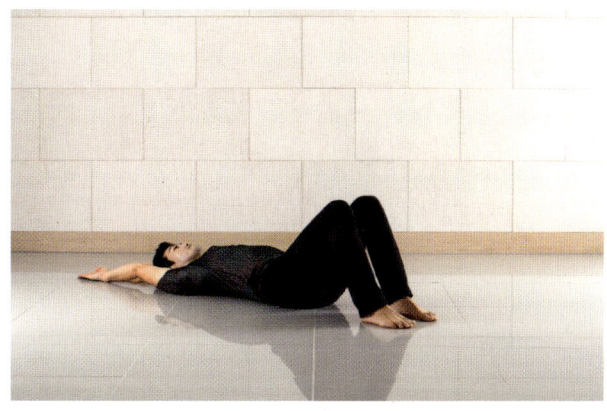

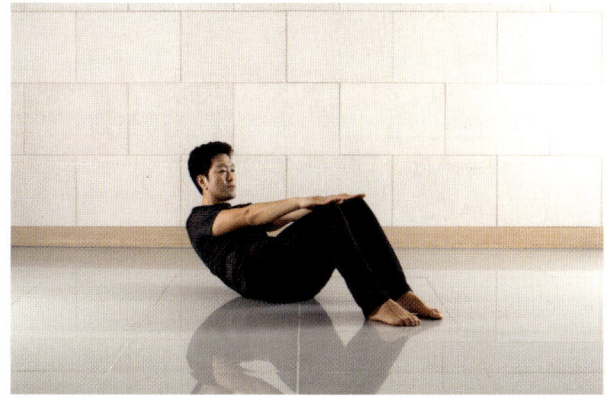

호흡을 마시며 손을 위로 뻗어주고 내쉬면서 올라온다. 이때 상체가 완전히 올라오지 않도록 하며 등이 바닥에서 뜰 정도만 올라온다. 15번이 1세트이며 총 3세트 반복한다.

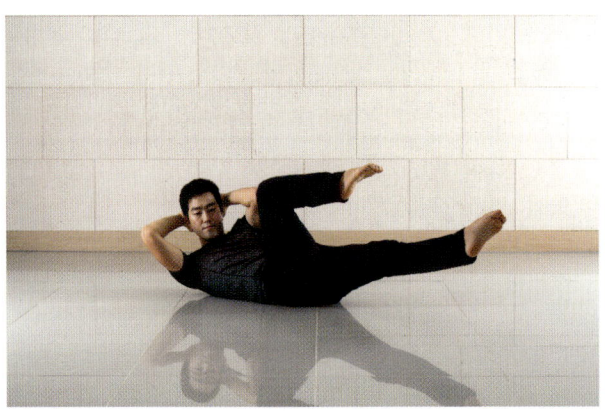

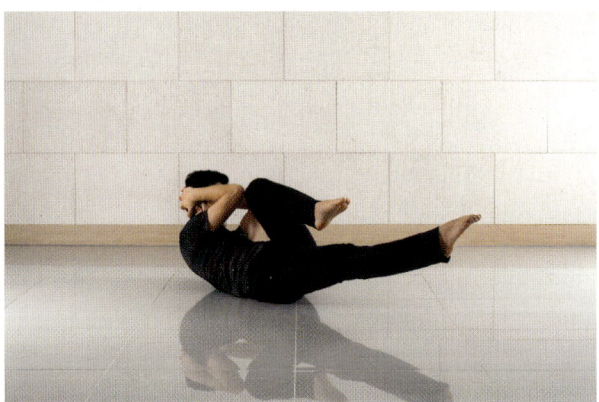

호흡을 내쉬며 왼쪽 팔꿈치와 오른쪽 무릎이 닿도록 하며 반대쪽도 반복해준다. 50번이 1세트이며 3~5세트 반복한다.

※주의사항 : 다리가 높이 올라가지 않도록 하며 등이 바닥에서 떨어지도록 한다.

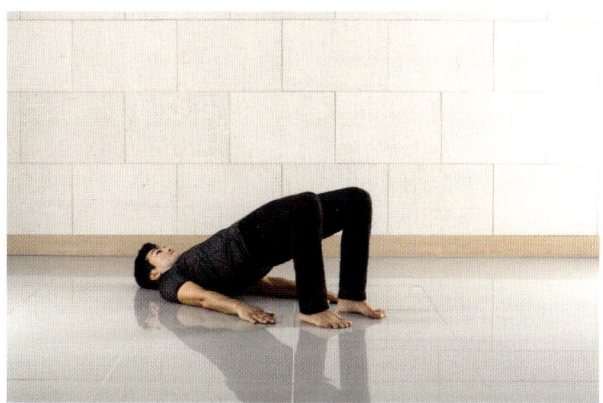

호흡을 마시며 골반을 들어올리고 내쉬며 골반을 바닥으로 내려준다. 무릎과 발은 골반 넓이를 유지한다. 가슴을 밀어 가슴이 턱 가까이 닿도록 하며 같은 동작을 5~10번 반복한다.

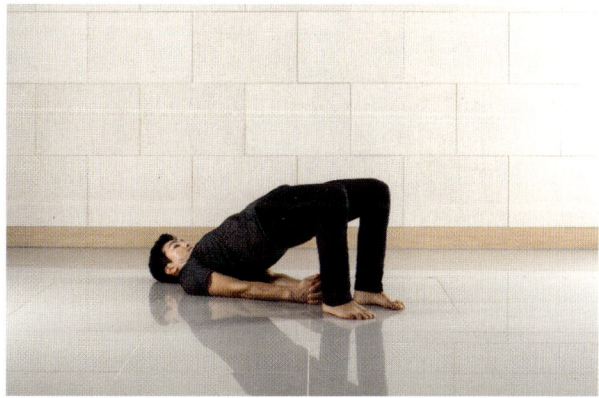

다리자세 (Setu Bandha Sarvangasana)

호흡을 마시며 골반을 들어올리고 무릎과 발은 골반 넓이를 유지한다. 등 뒤에서 깍지를 끼고 가슴을 밀어 가슴이 턱 가까이 닿도록 하며 호흡은 5번 반복한다.

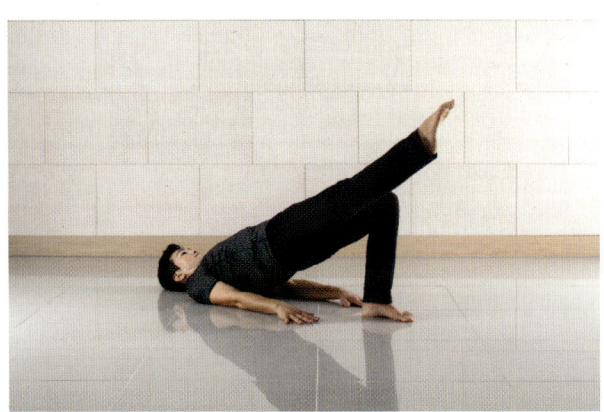

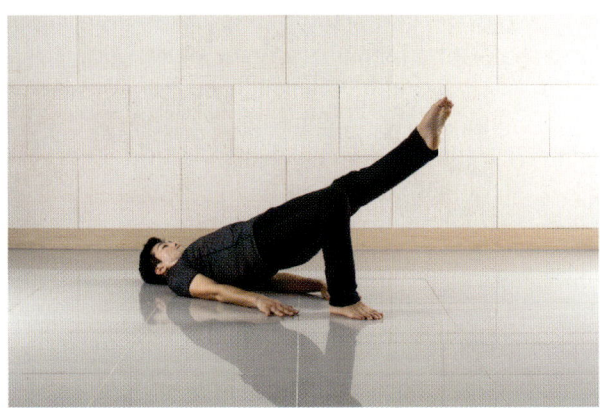

호흡을 마시며 골반을 들어올리고 오른발을 대각선으로 뻗어준다. 이때 다리가 무릎보다 높이 올라가지 않도록 하며 반대쪽도 똑같이 반복한다. 호흡은 5번 반복한다.

PELVIS DIET YOGA · 골반 다이어트 요가

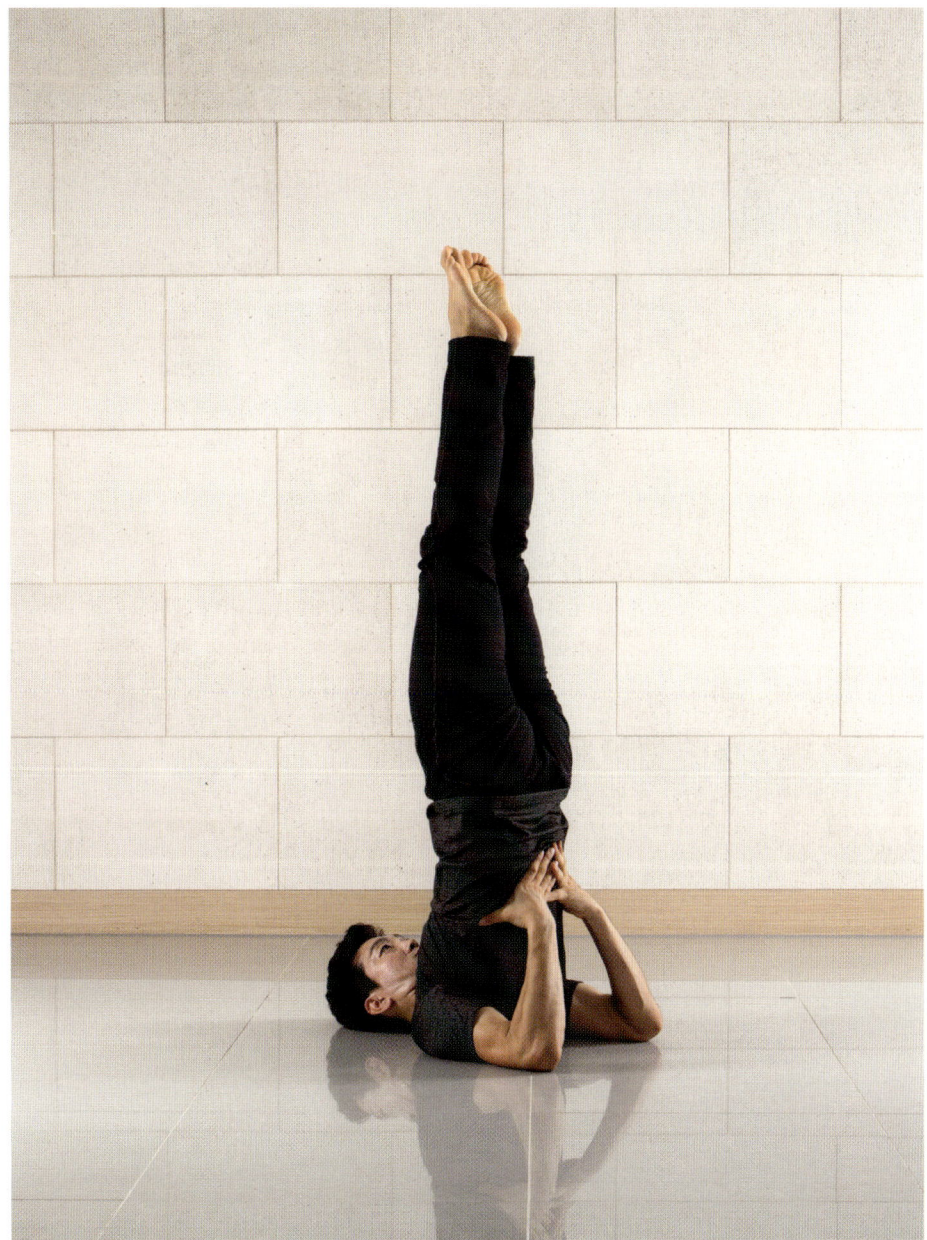

어깨 서기 자세 (Salamba Sarvangasana)
다리를 천정으로 들어올리며 뒤꿈치, 엉덩이, 어깨가 일직선이 되도록 한다. 두 팔꿈치는 어깨보다 넓게 벌어지지 않도록 하고 가슴을 턱 쪽으로 강하게 밀어준다.
▶효과
- 갑상선에 좋으며 다리의 부종을 없애고 하수된 장기들을 제자리로 돌려놓는다.

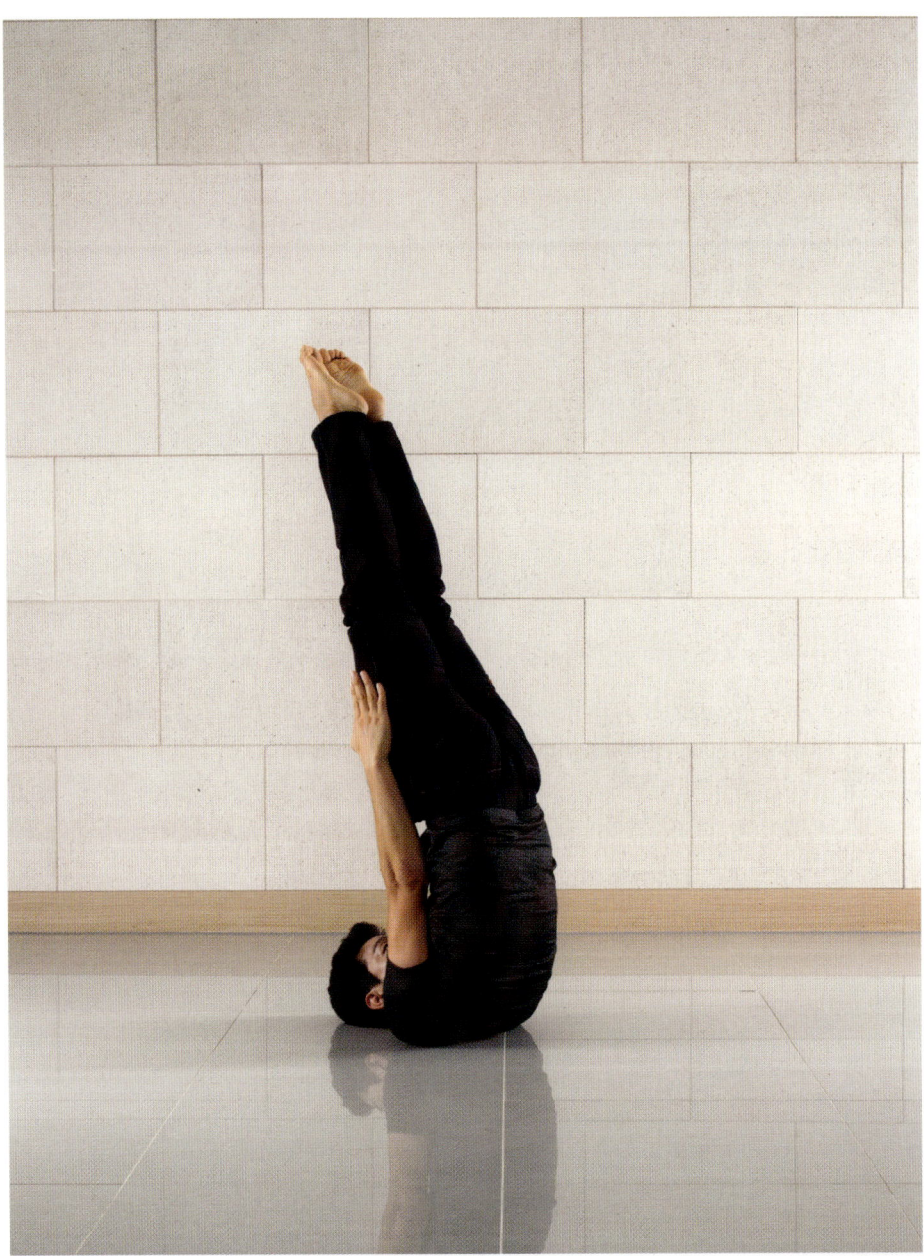

다리를 천정으로 들어올리며 어깨 쪽으로 무게중심을 이동하여 중심을 잡고 한 손씩 허벅지를 잡아주며 자세를 유지한다. 호흡은 5번 반복한다.

▶효과

– 어깨와 목의 경직을 풀어주며 유연성을 길러준다. 갑상선에 좋으며 다리의 부종을 없애고 모든 장기들을 제자리로 돌려놓는다.

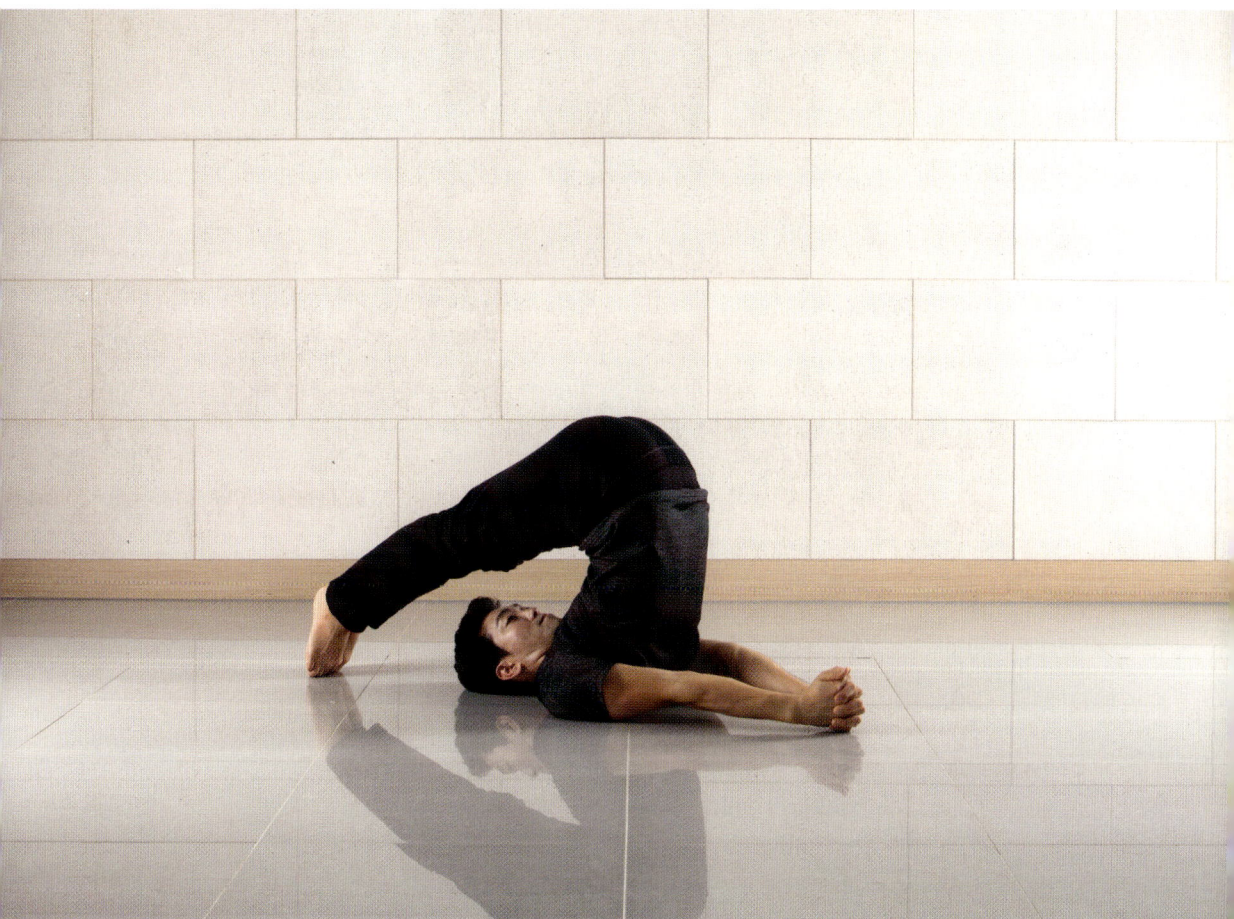

쟁기자세 (Halasana)

두 발을 머리 뒤로 넘겨주며 발등을 바닥에 대고 두 손은 깍지 껴서 잡아준다. 이때 다리는 머리 뒤로 뻗어주고 손은 다리의 반대방향으로 뻗어준다. 호흡은 5번 유지한다.

▶효과
- 위장병에 좋으며 뱃살을 빼고 갑상선에 좋으며 등의 통증을 완화시켜 준다.

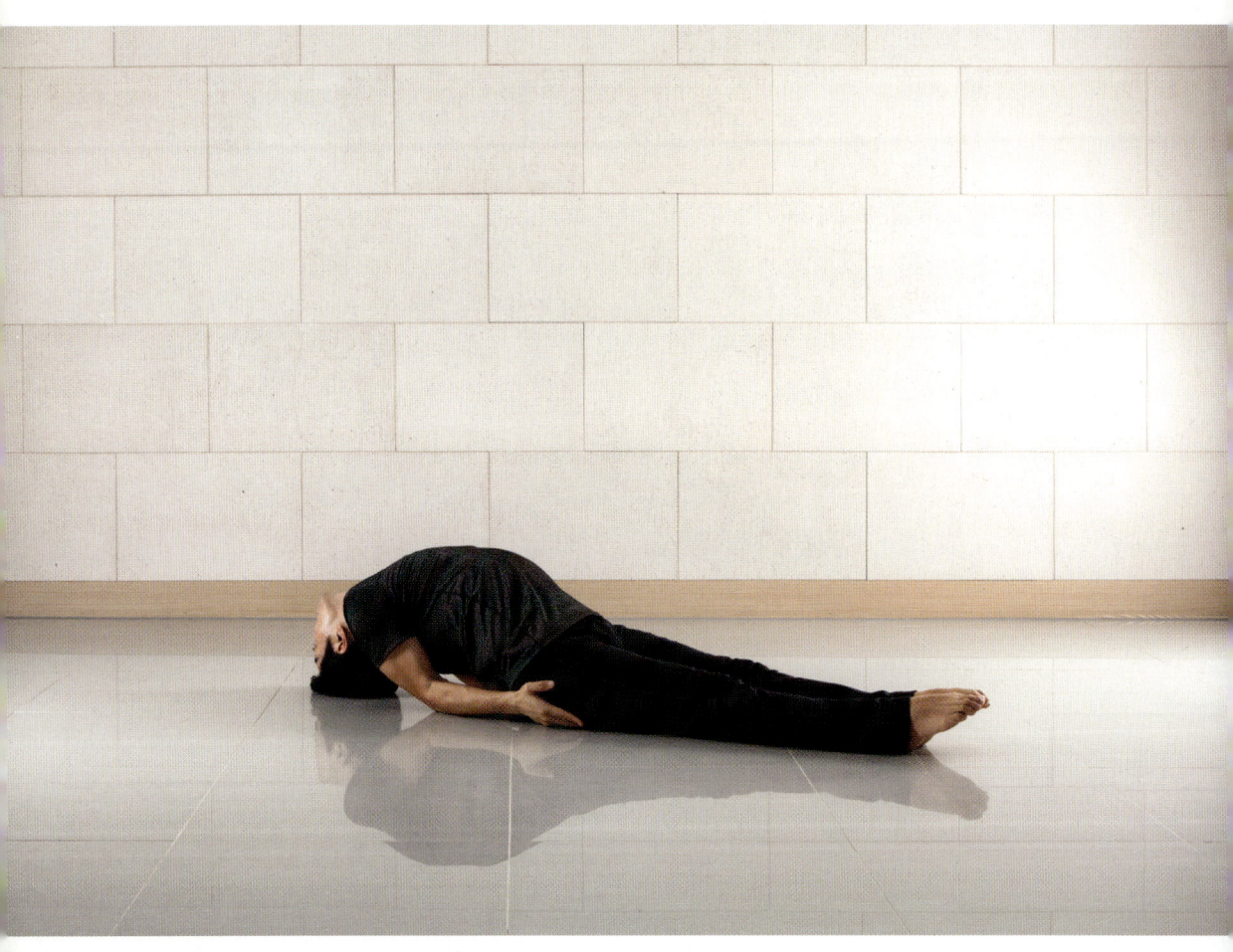

물고기 자세 (Matsyasana)

호흡을 마시며 두 손은 허벅지 뒤를 잡아주며 가슴을 들어올리고 머리를 들어 정수리가 바닥에 닿도록 한다. 호흡은 5번 반복한다.

▶효과
- 두통에 좋으며 감기를 예방해주고 호흡계 질병에 좋다.

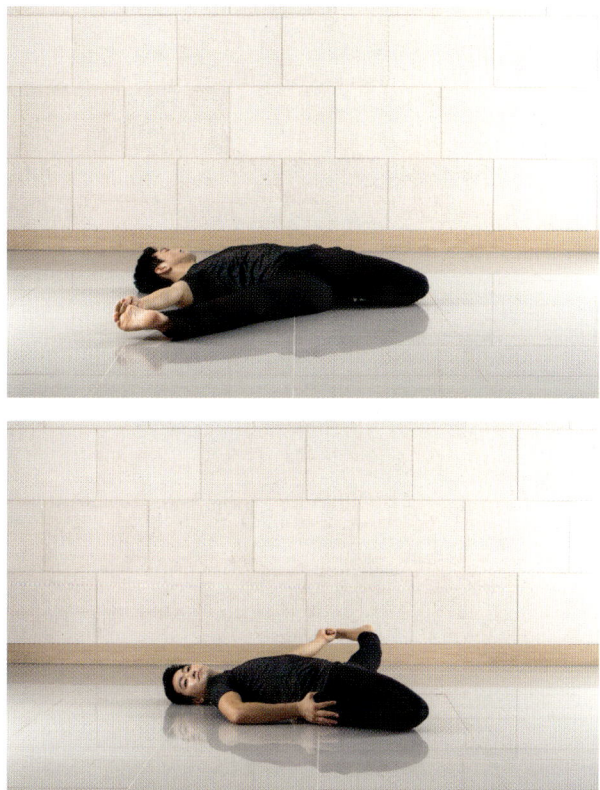

▶잠자는 엄지 발가락 자세 (Supta Padangusthasana)
오른손으로 오른쪽 엄지발가락을 잡아 오른쪽으로 넘겨주며 왼쪽 다리는 뒤로 접어주며 왼손으로 발목을 잡고 시선은 왼쪽을 바라본다. 아래 사진과 같이 반대로 동작을 한다. 호흡은 5번 유지한다.

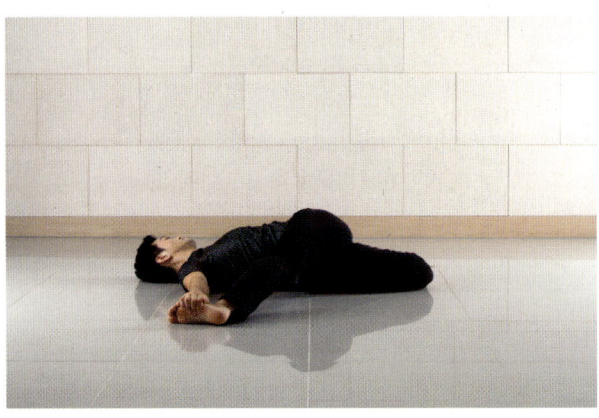

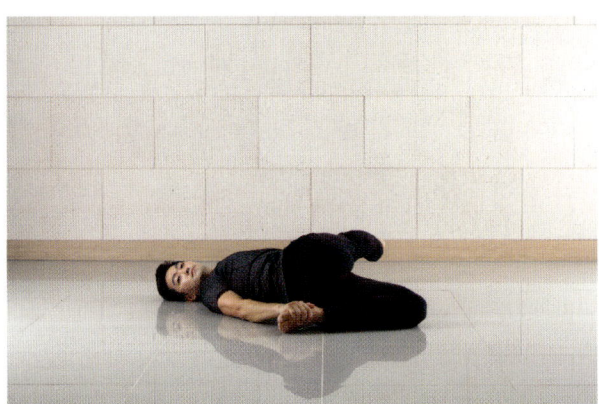

누워서 한 다리 회전자세 (Supta Parivartanasana)

오른손으로 왼발 측면을 잡아 오른쪽으로 넘겨준다. 오른쪽 다리는 뒤로 접어주며 왼손으로 발목을 잡아준다. 시선은 왼쪽을 바라보며 아래 사진과 같이 반대로 동작을 한다.
호흡은 5번 유지한다.

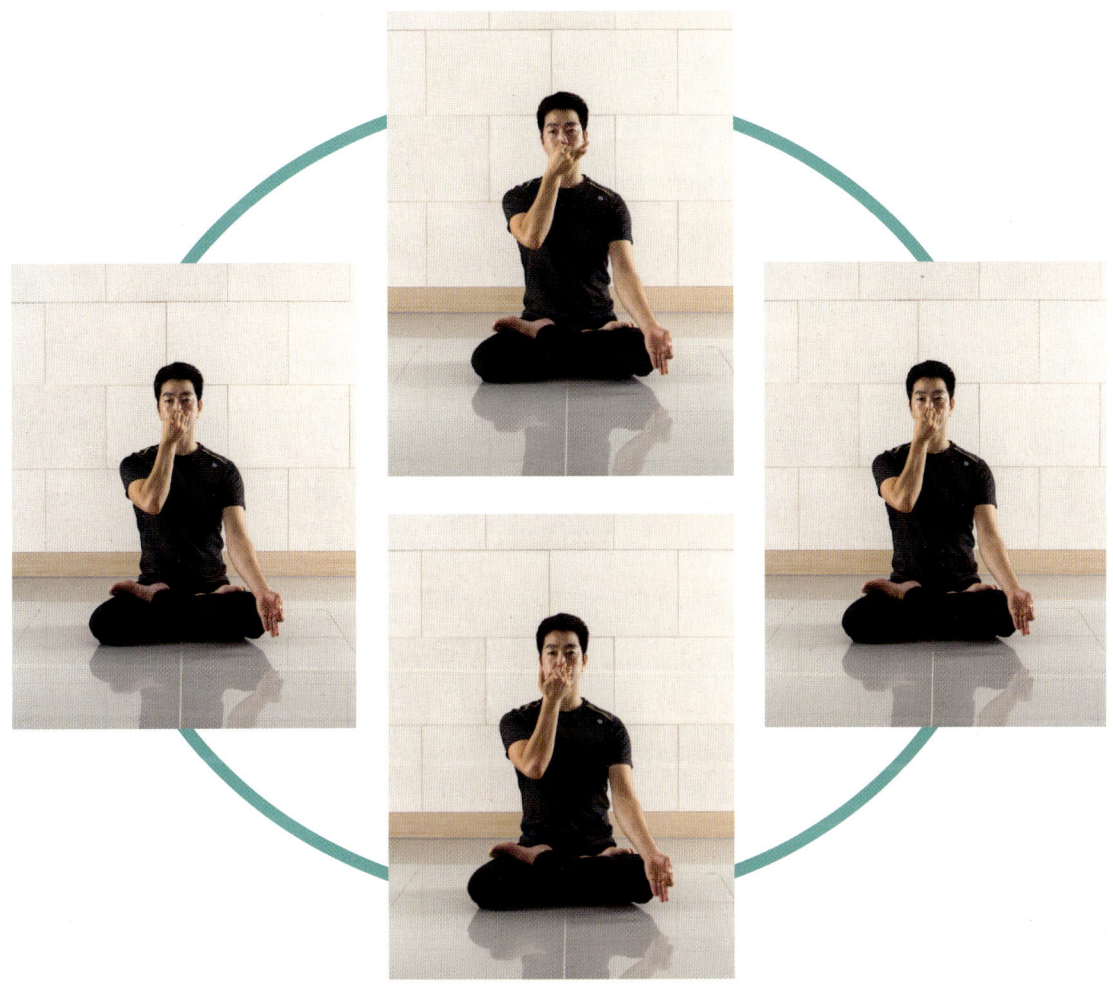

아누로마빌로마 (Anuloma Viloma)

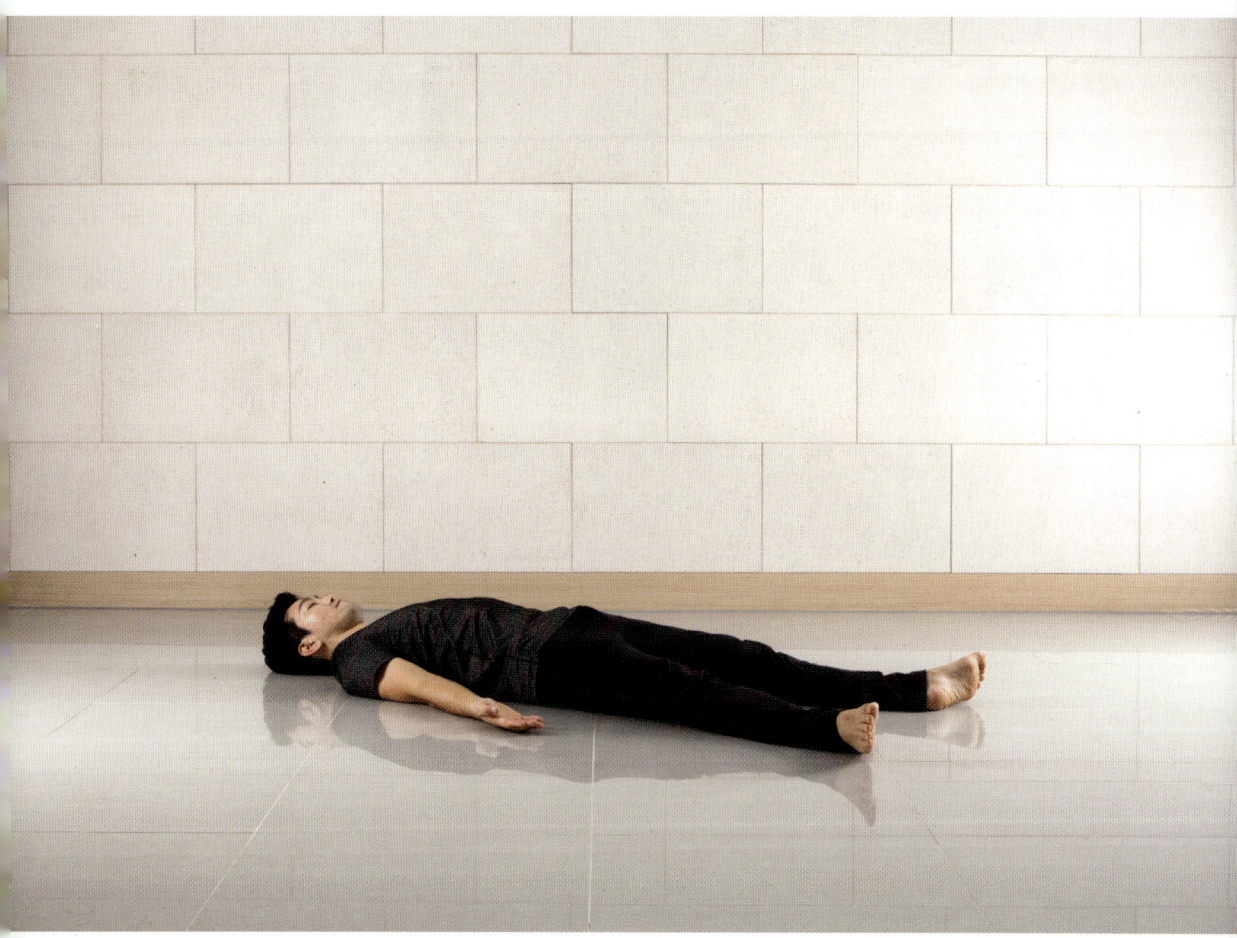

송장 자세 (Savasana)

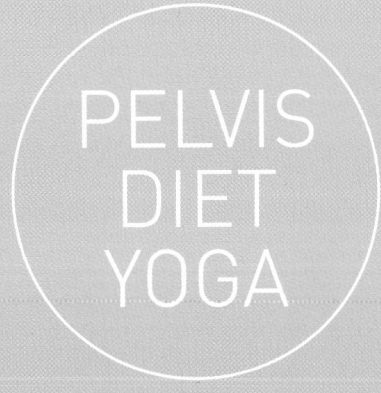

골반 다이어트 요가

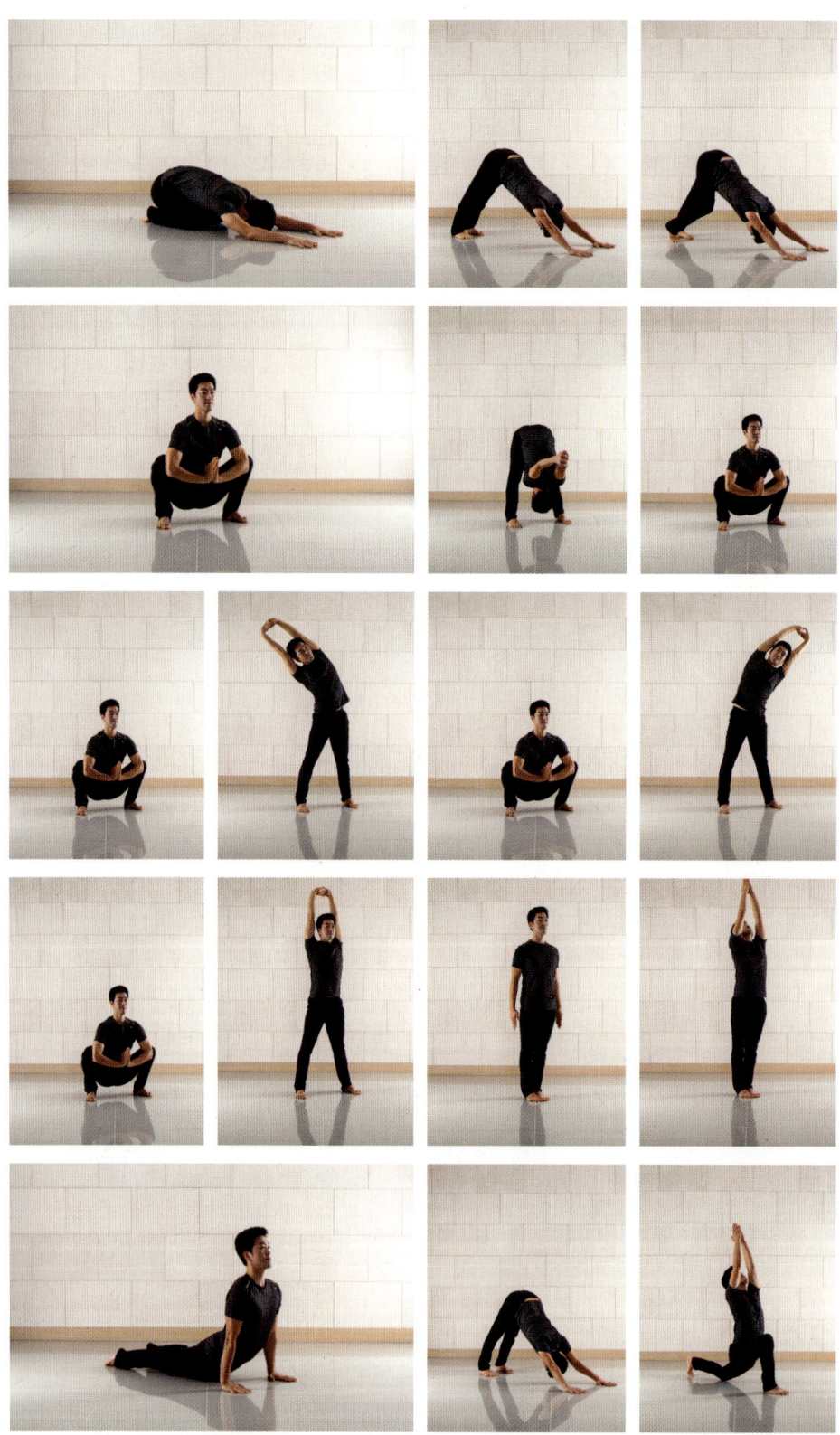

PELVIS DIET YOGA · 골반 다이어트 요가

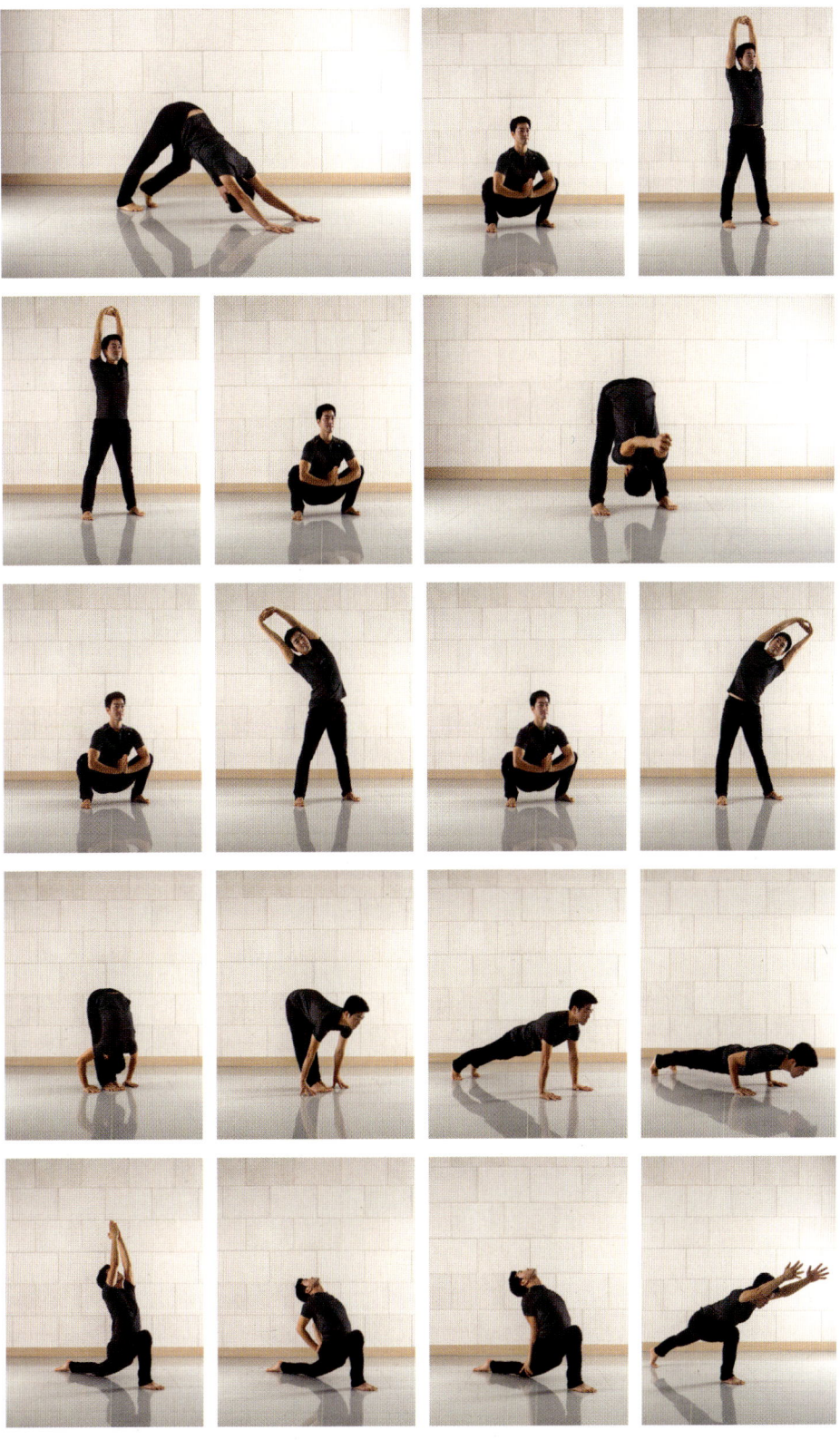

골반 다이어트 요가 141

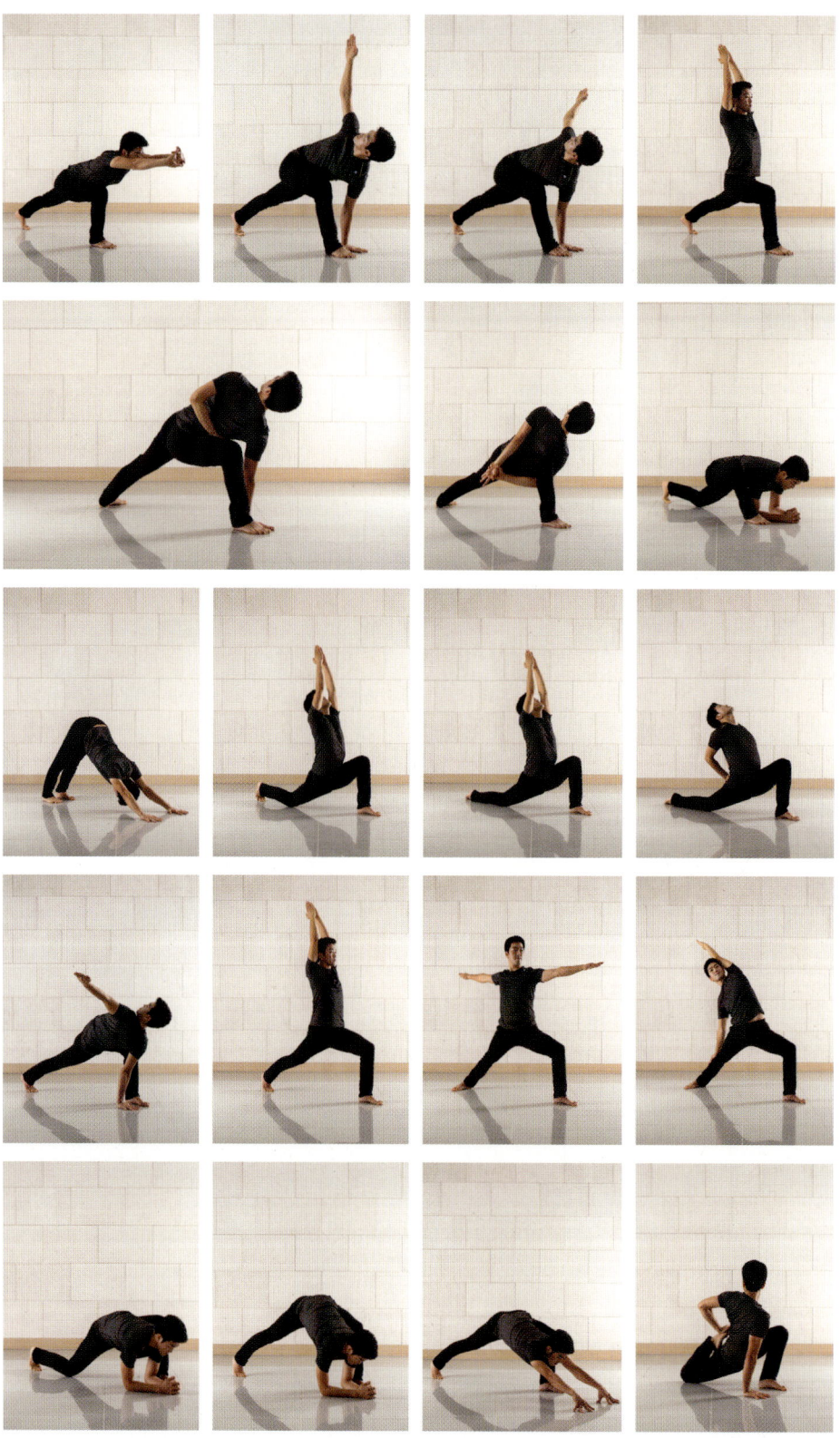

PELVIS DIET YOGA · 골반 다이어트 요가

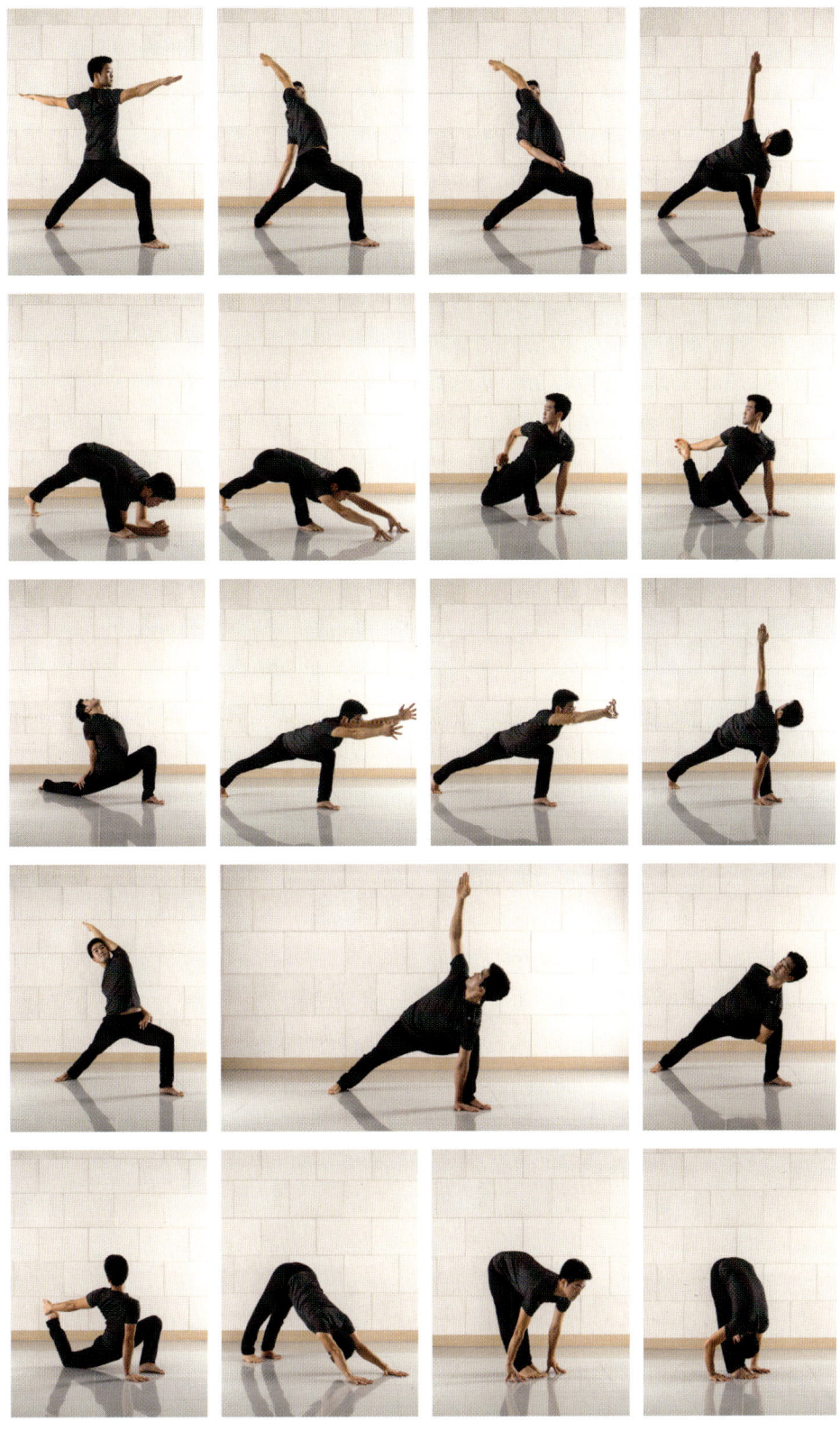

골반 다이어트 요가 143

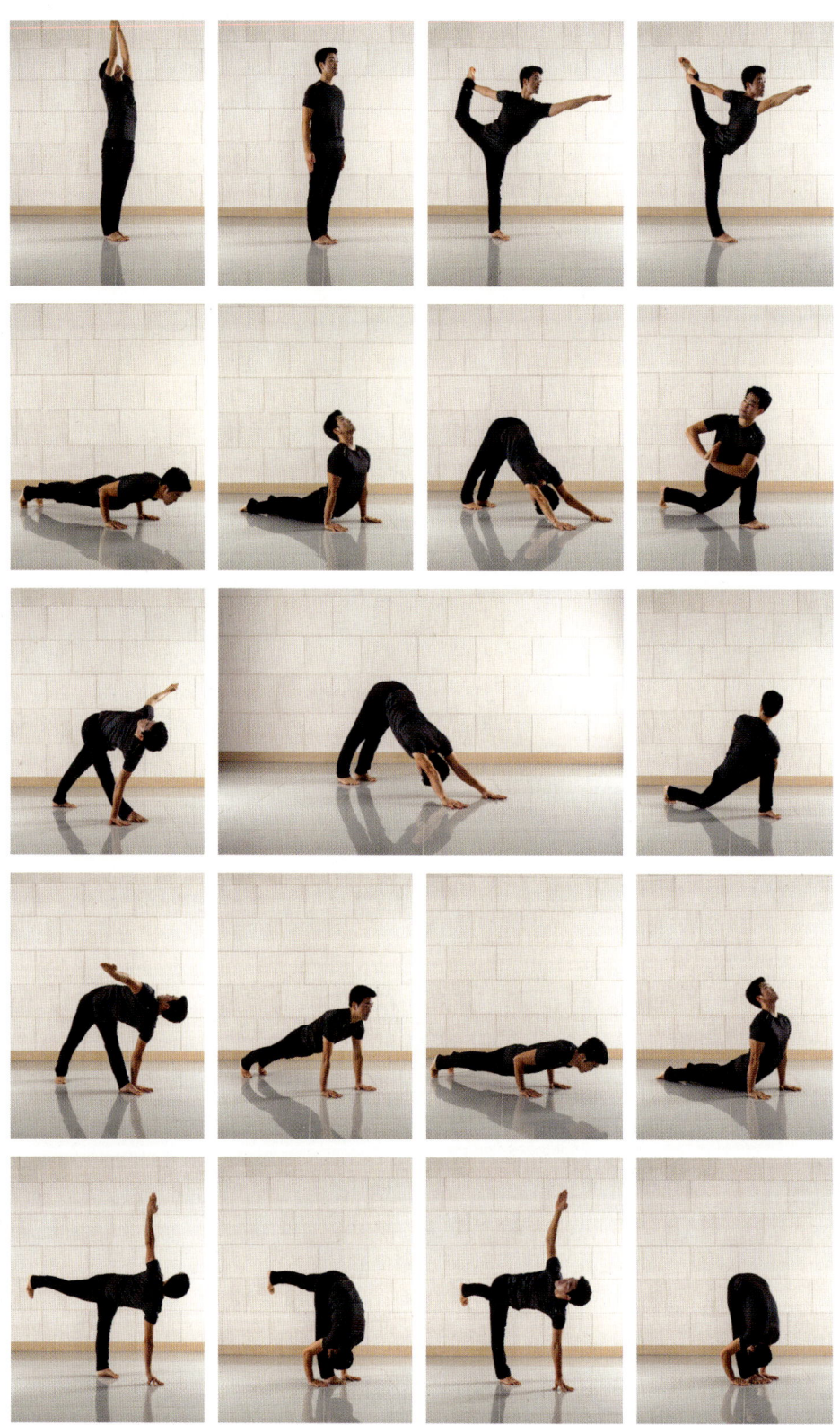

PELVIS DIET YOGA · 골반 다이어트 요가

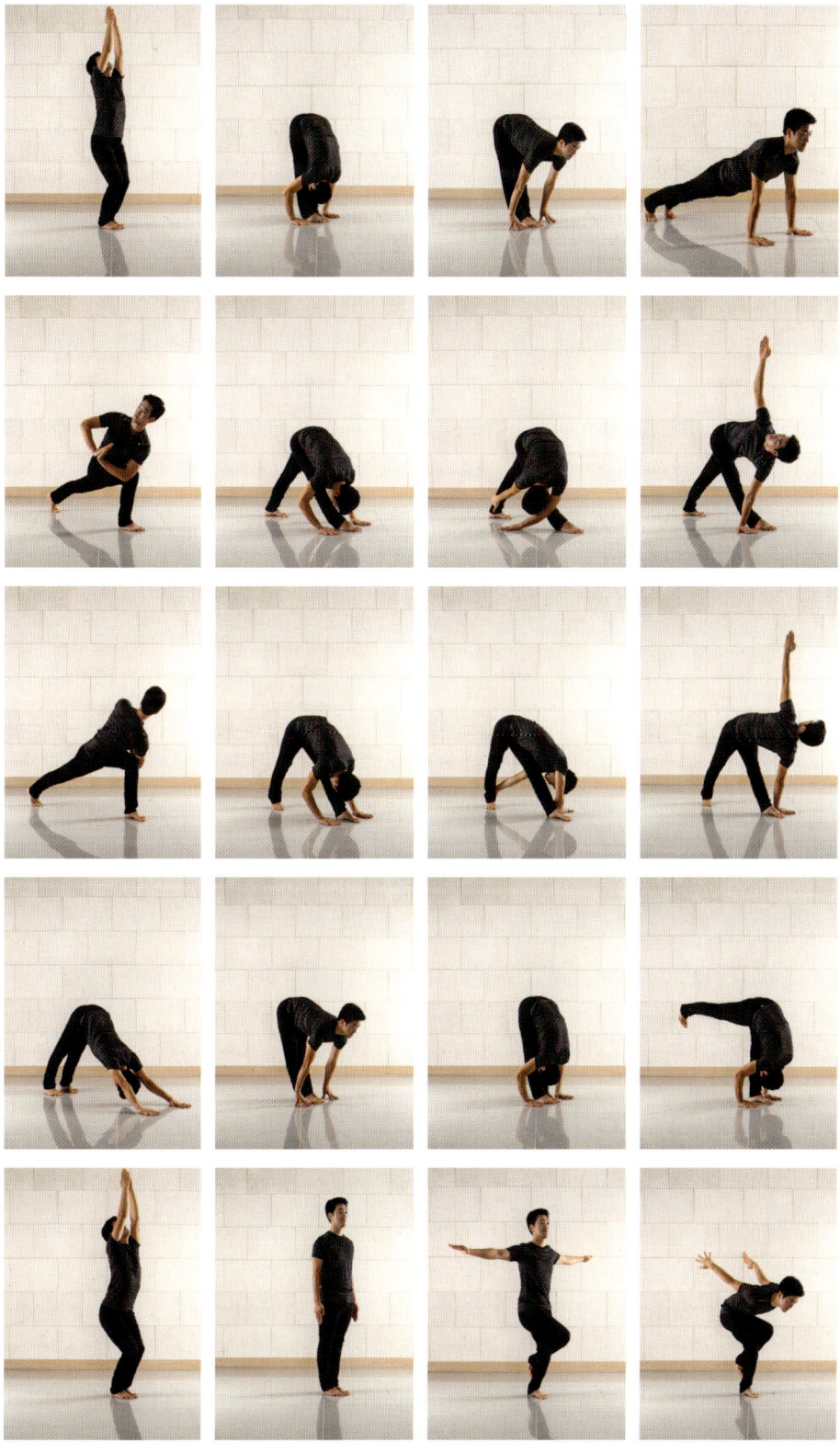

골반 다이어트 요가 145

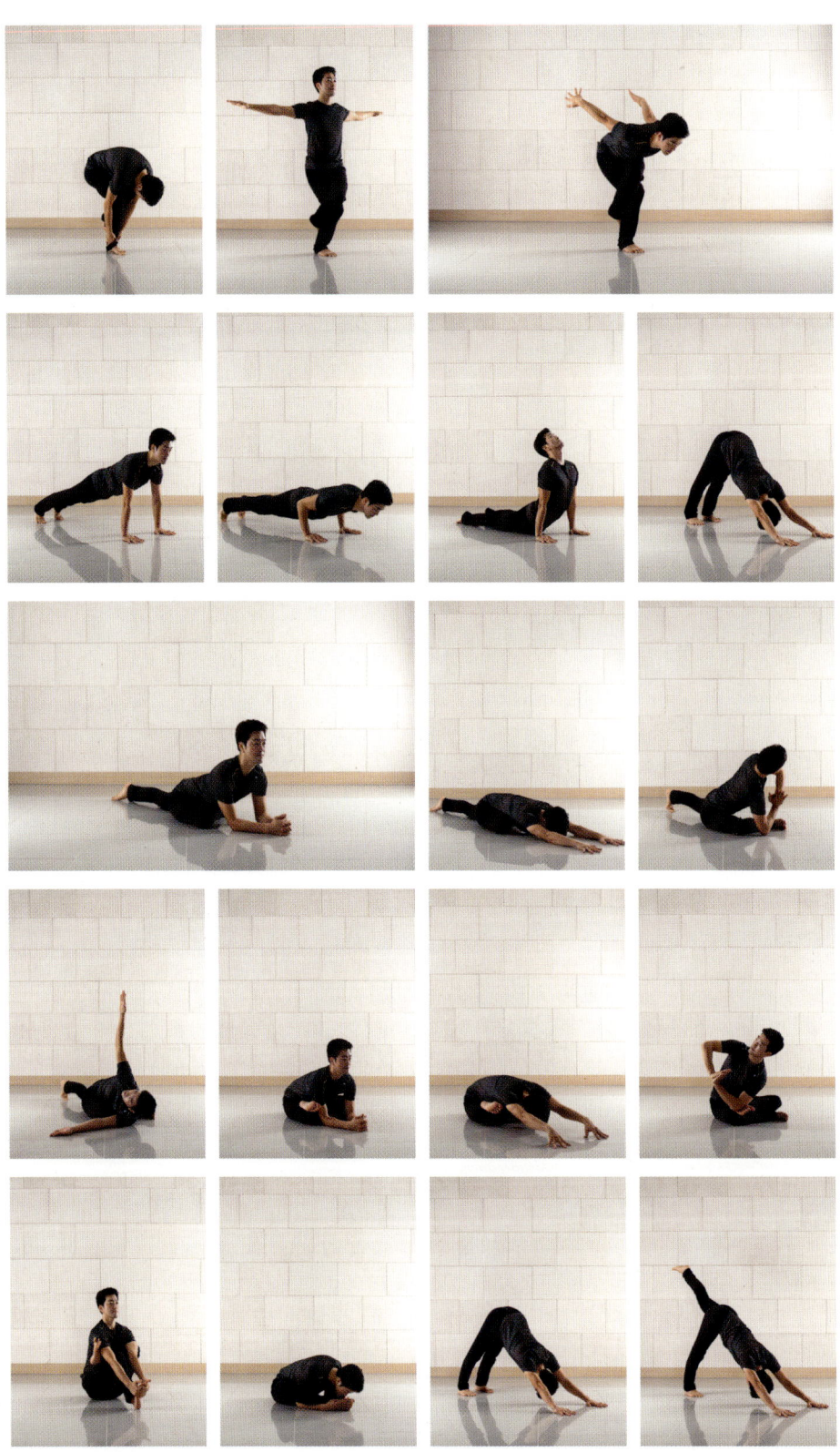

146　PELVIS DIET YOGA

PELVIS DIET YOGA · 골반 다이어트 요가

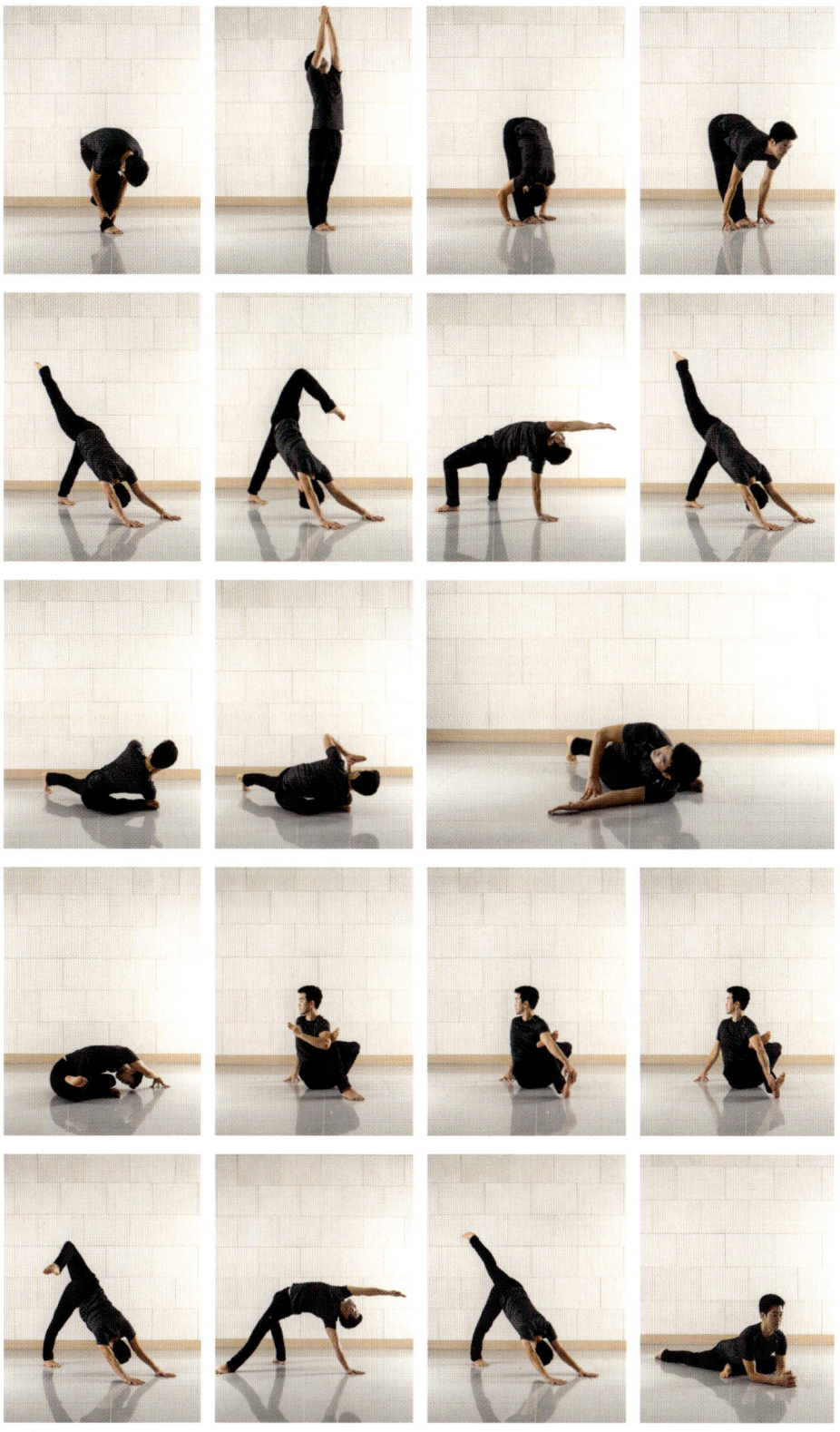

골반 다이어트 요가 147

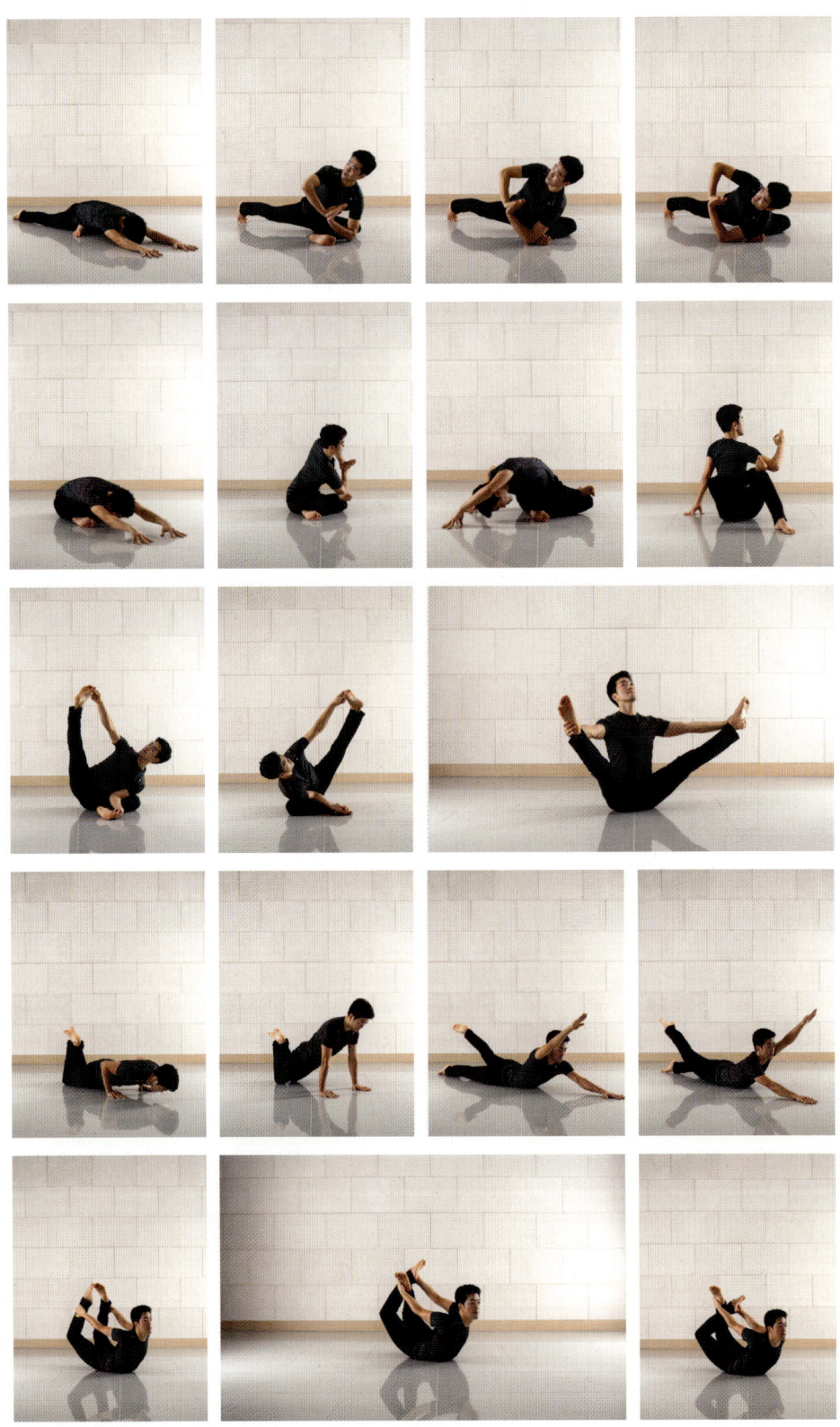

PELVIS DIET YOGA · 골반 다이어트 요가

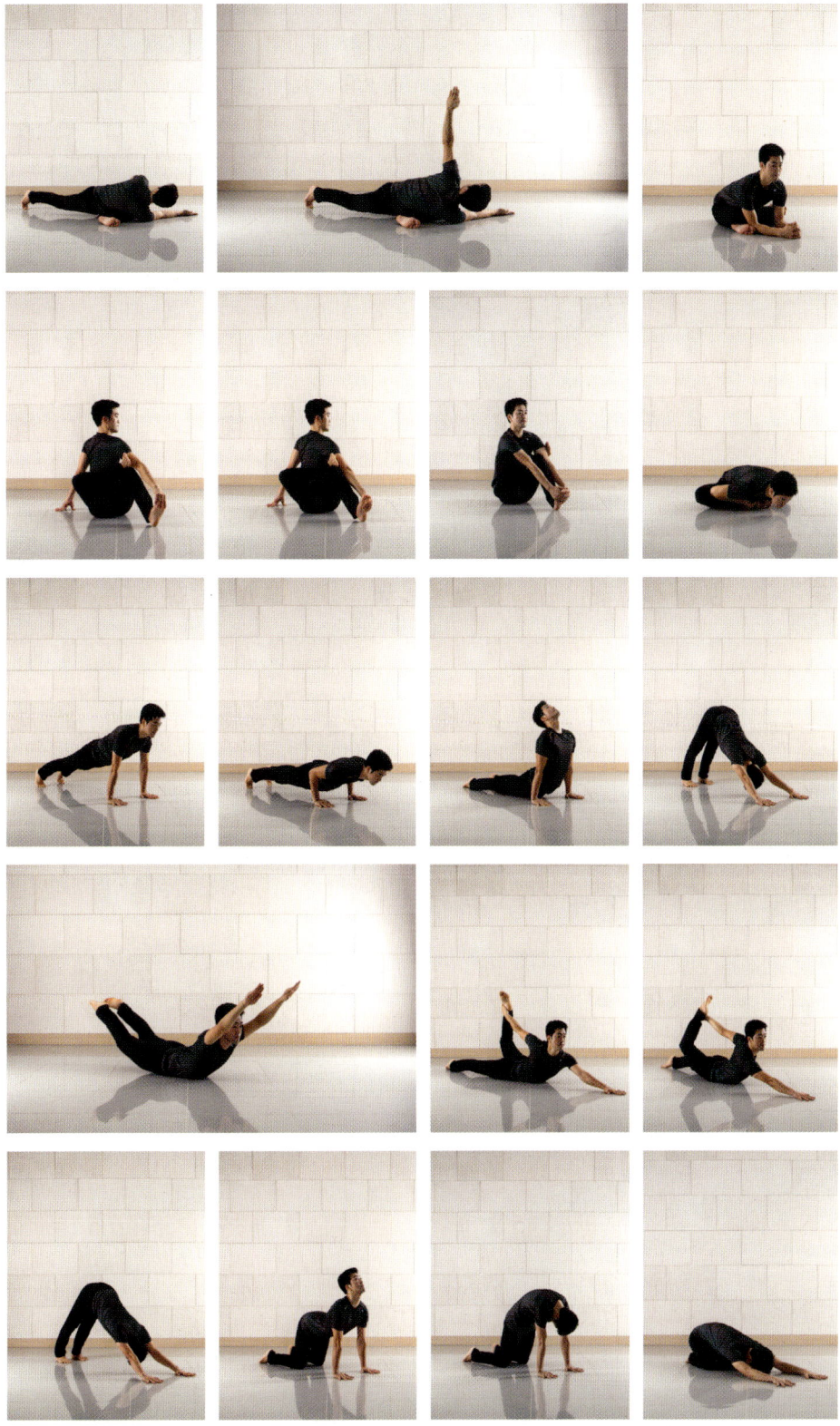

골반 다이어트 요가 149

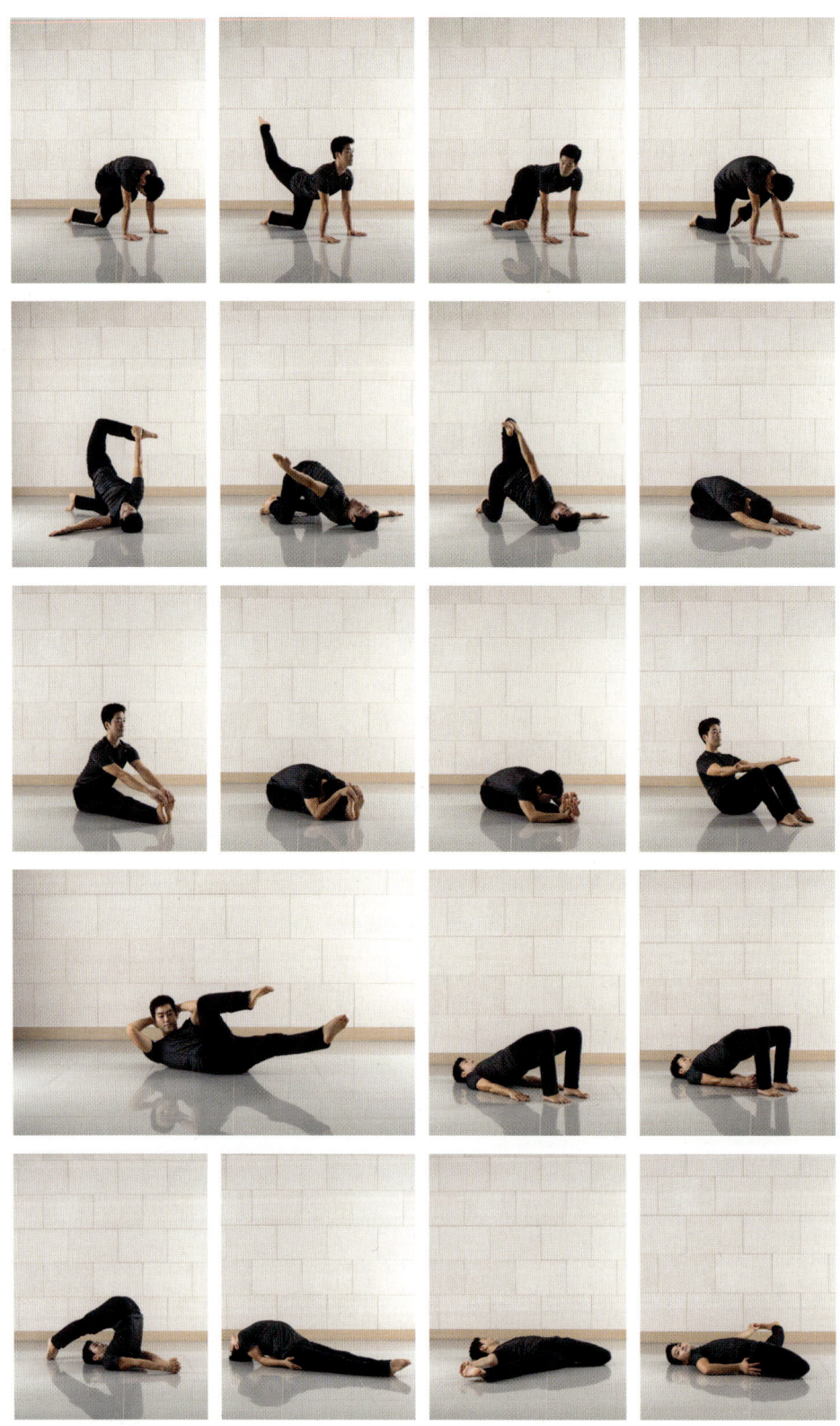

PELVIS DIET YOGA · 골반 다이어트 요가

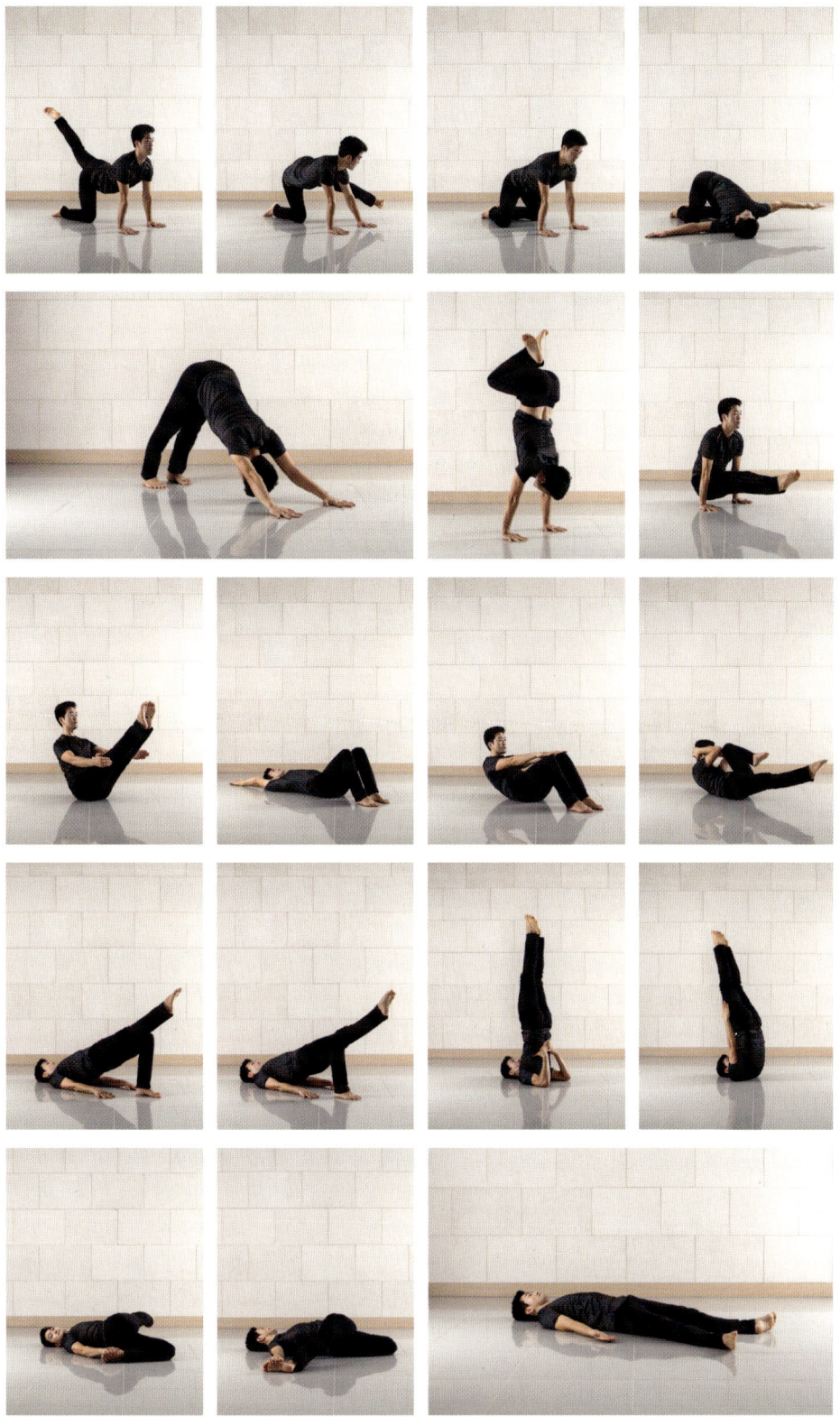

골반 다이어트 요가 151

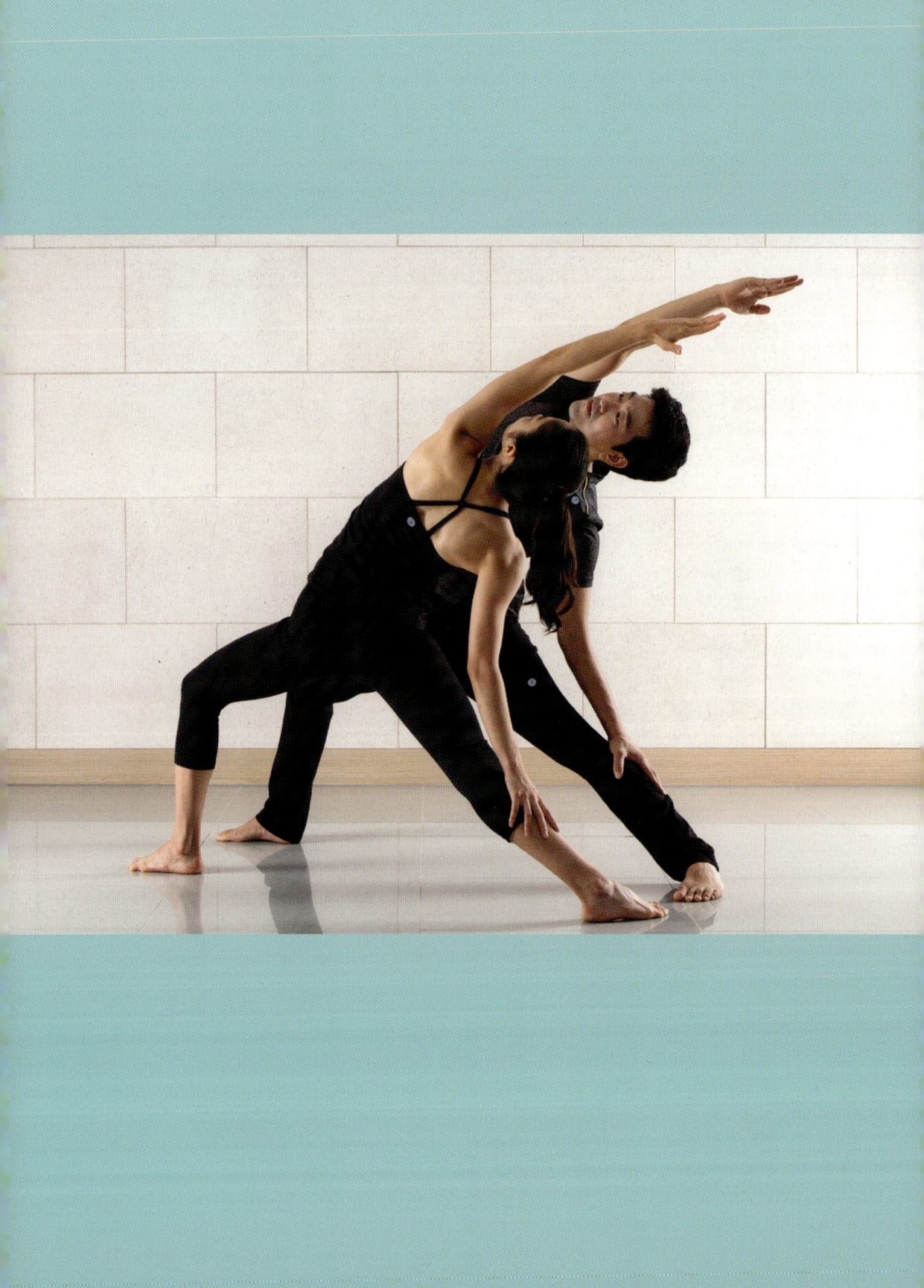

PELVIS DIET YOGA

골반 다이어트 요가
Sradha 스라다

together

Butterfly

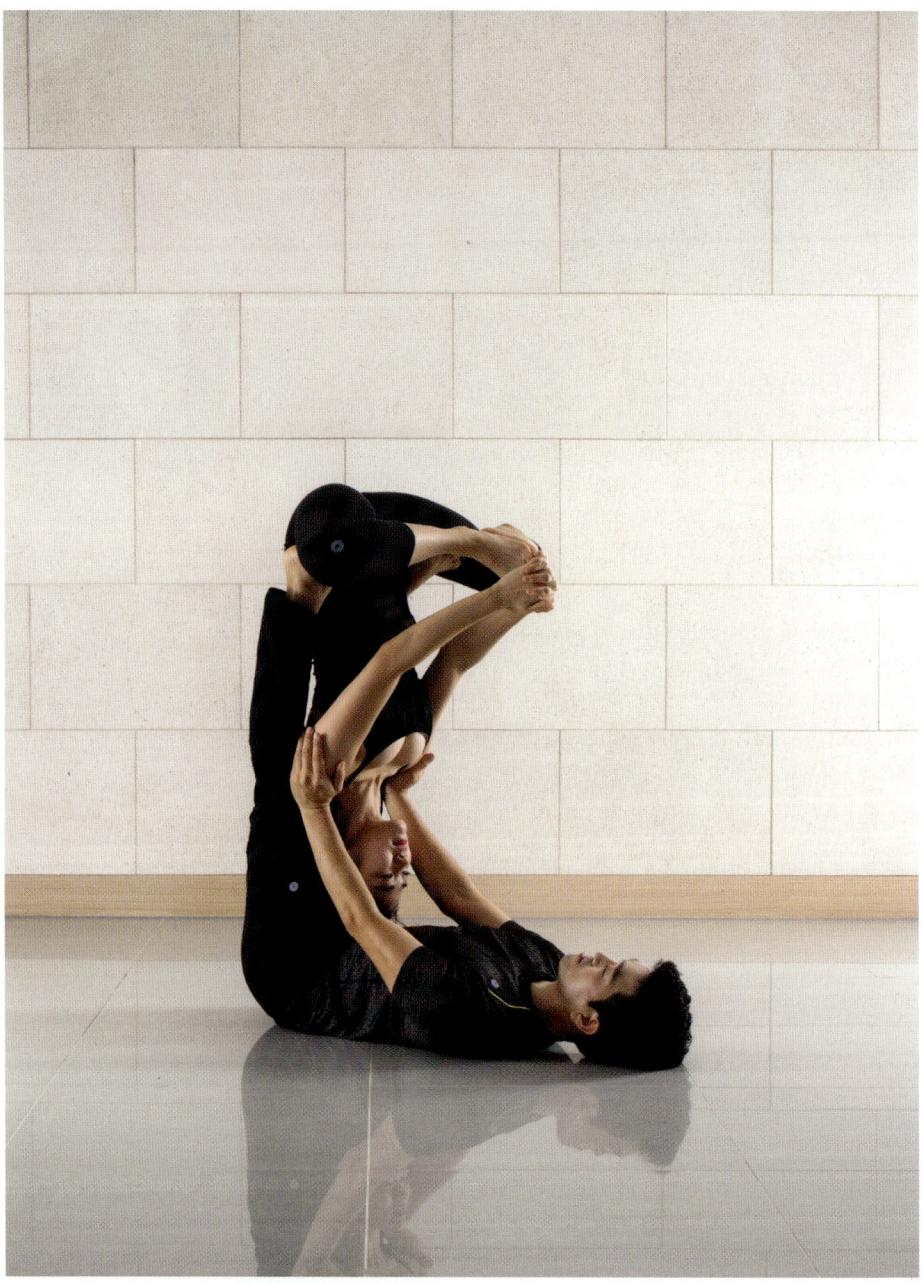

▶Advaita 아드바이타

PELVIS DIET YOGA · 골반 다이어트 요가

Straddle Bat

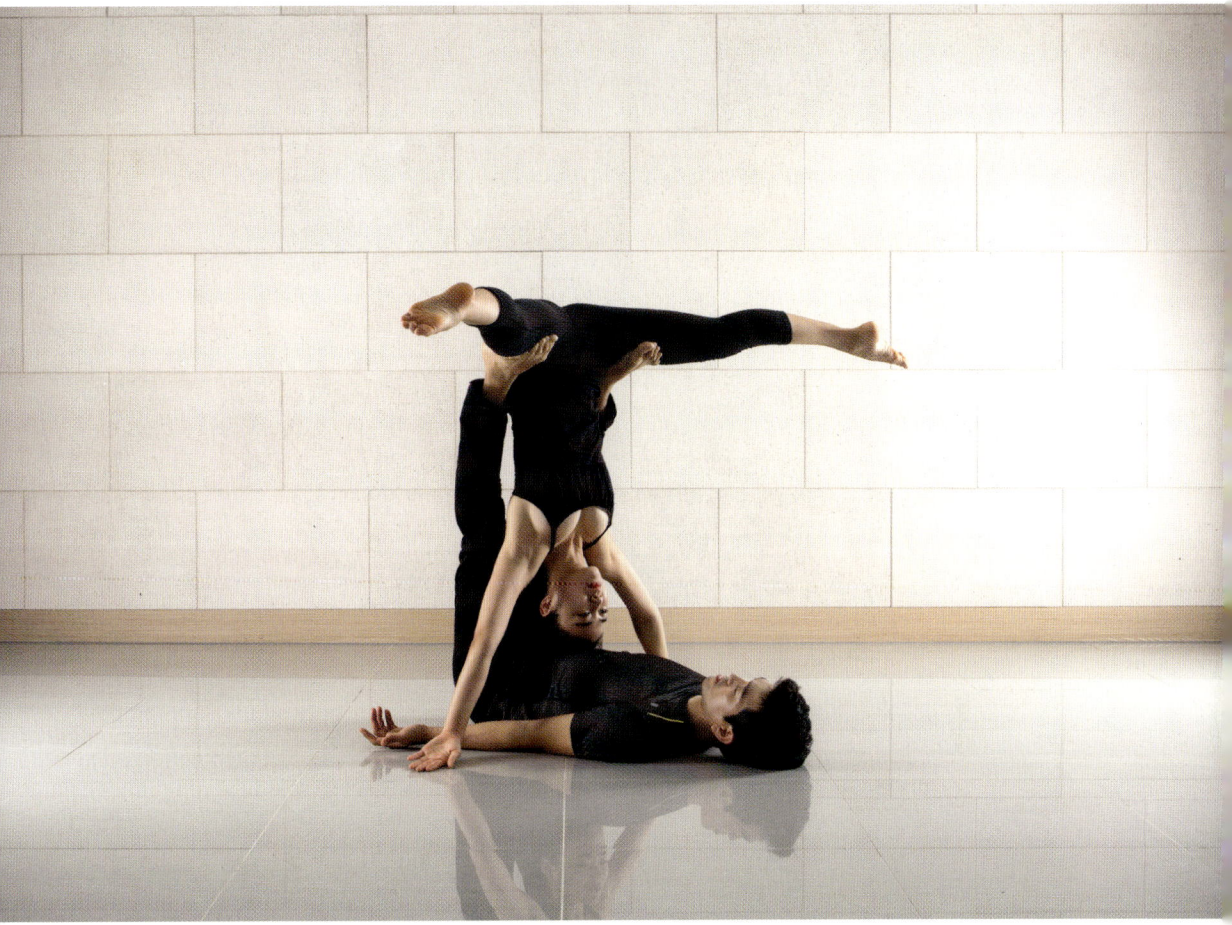

▶Sama 사마

Moving butterfly

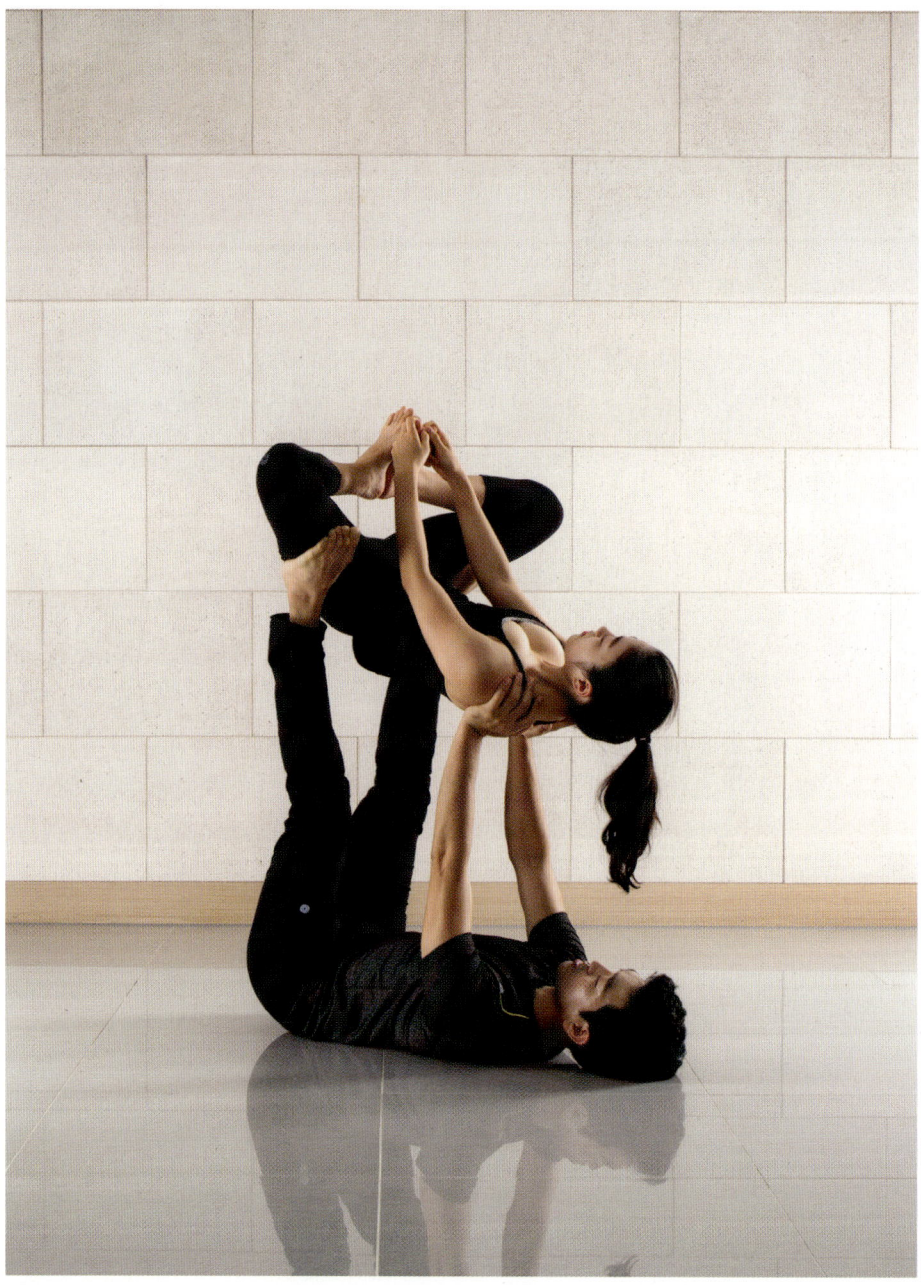

▶Dama 다마

Reverse butterfly

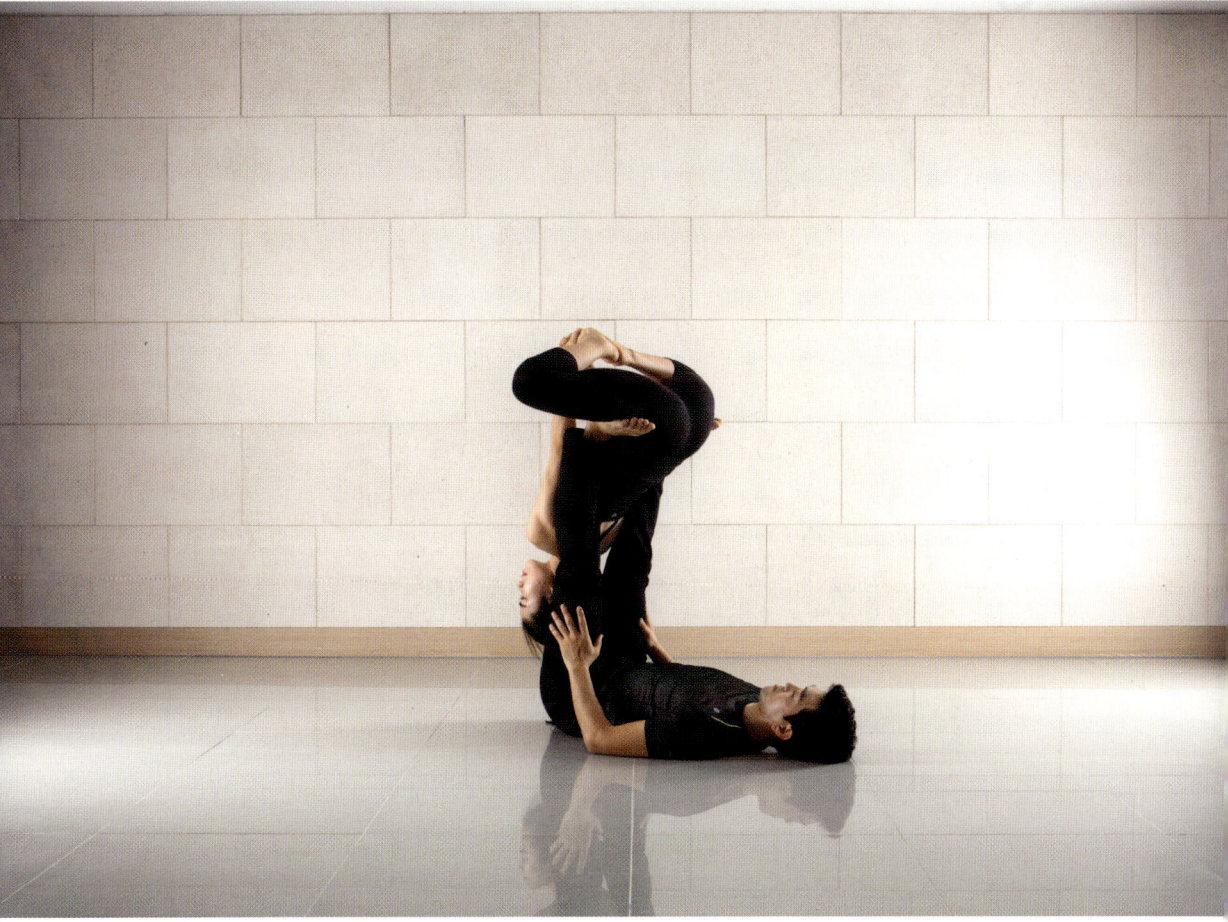

▶Uparati 우파라티

Straddle Side Bend

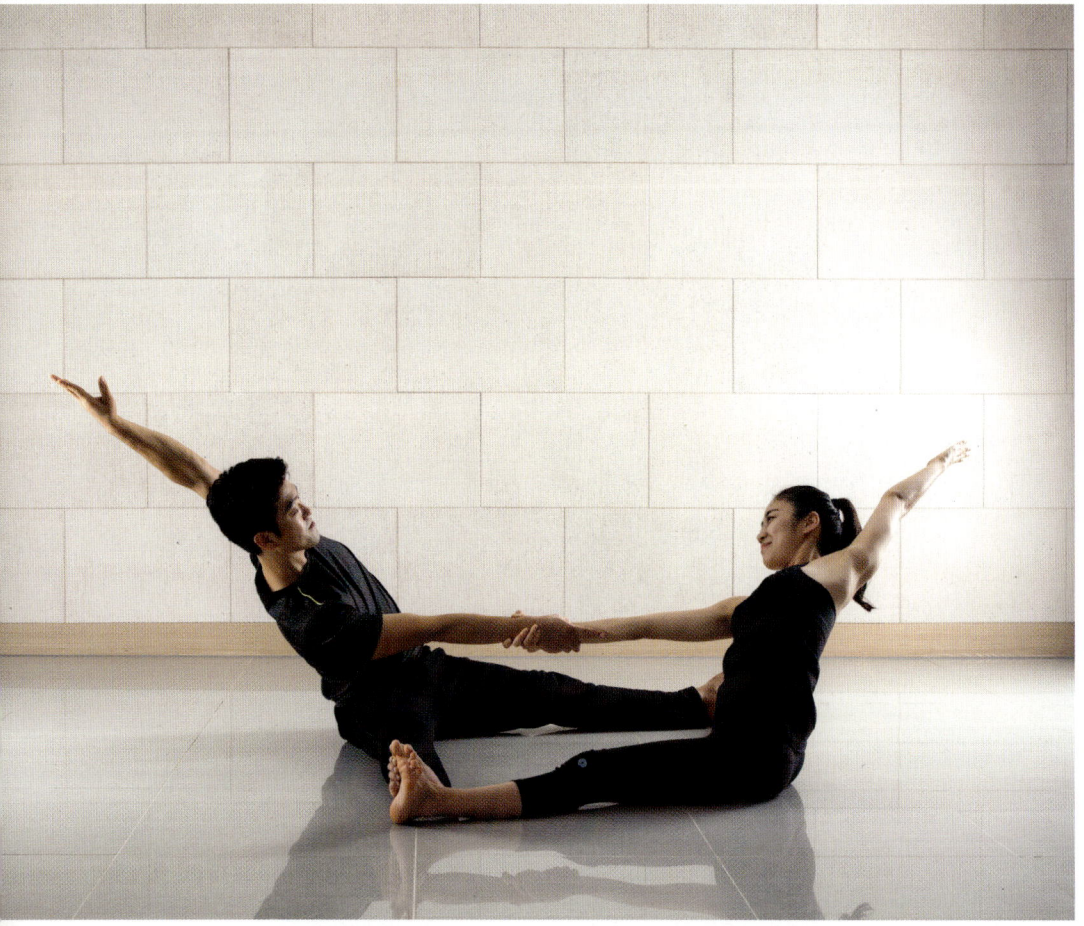

▶Titiksha 티티크샤

Uttita Parsvakona-sana

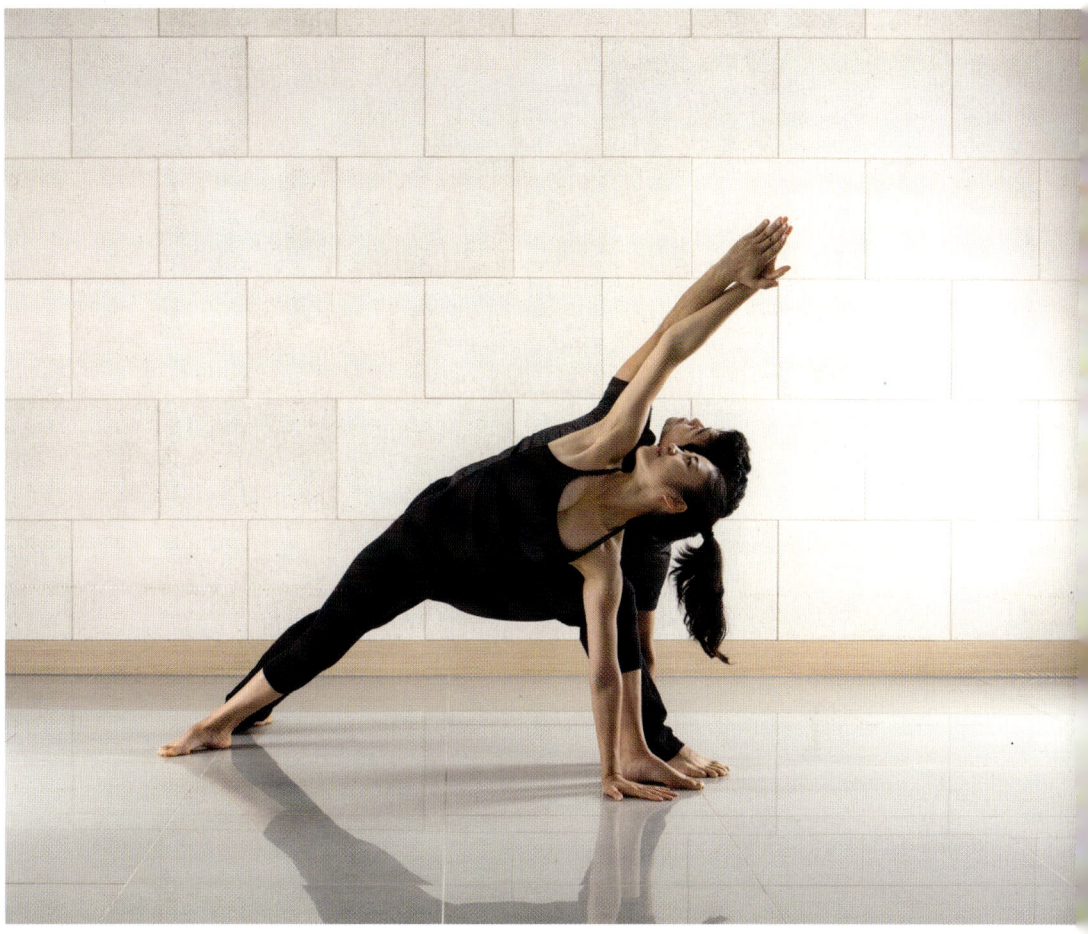

▶Sharda 사르다

Natarajasana

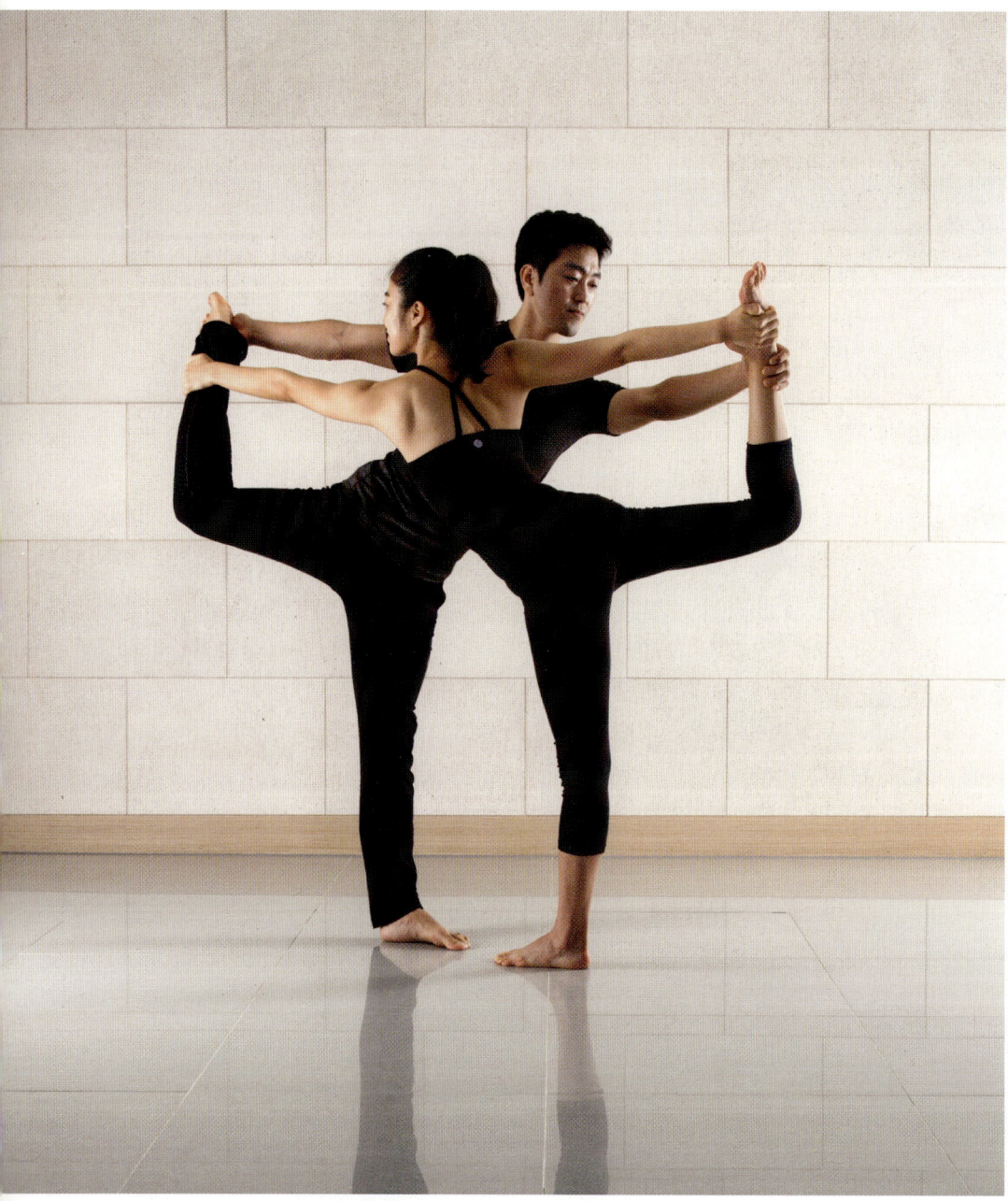

▶Samadana 사마다나

Hand standing

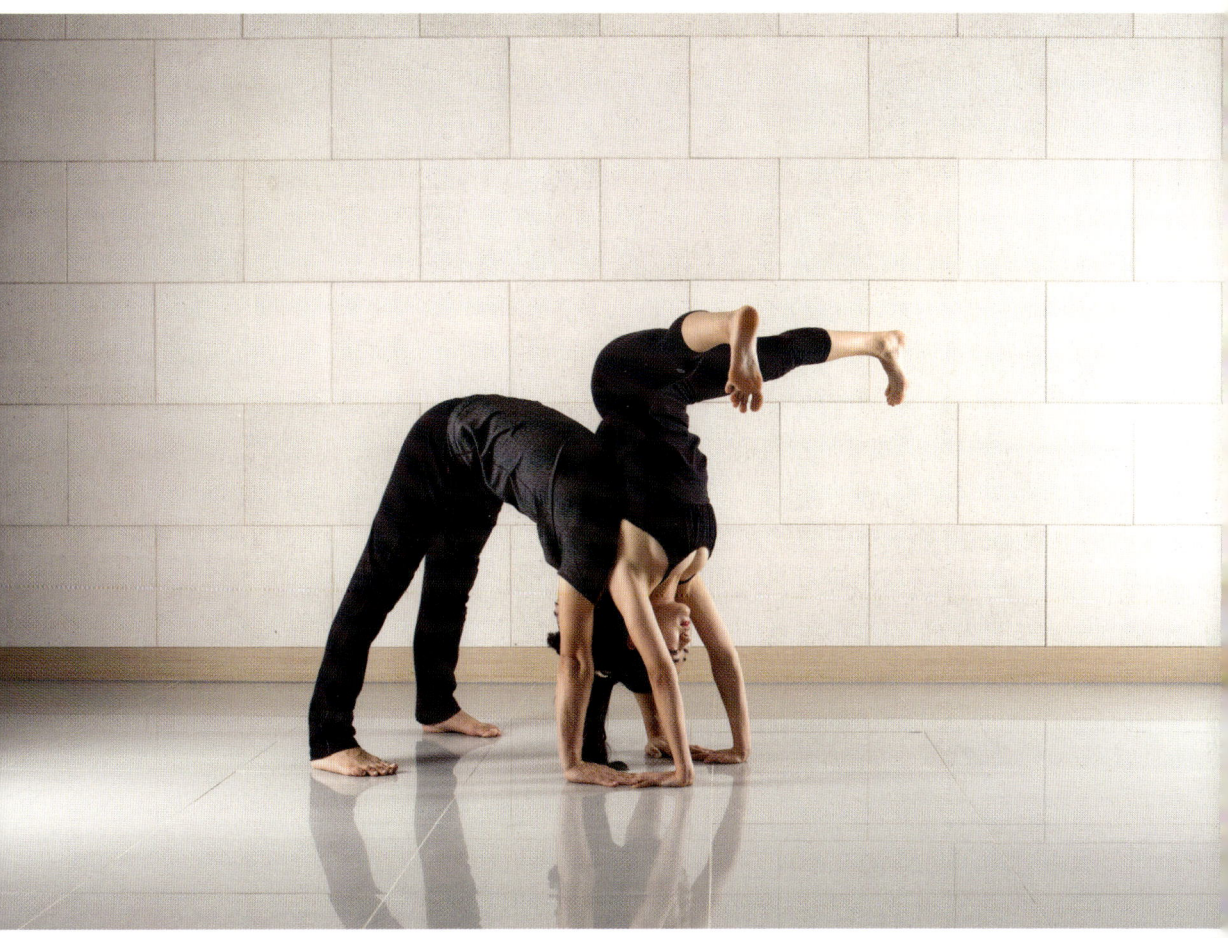

▶Atman 아트만

Shoulder Standing

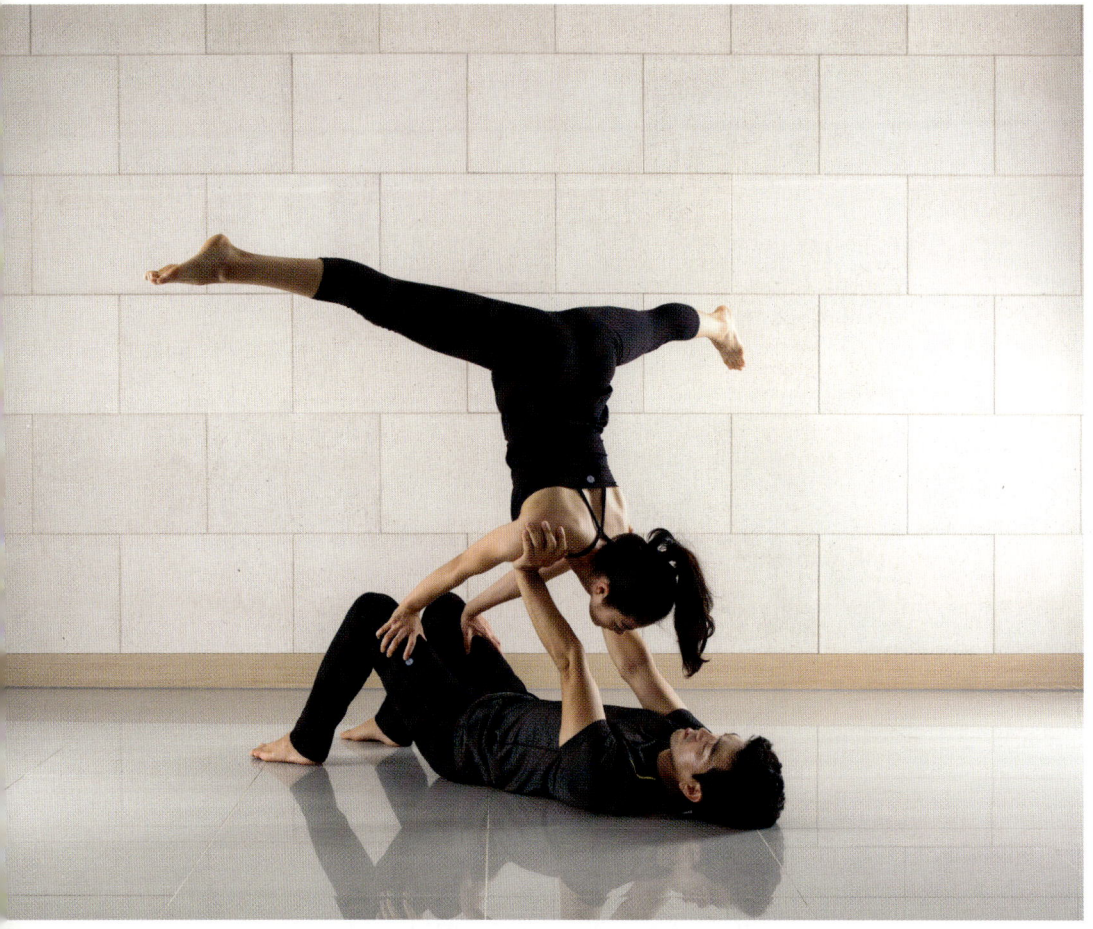

▶Eka 에카

Reverse Warrior

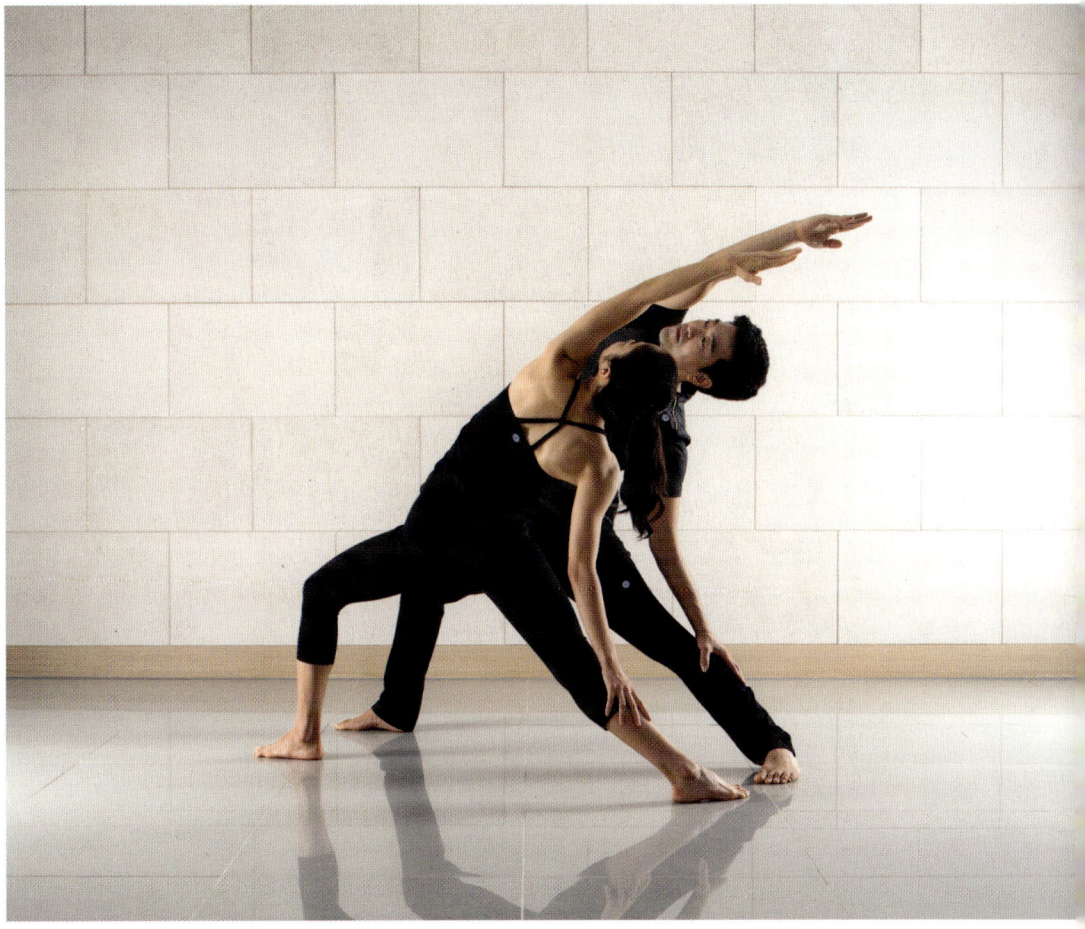

▶Bhoga 보가

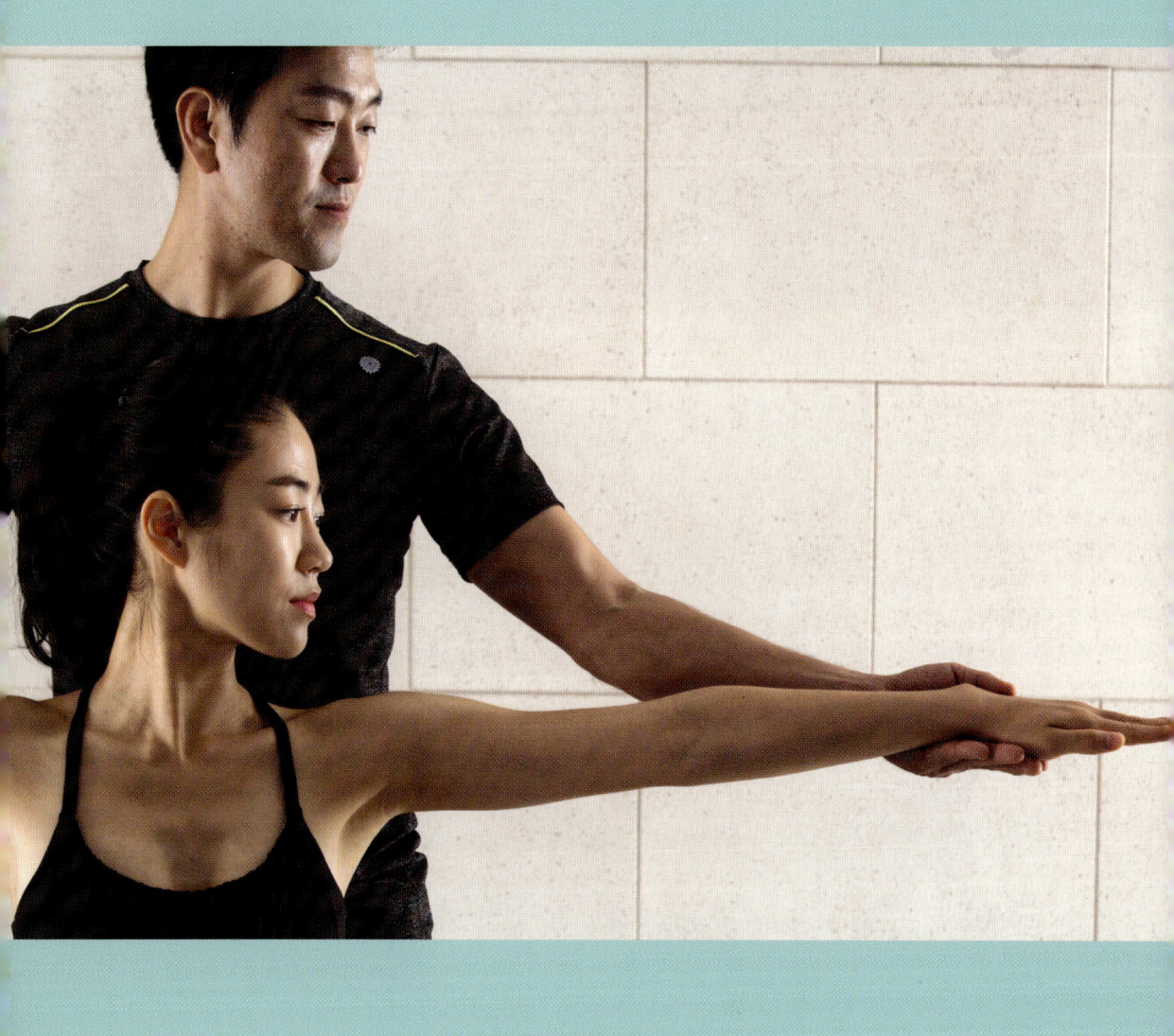

PELVIS DIET YOGA

골반 다이어트 요가
요가 선생님을 위한…

teaching

16 요가 티칭법

1. 요가를 배울 수 있는 공간 확인하기
요가를 가르치기 위해서는 먼저 요가를 가르칠 수 있는 공간을 확인해야 하고 그 공간이나 구조에 따라 수업 방식이나 흐름이 바뀔 수 있다는 것을 알아야 할 것이다.

2. 조명의 밝기 조절하기
공간이 확보가 되면 조명을 확인한다. 조명은 수업을 할 때 매우 중요하다. 너무 어두우면 요가를 하는 사람들의 눈을 정확히 볼 수 없기 때문이다. 너무 어두운 상태로 수업을 하지 않는다. 반대로 휴식을 할 때는 너무 밝은 상태에서 휴식이 어려우므로 조명을 약하게 조절할 필요가 있다. 조명의 밝기의 따라 수업의 느낌이 많이 달라짐으로 선생님들은 늘 조명에 신경 쓰도록 한다.

3. 수업의 위치와 방향 정하기
공간이나 조명이 확인이 되었으면 공간 활용을 해야 한다. 강의실이 직사각형일 경우 선생님은 긴 쪽 중앙에 서서 가시성이 높은 위치에서 수업을 진행하도록 한다. 반대로 설 경우에는 사람들이 너무 겹쳐 서게 되어 뒤에 있는 사람이 보이지 않아 배우는 사람이나 지도하는 선생님이 만족 스러운 수업이 되기 어렵다.

4. 배우는 사람의 위치 정하기
첫째, 선생님 자리에서 마주 보이는 정중앙에는 매트를 깔지 않는다. 두번째 줄 중앙부터 중심을 잡아 매트를 배치하도록 한다. 이는 첫번째 줄 사람이 정중앙에 섰을 때 선생님의 시야가 확보되지 않아 답답함을 준다.
둘째, 키가 큰 사람들은 측면 방향이나 뒷자리에 서도록 배치한다. 키가 큰 사람이 앞줄이 섰을 때 뒷사람의 시야가 확보되지 않으면 원만한 수업 진행이 어려울 수 있다.
셋째, 초보자는 앞줄이나 벽이 있는 방향의 측면에 서도록 한다. 가끔 잘하는 사람이 앞줄에 섰을 때 초보자는 잘하는 사람을 보고 쉽게 좌절하거나 자세에 신경 쓰지 않고 무리하게 따라 하려는 경향이 있다. 선생님은 초보자를 수시로 가까이 두고 자세를 교정해 줄 수 있는 장점이 있다. 또한 초보자는 균형잡는 동작이 어려우므로 측면에 서서 자세를 잡기 어려울 때 벽을 이용하도록 조언을 해준다.
넷째, 선생님은 출입구와 가장 먼 곳에 위치를 정한다. 들어오는 사람들이 편하게 출입을 할 수 있도록 하며 수업시간에 늦었을 경우 부담을 갖지 않고 수업에 참여할 수 있도록 배려하기 위함이다. 또한 수업을 받는 사람들도 방해 받지 않으려면 앞자리부터 앉도록 한다.

5. 매트 정렬하기

첫번째 가장 많이 사용하는 방법은 매트를 지그재그로 배치하는 방법이다. 시야 확보가 가장 잘 되며 앞사람과 옆사람을 바라보며 수업을 받을 수 있는 방법이다. 두번째 방법은 모든 매트를 일렬로 반듯하게 배치하는 방법이다. 가장 정돈이 잘 되며 어수선하지 않고 질서있는 수업을 진행할 수 있다. 특히 수업 도중에 자세가 틀린 사람을 바로 확인할 수 있어 선생님이 바로잡아 줄수 있는 장점이 있다. 세번째는 11자 배열로 서로 마주보고 수련을 하는 방법이다. 서로의 에너지를 가장 많이 느끼며 서로 격려하고 의지하며 수업을 받을 수 있다. 그리고 사람들이 적게 참석했을 때 허전해 보이지 않고 꽉 찬 느낌을 줄수 있는 배치 구도이다. 네번째 방법은 원형을 만들어 수업을 진행하는 것이다. 이 방법은 일반 수업에서는 흔하지 않은 방법이지만 가끔은 가족같은 분위기로 회원들과 소통하거나 좀더 친숙한 분위기를 만들기 위해 배치하는 구도이다. 또한 선생님들이 워크샵이나 강의를 할 때 많이 쓰는 구도이기도 하다. 다섯번째는 반원형 배열 만들기로 이 배열은 반원 구도 안에서 함께한다는 소속감을 느낄 수 있으며 선생님에게 집중을 시킬 수 있는 가장 좋은 형태이다. 그래서 집중력을 요하는 특정 동작을 설명하거나 중요이론을 설명할 때 많이 쓰이는 구도이다.

6. 도구 사용하기

요가 도구는 안정성과 편안함을 잃지 않게 해주며 더욱 난이도가 높은 아사나에 도전할 수 있게 해준다. 또한 신체를 정렬하고 이완시키며 강하게 만들어 주는데 도움을 주기도 한다. 몸이 준비가 되지 않은 초보자들에게는 변형 동작을 할때 쉽게 요가를 할 수 있도록 도와준다.

요가 블록사용하기 - 요가 블록은 눕혀서 가장 낮게 사용하는 방법, 가로로 세워서 중간 단계 높이로 사용하고 세로로 세워서 가장 높게 사용하는 방법이 있다. 이 방법들은 몸의 유연성에 따라 높이를 조절하여 사용하며 또는 난이도를 높여 사용할 때도 이용한다. 블록은 손을 짚기도 하고 발과 몸을 올려 놓기도 하며 다리 사이에 끼 워서 다양한 방법으로 이용할 수 있다.

스트랩(요가밸트) 이용하기 - 스트랩을 가장 많이 사용하는 사람은 유연성이 부족했을때보다 쉽게 요가 동작을 할 수 있게 도움을 준다. 초보자들은 팔과 다리의 간격을 잘 인지하지 못하므로 스스로 인지할 때까지 스트랩을 이용하도록 한다. 중급반에서 고급반으로 넘어가는 사람들은 스트랩을 이용하여 좀더 안전하게 난이도 있는 동작을 연습할 수 있다. 그 밖에도 여러 요가 도구들을 이용한 다양한 방법이 있다.

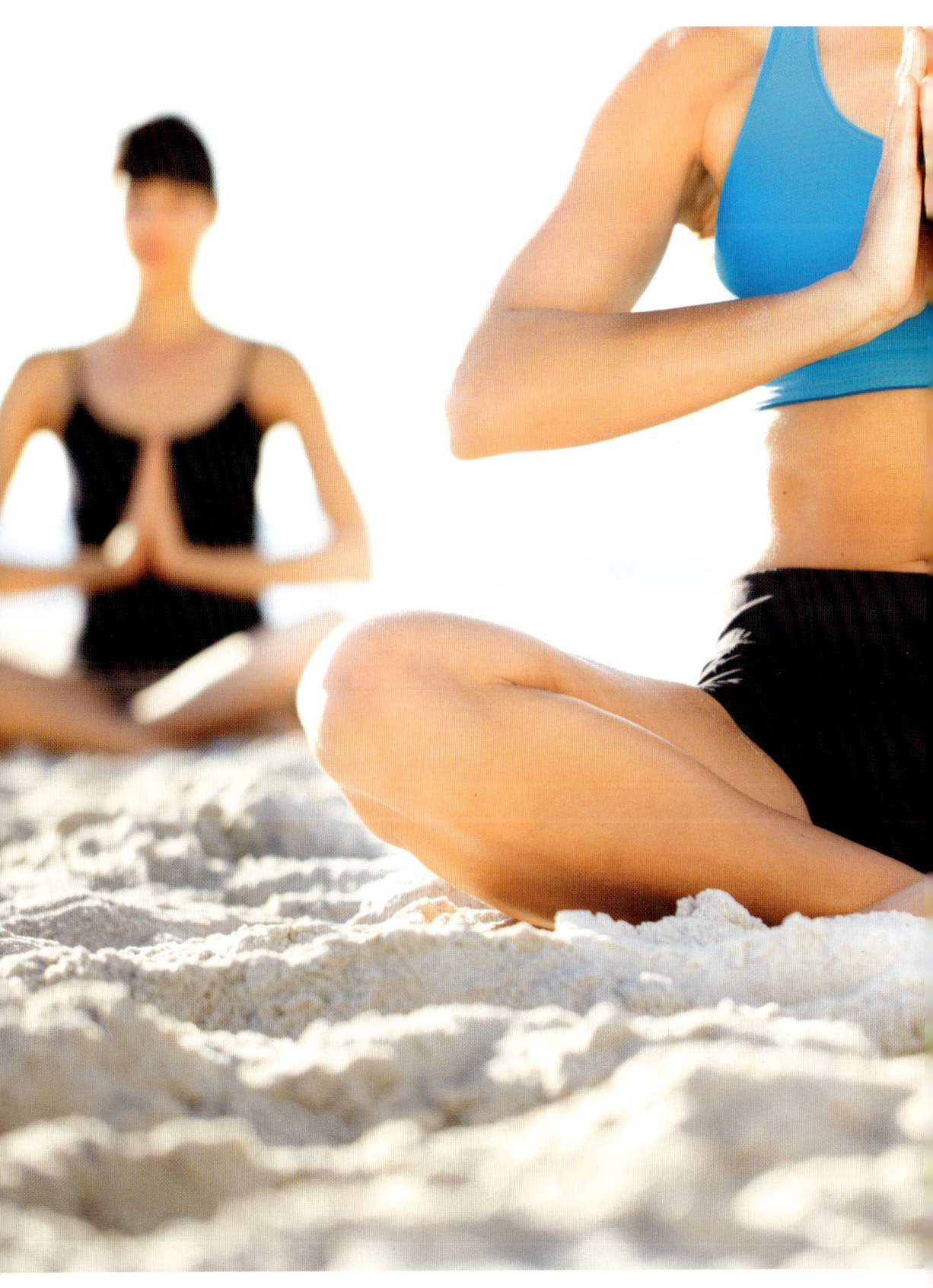

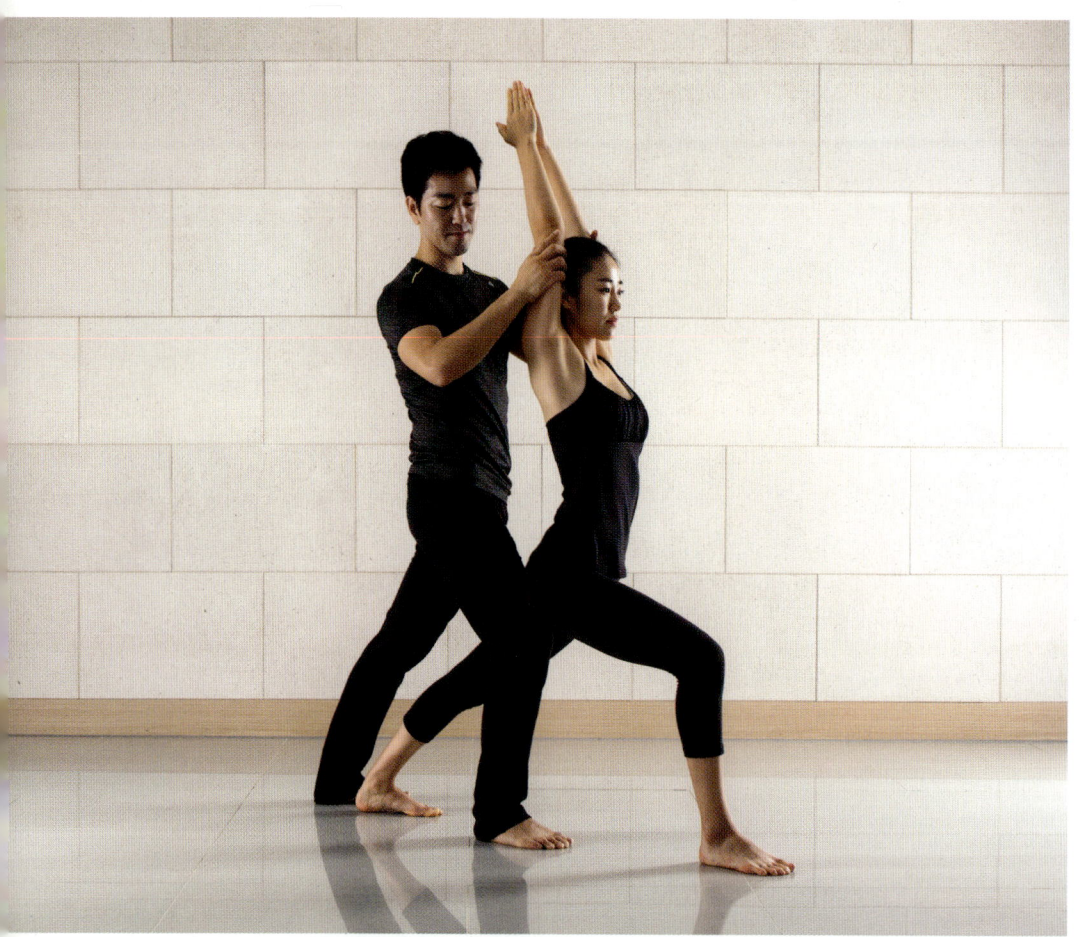

비라바드라사나 I (Virabhadrasana I)
전사 I

전사 I 자세에서 뒤에 있는 다리와 앞에 있는 다리의 힘이 같도록 하며 몸의 중심을 정중앙에 두도록 해주며 손을 위로 뻗어준다.

▶티칭
- 선생님은 허벅지를 이용해 골반이 앞쪽으로 향하도록 잡아주며 무게 중심이 앞으로 이동하지 않도록 해준다. 귀와 어깨 사이에는 공간을 만들어 주며 팔을 위로 뻗게 해준다.

▶효과
- 허벅지 근육을 발달시키는데 도움이 된다.

PELVIS DIET YOGA · 골반 다이어트 요가

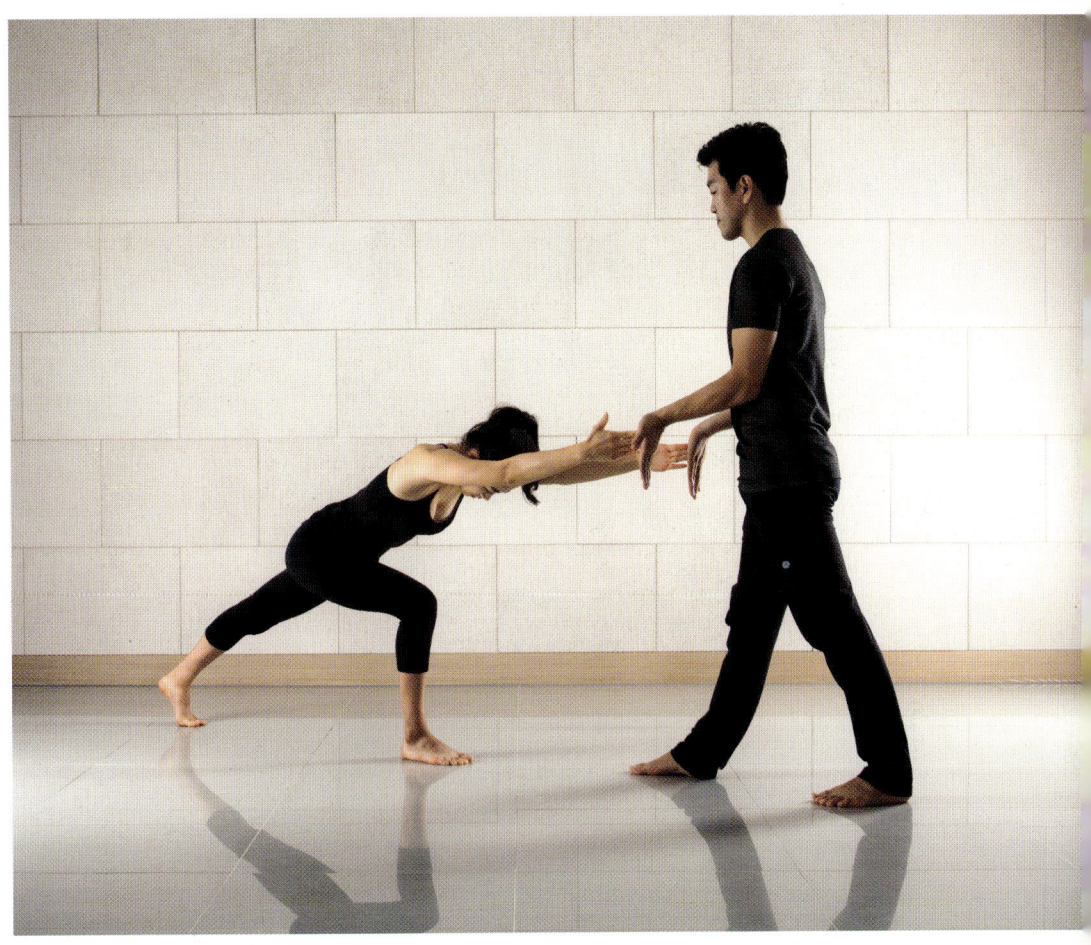

전사 I
전사 I 자세에서 뒤꿈치를 높이 들어주고 체중을 앞으로 실어주며 손을 앞으로 최대한 뻗어준다.
▶티칭
- 선생님은 학생 앞에 서서 학생이 손 끝을 이용해 선생님의 손바닥을 밀어주도록 한다.
▶효과
- 허벅지 근육을 발달시키는데 도움이 된다.

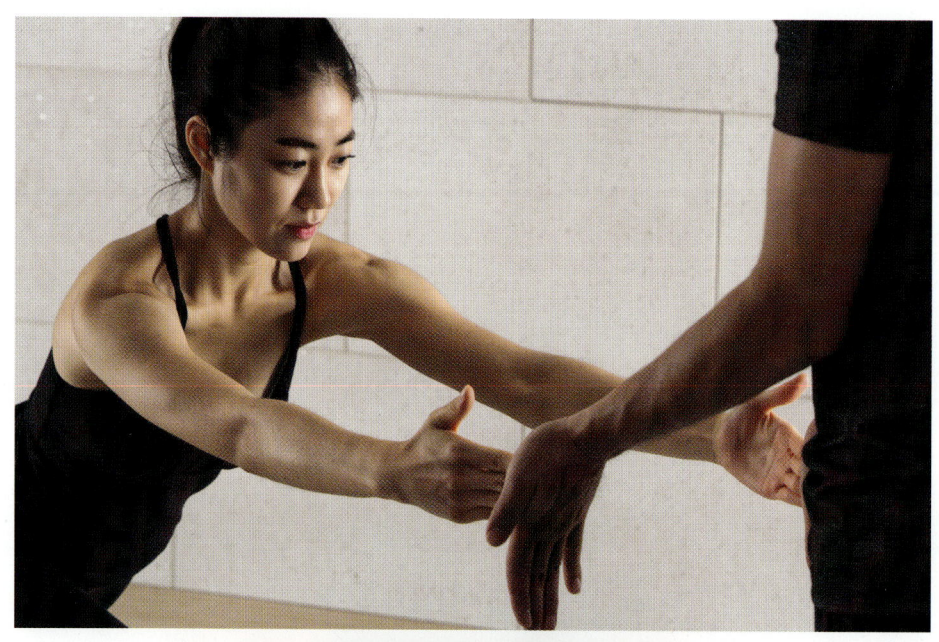
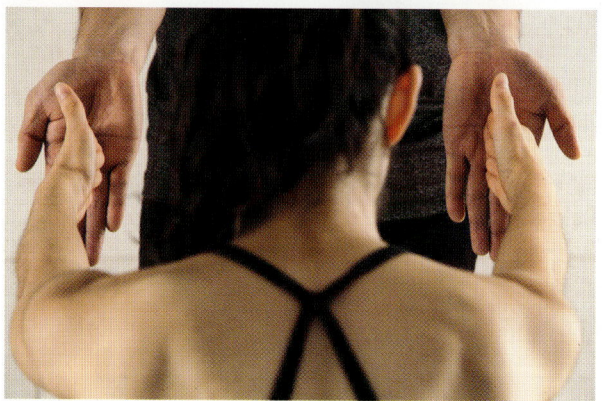

PELVIS DIET YOGA · 골반 다이어트 요가

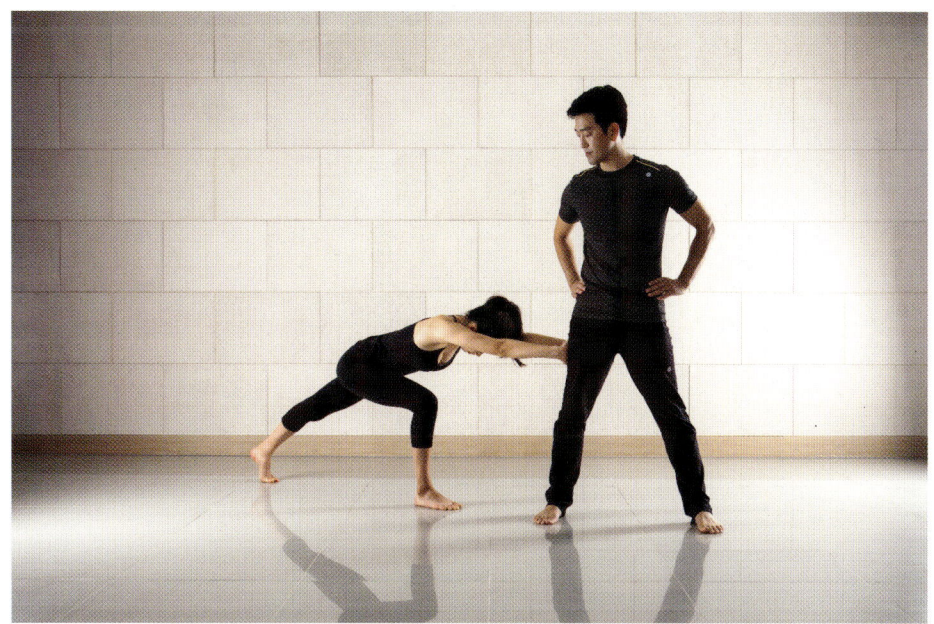

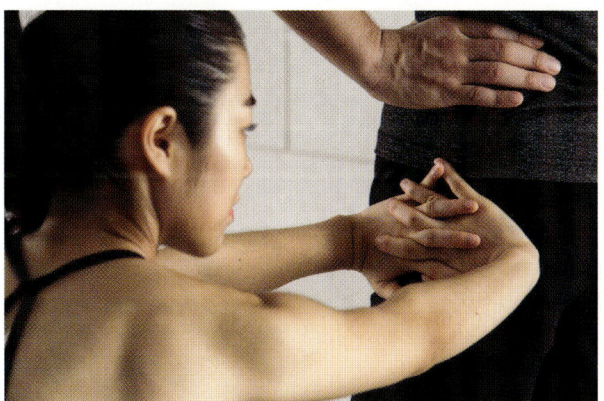

전사 I 자세에서 뒤꿈치를 높이 들어주고 체중을 앞으로 실어주며 손을 앞으로 최대한 뻗어준다.
▶티칭
- 깍지 낀 손을 선생님 허벅지나 골반에 대고 강하게 앞으로 밀어 주도록 한다.
▶효과
- 어깨의 힘을 길러주며 복근에 힘이 생기고 허벅지 근육을 발달시 킨다.

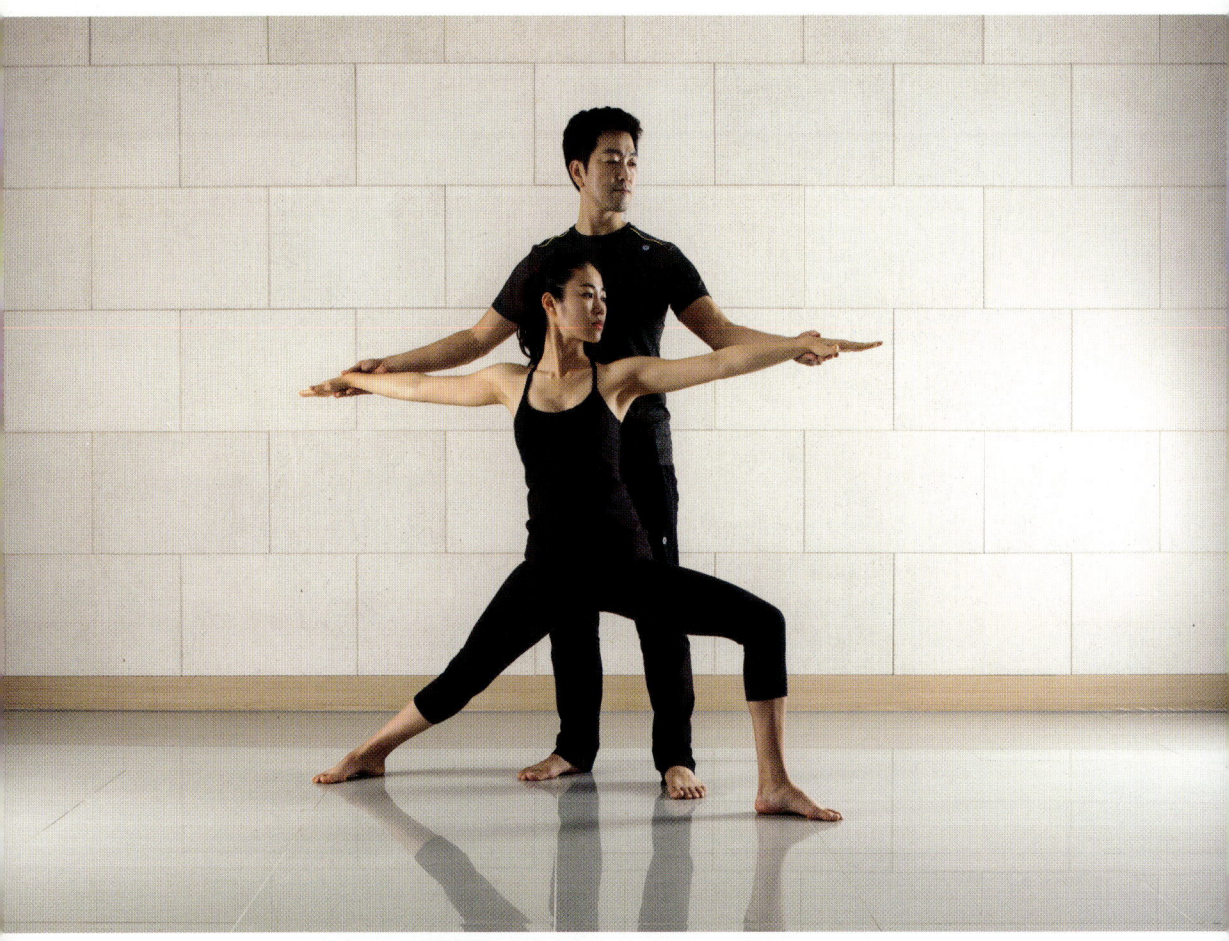

비라바드라사나 II (Virabhadrasana II)
전사 II
두팔을 옆으로 벌려 강하게 뻗어주며 뒷발은 10°앞발은 90°로 방향을 돌려주며 무게 중심은 정 중앙에 두도록 한다.

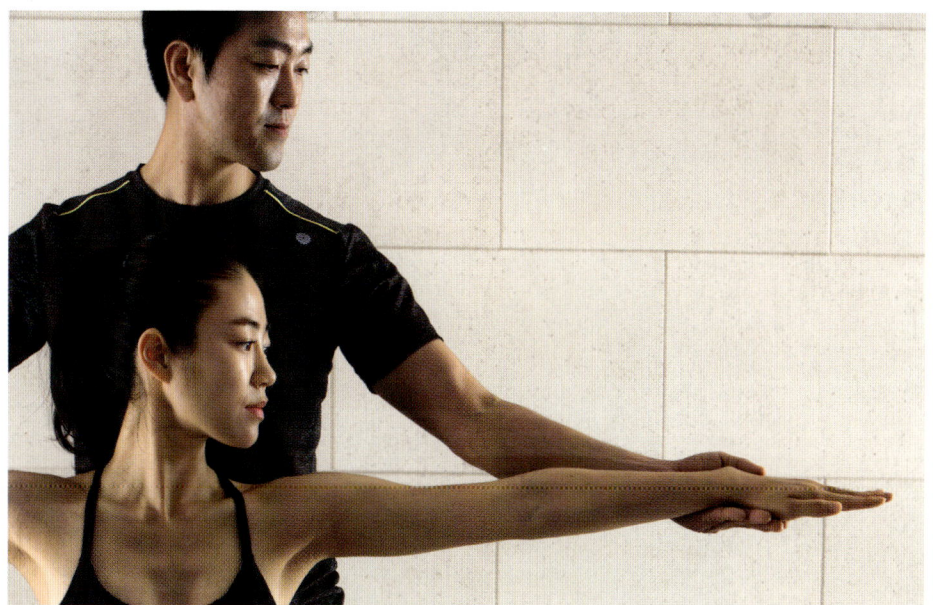

▶티칭
- 두 팔의 높이가 같도록 하게 하며 손 끝을 강하게 뻗을 수 있게 도와준다. 또한 가슴을 열어 등을 펴고 어깨가 긴장되지 않도록 체크한다.

▶효과
- 삼각근을 발달시키고 어깨의 힘을 길러주며 다리 힘이 생기고 허벅지 근육을 발달시킨다.

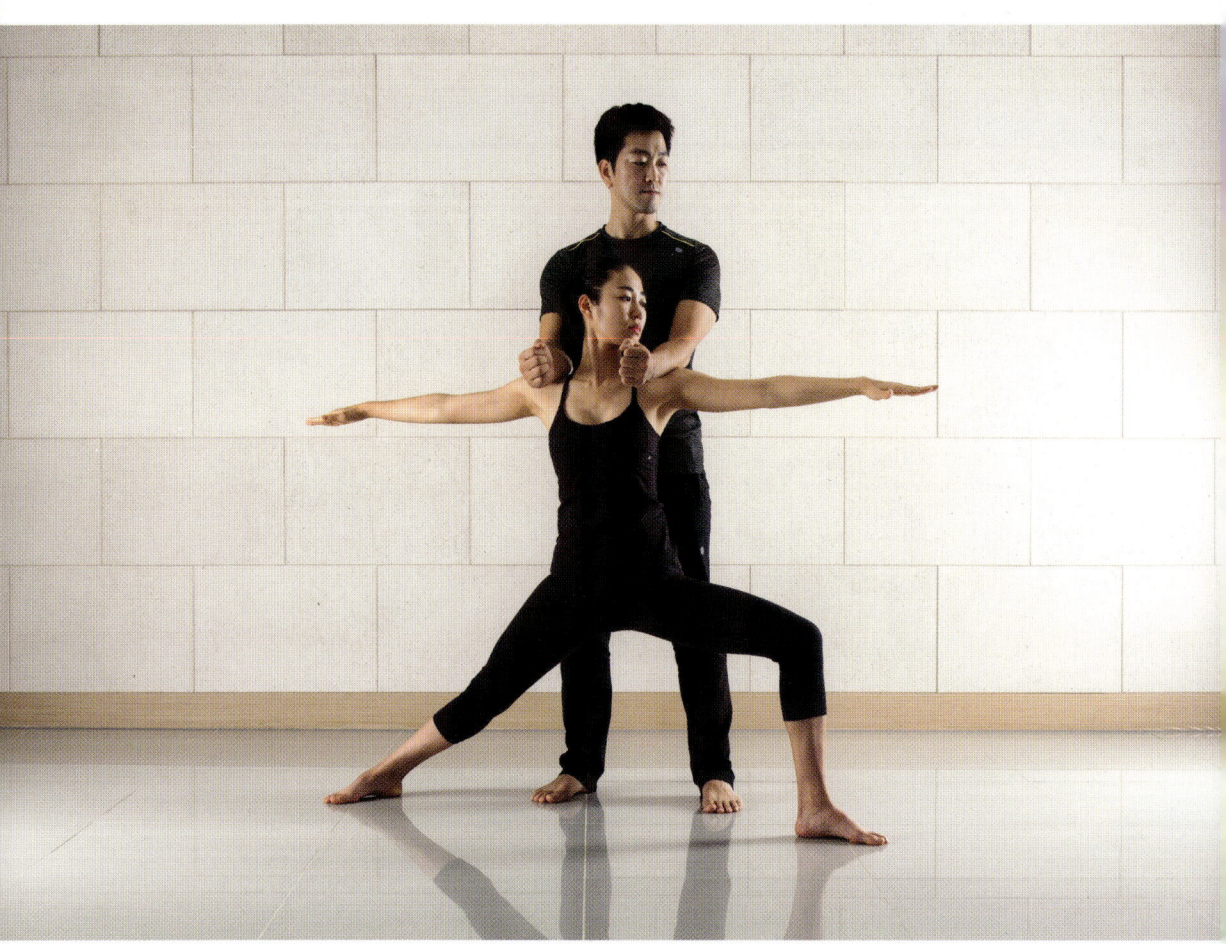

▶티칭
- 무게 중심이 어느 한 방향으로 이동하지 않도록 하며 선생님은 양 팔로 어깨를 가볍게 눌러 본인 스스로 무게 중심점을 찾을 수 있게 도와준다.

PELVIS DIET YOGA · 골반 다이어트 요가

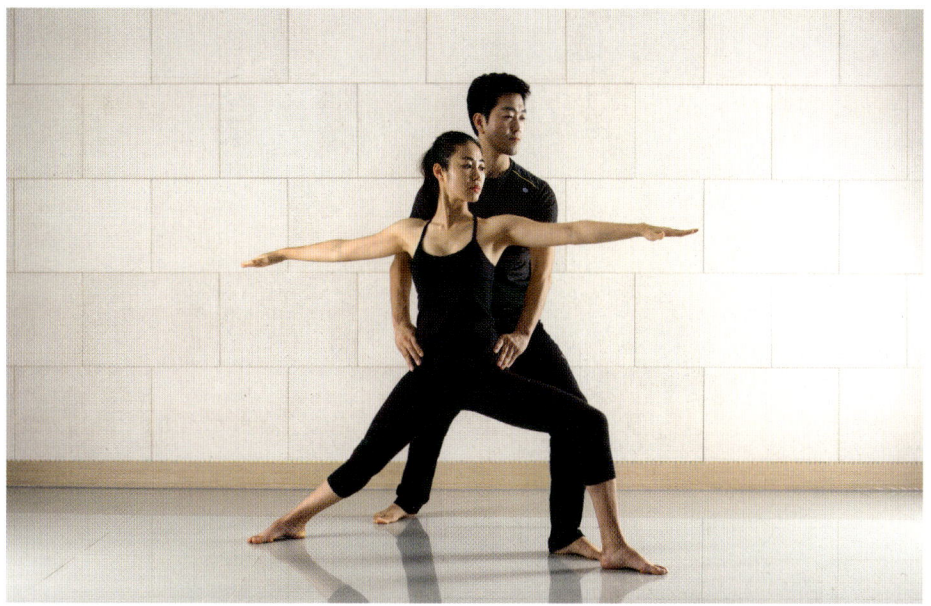

▶티칭
- 가장 많이 자세가 틀어지는 부분이므로 골반이 정확하게 정면을 향하도록 오픈 시켜준다.

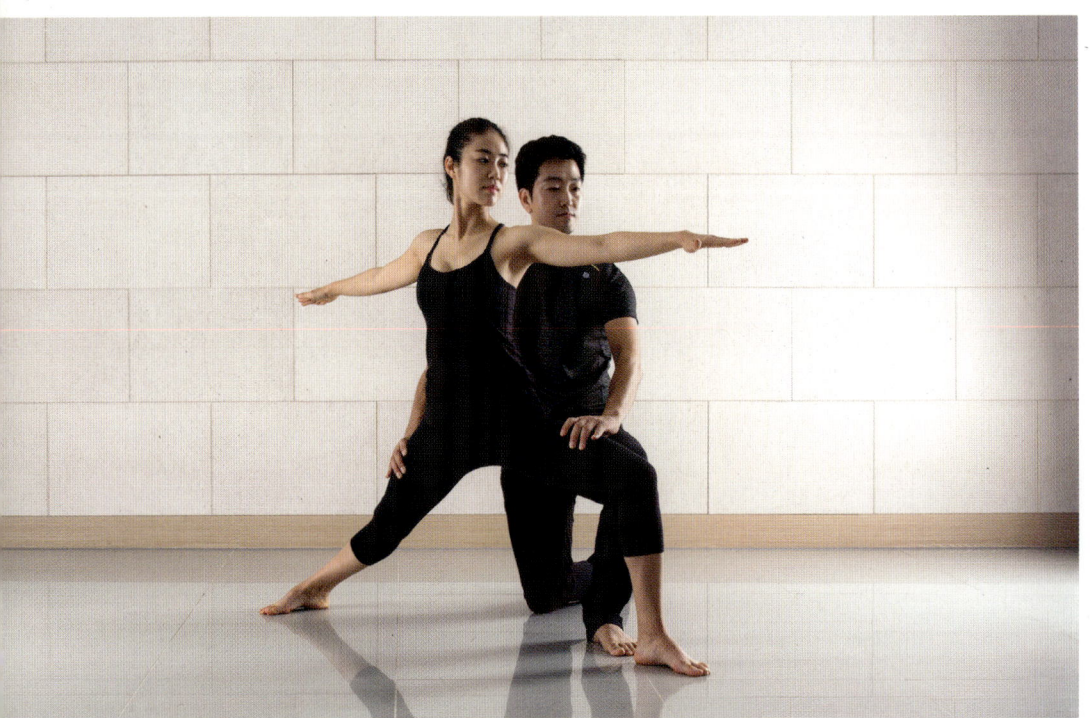

▶티칭
- 무게 중심을 정 중앙에 두도록 하며 양 팔은 옆으로 강하게 뻗어준다.
- 골반은 양쪽으로 오픈 시켜준다
- 허벅지의 근육이 바깥쪽으로 힘이 이동하도록 하며 동작의 느낌을 잘 모 를 수 있어 선생님이 손을 이용해 허벅지 근육을 바깥쪽으로 돌려주며 자세를 도와준다.

▶효과 : 어깨의 힘을 길러주며 복근에 힘이 생기고 허벅지 근육을 발달시킨다.

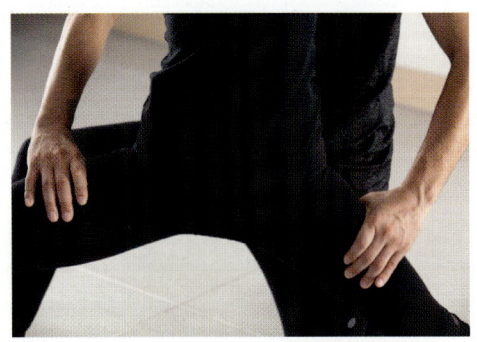

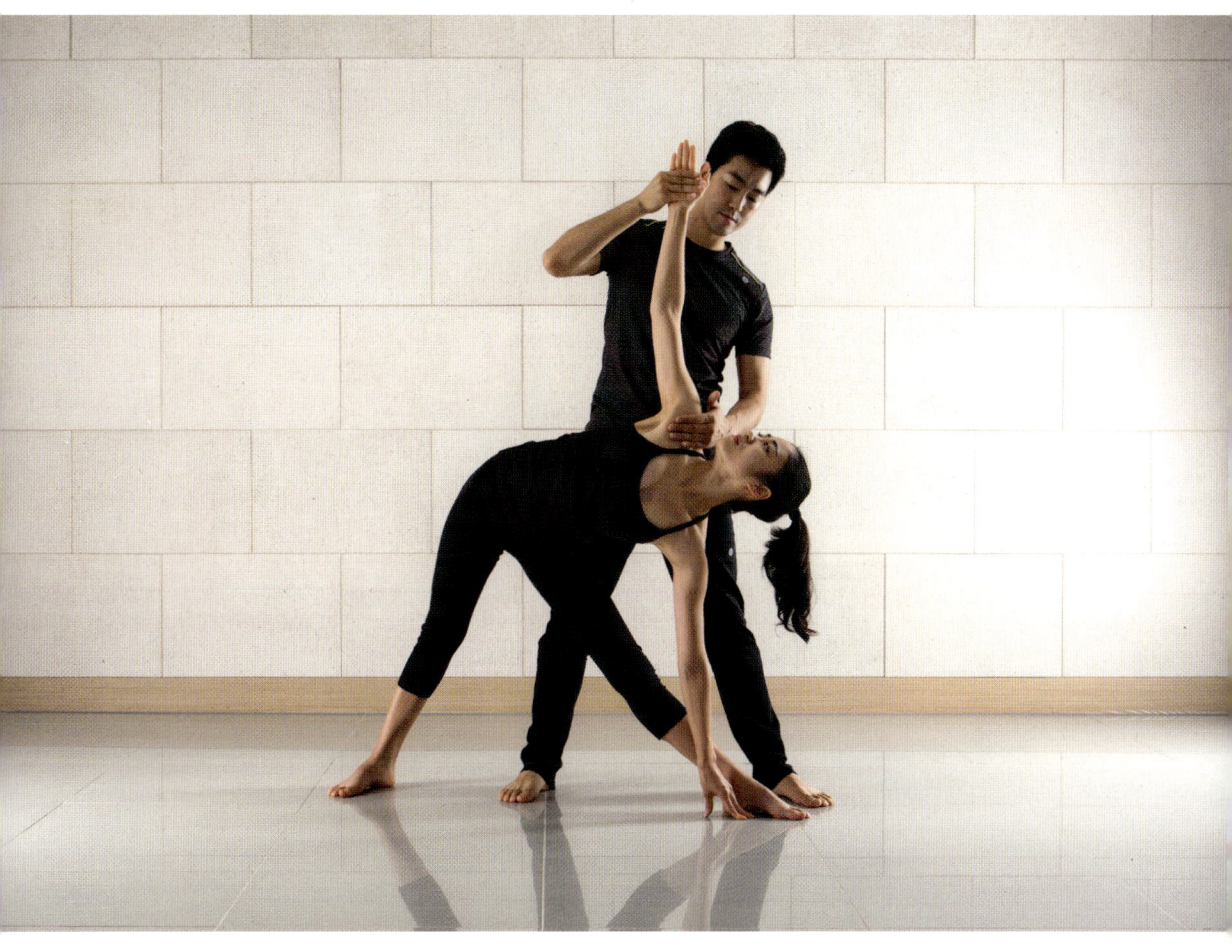

우띠따 트리코나사나 (Utthita Trikonasana)
삼각 자세

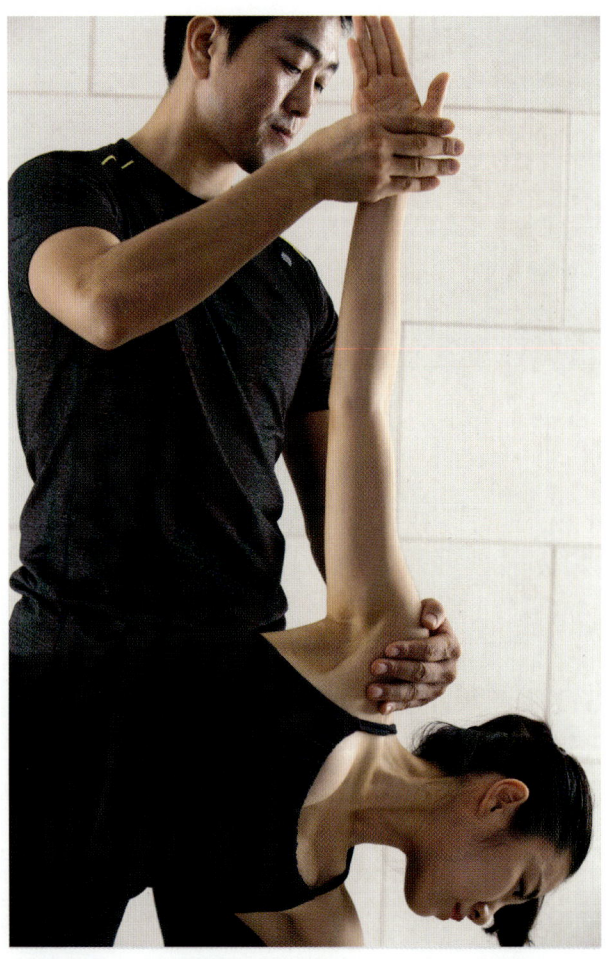

▶티칭
- 오른쪽 다리로 학생의 엉덩이를 밀어주며 한 손으로는 어깨를 열어주고 나머지 한 손은 위로 끌어올려 준다.

※주의사항 : 몸이 뒤쪽으로 빠지지 않도록 하며 골반이 안으로 닫히지 않게 열어준다.

PELVIS DIET YOGA · 골반 다이어트 요가

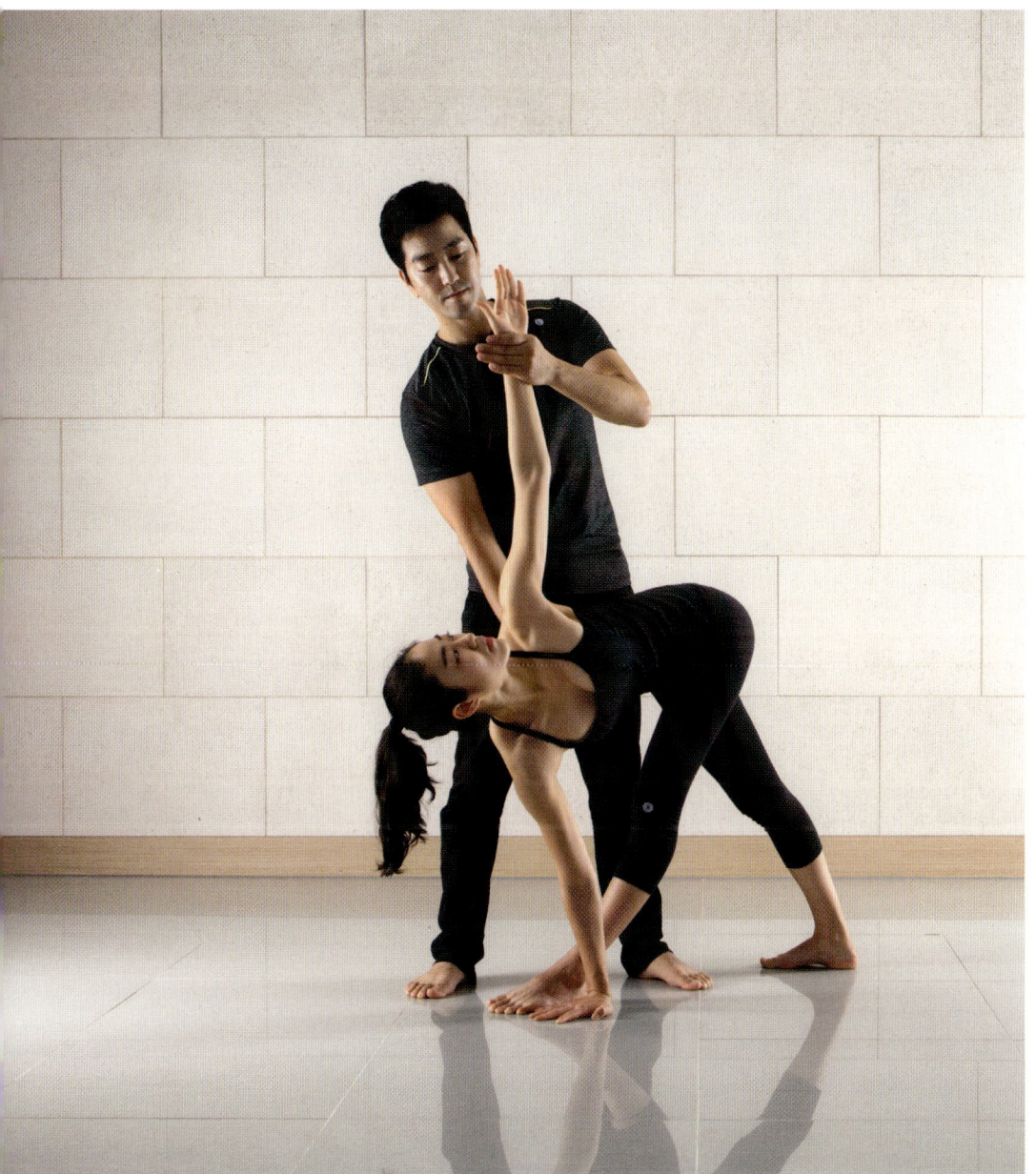

파리브르타 트리코나사나 (Parivrtta Trikonasana)
회전 삼각 자세
▶티칭
- 한 손으로 아래쪽 어깨를 안쪽으로 깊이 밀어주며 몸을 회전 시켜준다.
- 학생의 골반이 되도록이면 많이 틀어지지 않도록 한다.

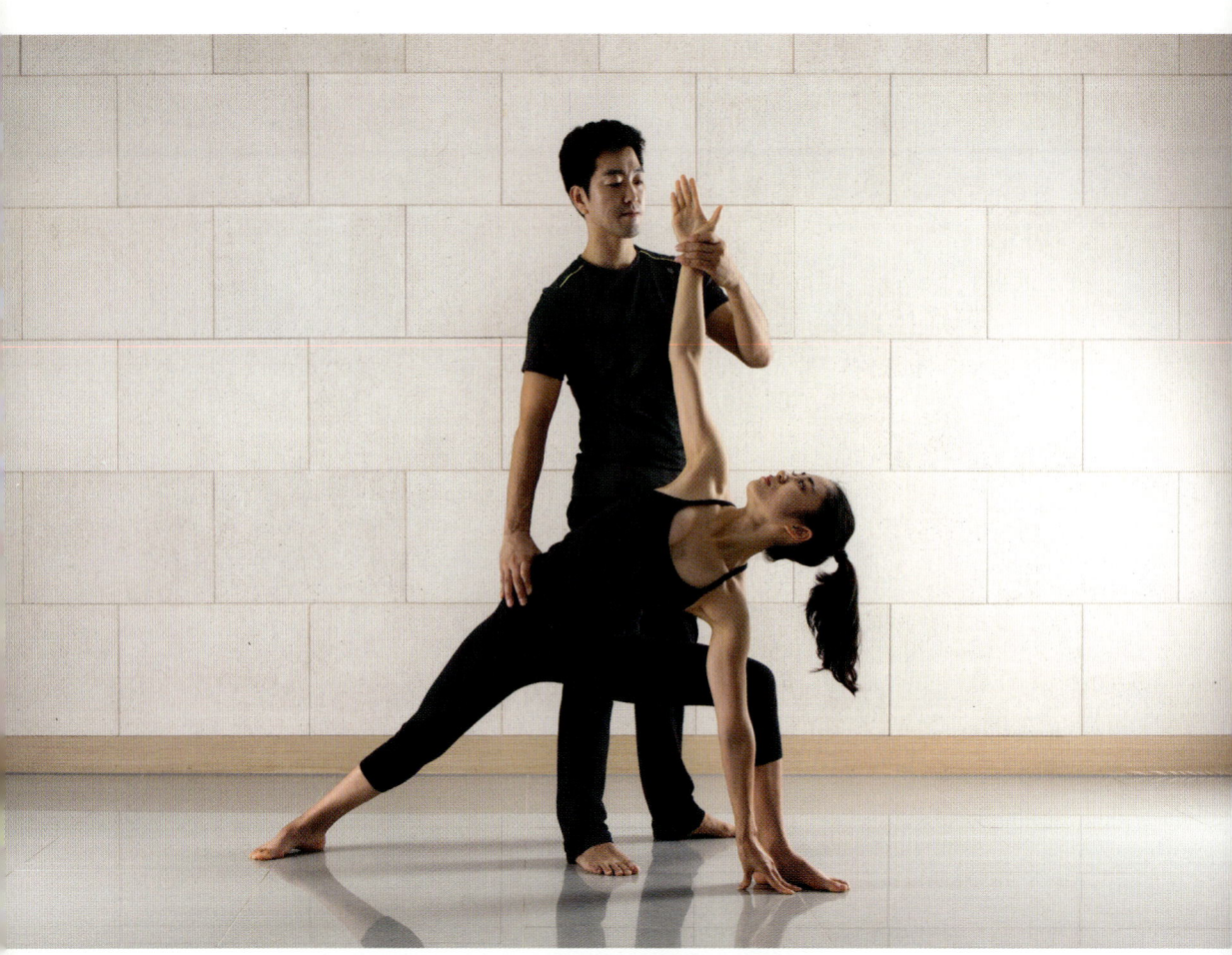

우띠따 파르스바코나사나 (Utthita Parsvakonasana)
사이드 삼각 자세

PELVIS DIET YOGA · 골반 다이어트 요가

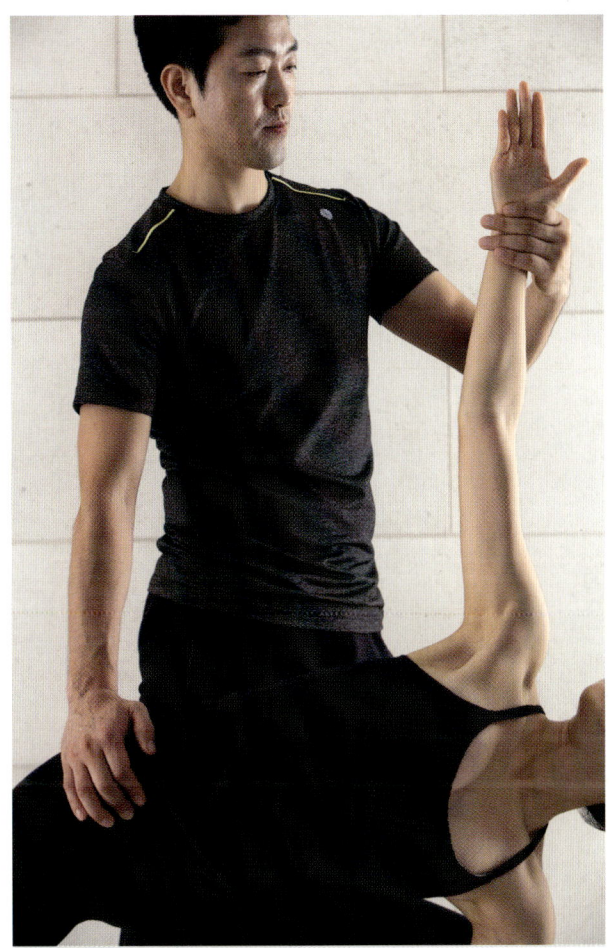

▶티칭
- 한쪽 다리로 엉덩이가 뒤로 빠지지 않도록 앞쪽으로 밀어주며 오른손은 골반을 잡아 열어준다.
- 왼손은 위쪽으로 뻗을 수 있게 도와준다.

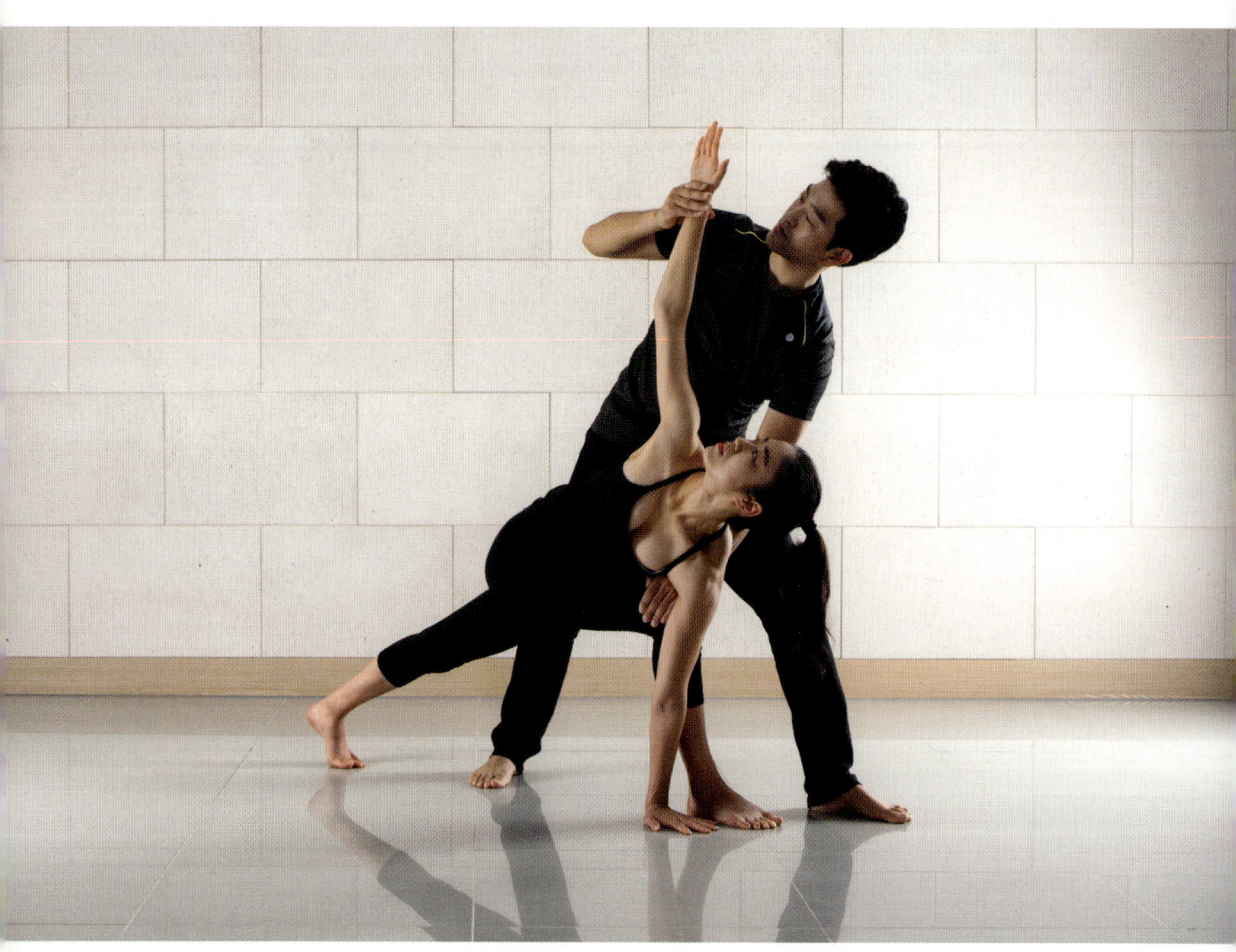

파리브르타 파르스바코나사나 (Parivrtta Parsvakonasana)
회전 사이드 삼각 자세

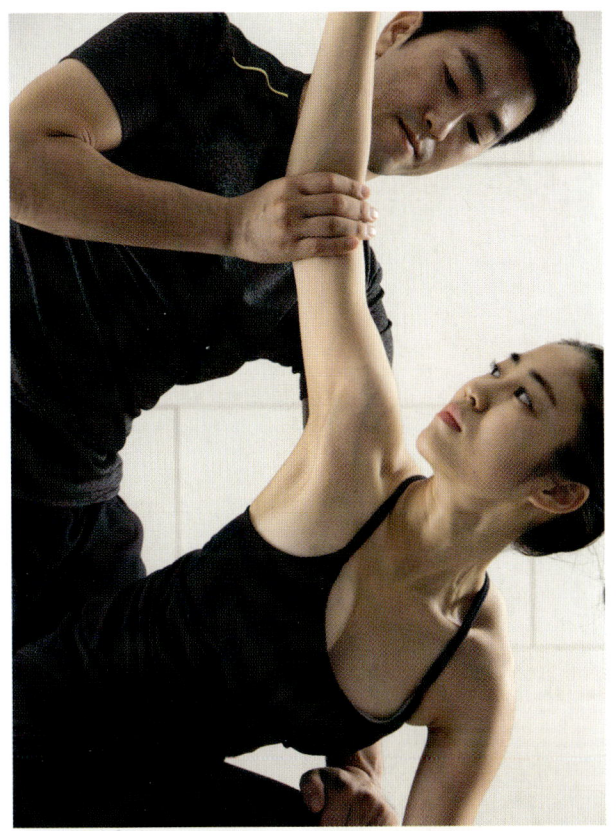

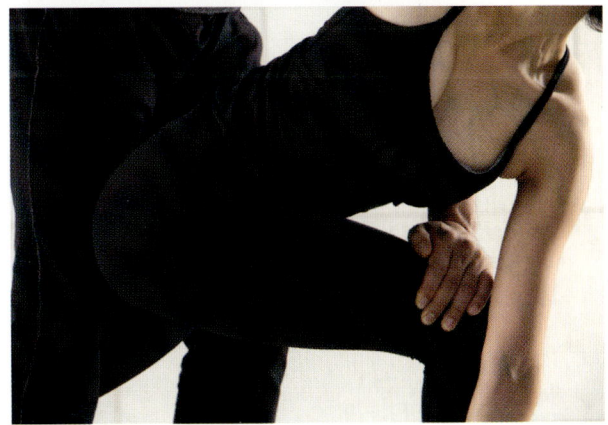

▶티칭
- 왼손을 겨드랑이 안쪽으로 깊이 넣어서 무릎 바깥쪽을 잡아주며 선 생님은 손목으로 학생의 왼쪽 어깨를 다리 바깥쪽으로 밀어서 몸을 회전시켜 준다.

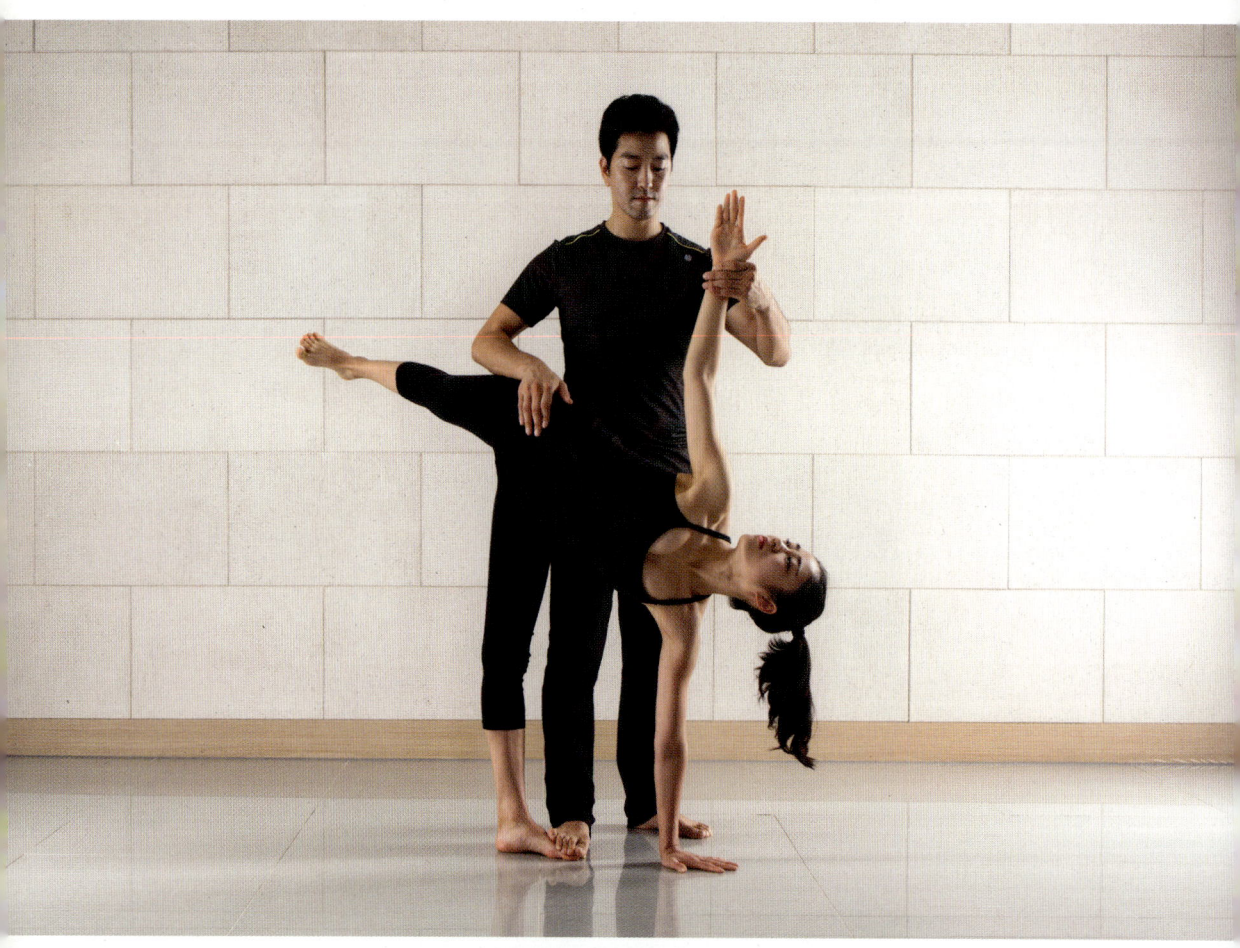

아르다 찬드라사나 (Ardha Chandrasana)
반달 자세

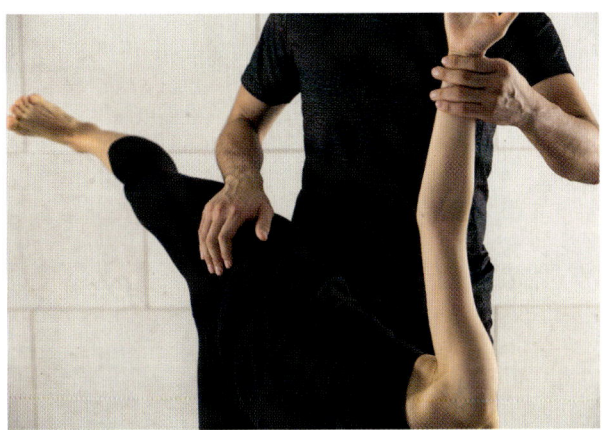

▶티칭
- 오른발로 학생의 발등에 발을 올려 놓으며 중심을 잃지 않도록 도와준다.
- 오른손은 골반을 잡아서 열어 주고 왼손은 학생의 손을 잡아주며 중심을 스스로 잡도록 해준다.

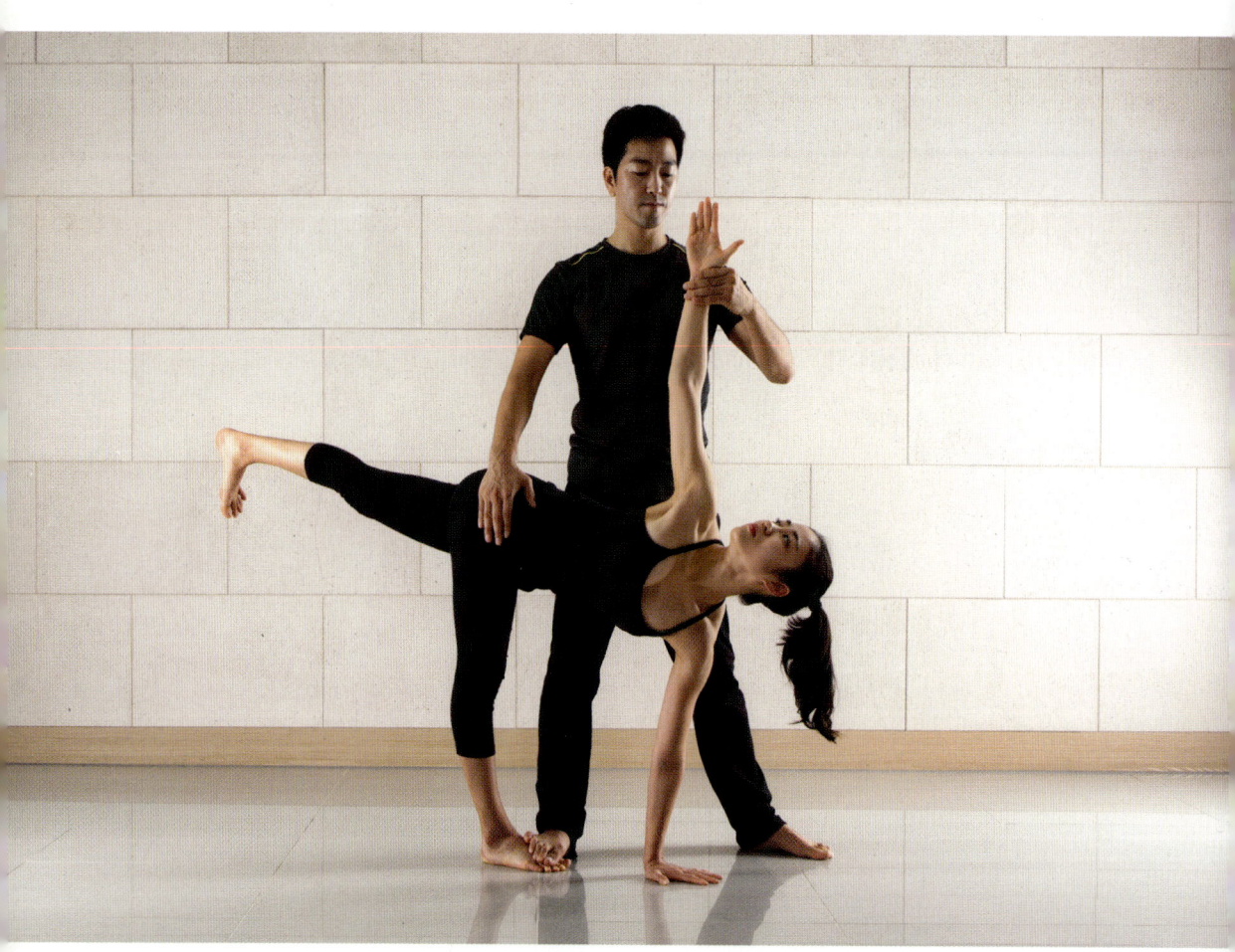

파리브리따 아르다 찬드라사나 (Parivrtta Ardha Chandrasana)
회전 반달 자세

PELVIS DIET YOGA · 골반 다이어트 요가

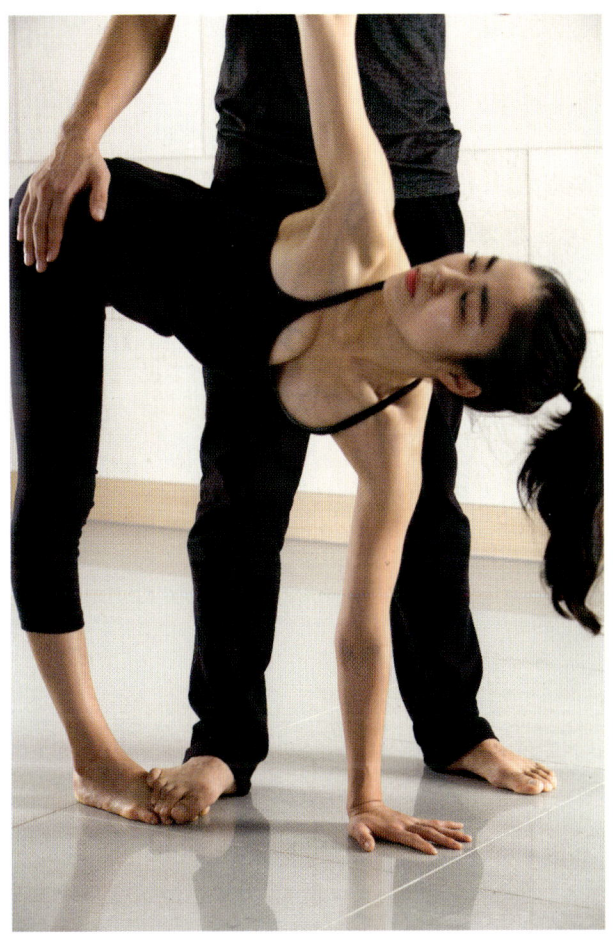

▶티칭
- 오른발로 학생의 발등에 발을 올려놓고 허벅지는 학생의 왼쪽 골반에 가볍게 대주며 중심을 잃지 않도록 도와준다.
- 오른손은 골반을 잡아주고 왼손은 학생의 손을 잡아주며 중심을 스스로 잡도록 해준다.

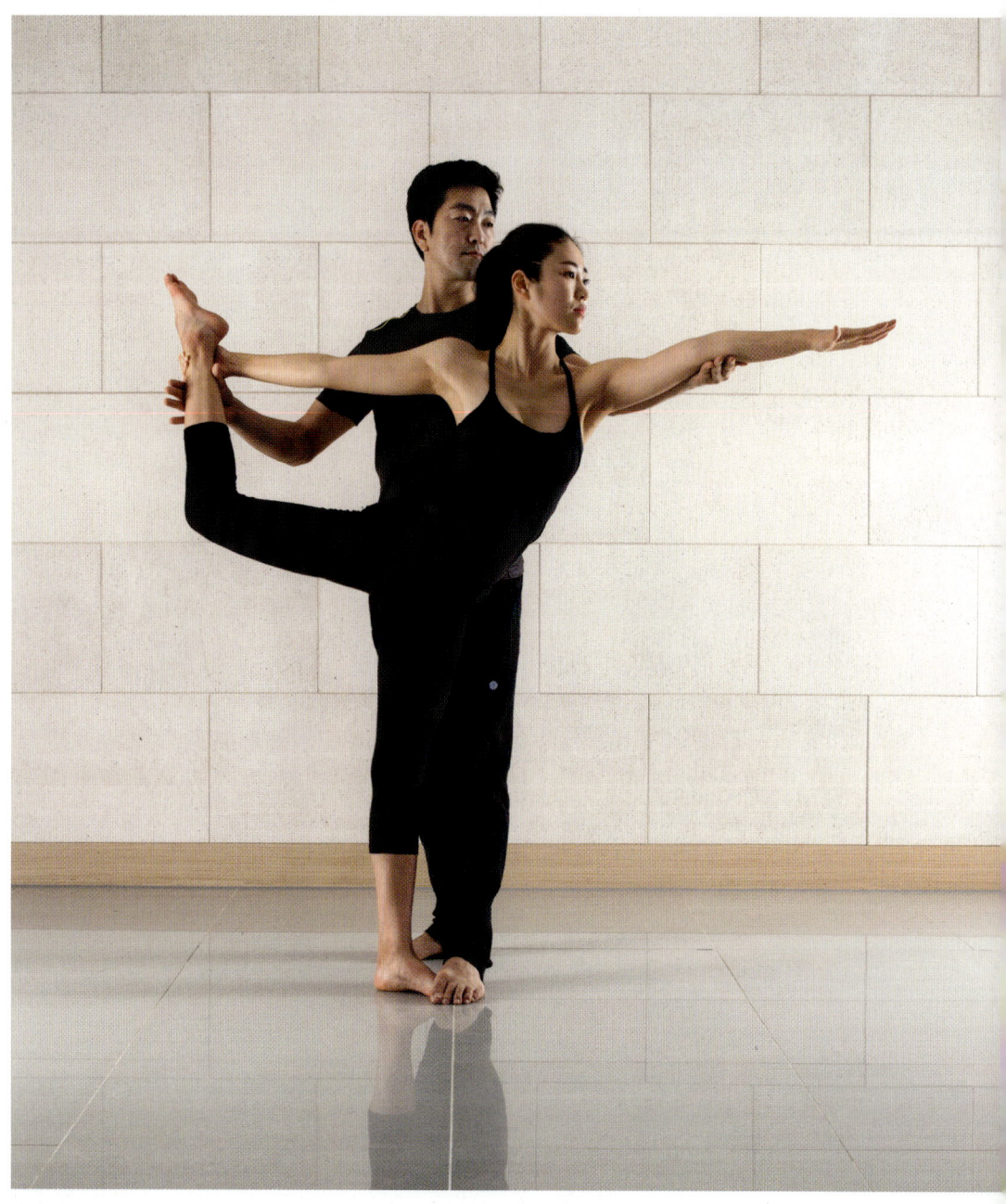

나타라자사나 (Natarajasana)
무용수 자세

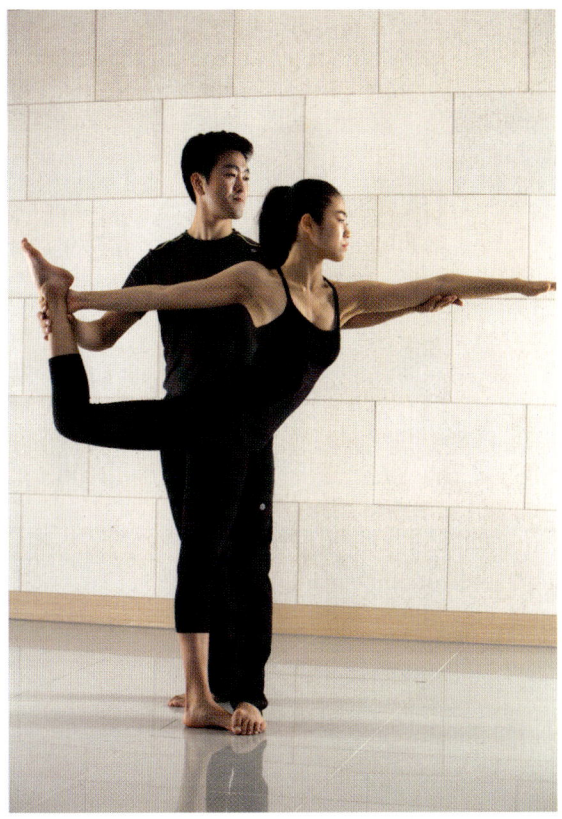
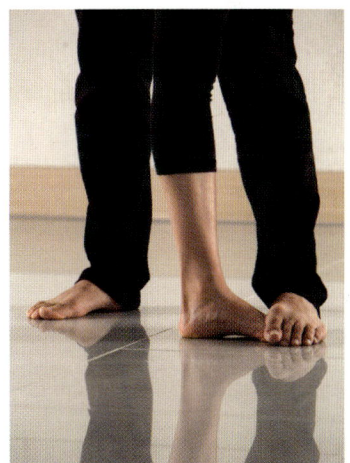

▶티칭
- 왼발을 학생의 발등에 가볍게 올려 놓으며 중심을 잃지 않게 한다.
- 왼손은 학생의 앞에 있는 팔을 잡아주고 오른손은 발목을 잡아서 학생이 오른발을 뒤로 뻗을 수 있게 도와준다.

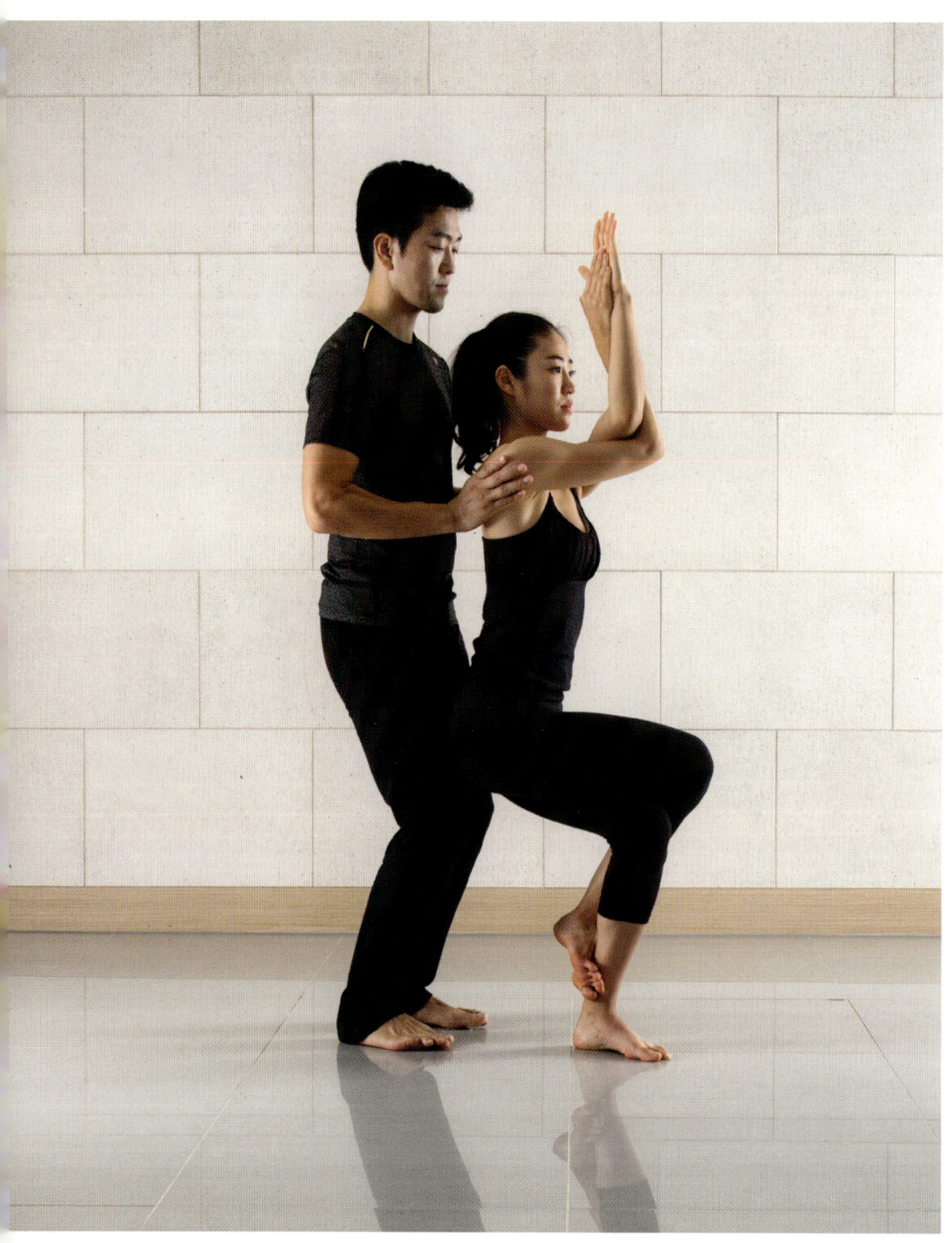

가루다사나 (Garudasana)

독수리 자세

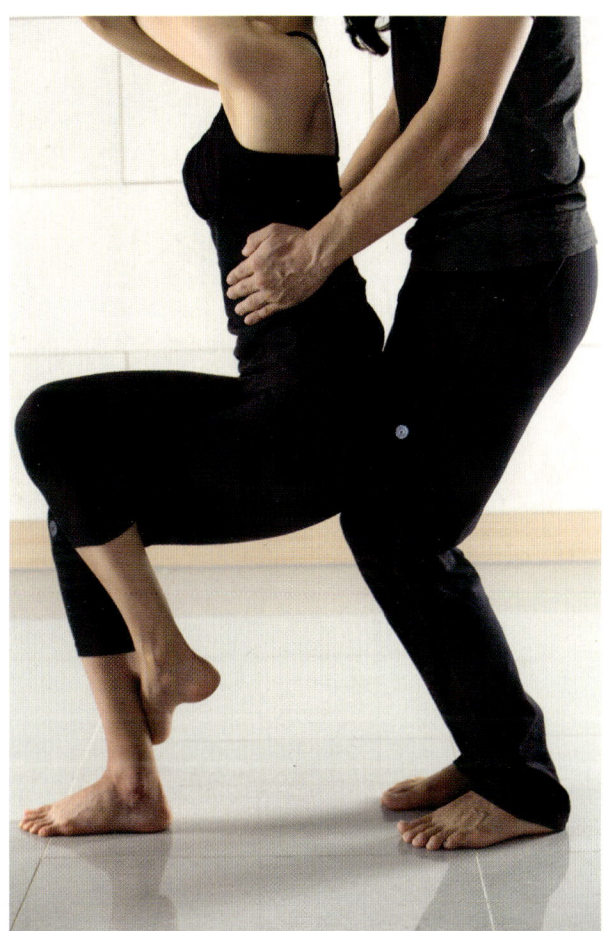

▶티칭
- 선생님은 학생의 뒤에 서서 무릎을 조금 굽히고 학생이 무릎 위에 가볍게 앉을 수 있게 한다.
- 두 손은 어깨를 잡아서 뒤로 열어주며 어깨가 긴장되지 않도록 도와준다.

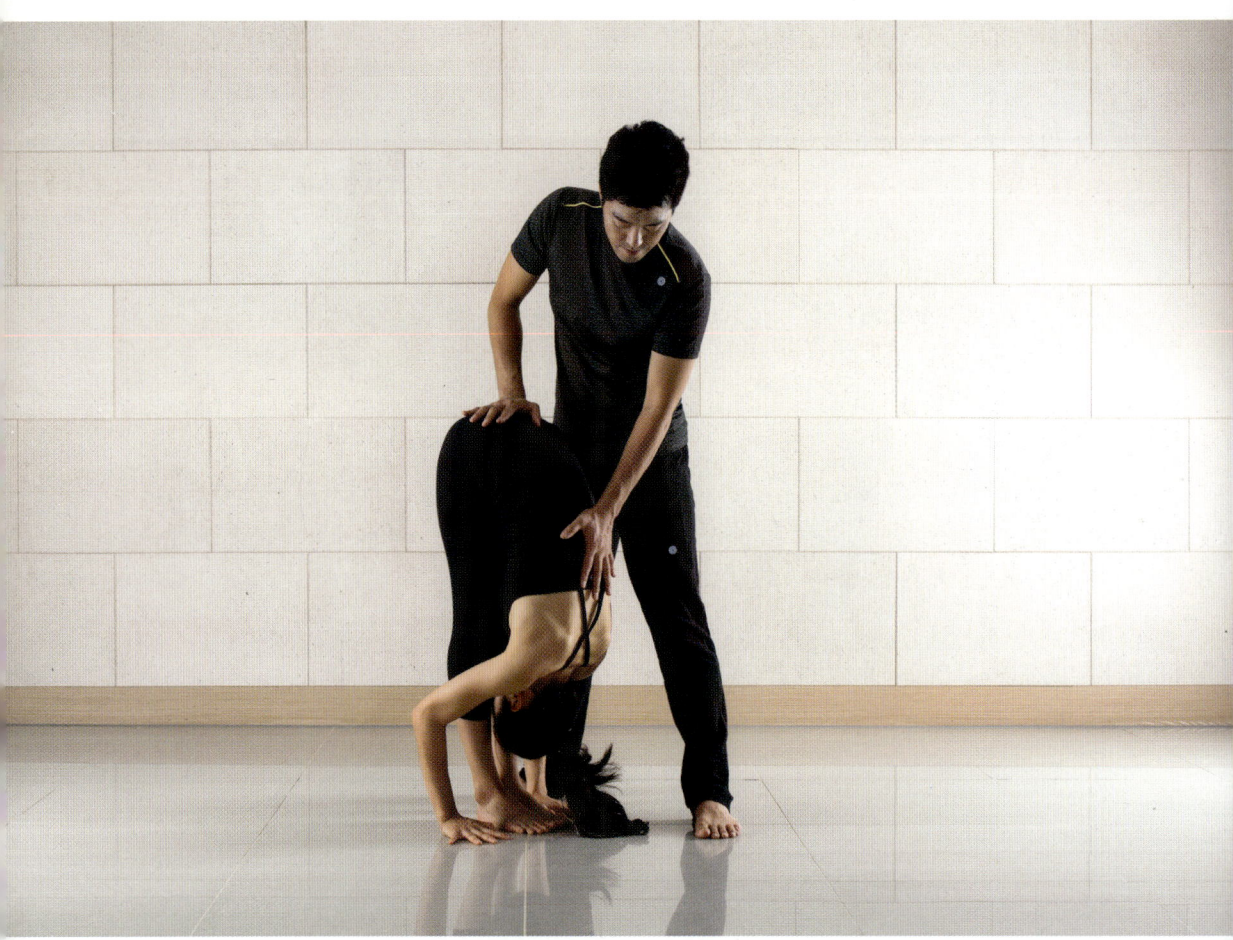

우따나사나 (Uttanasana)
앞전굴

▶티칭
- 오른손을 천골에 올려놓고 바닥 쪽으로 눌러준다. 왼손은 학생의 척추를 가볍게 눌러 앞으로 좀 더 숙일 수 있게 도와 준다.

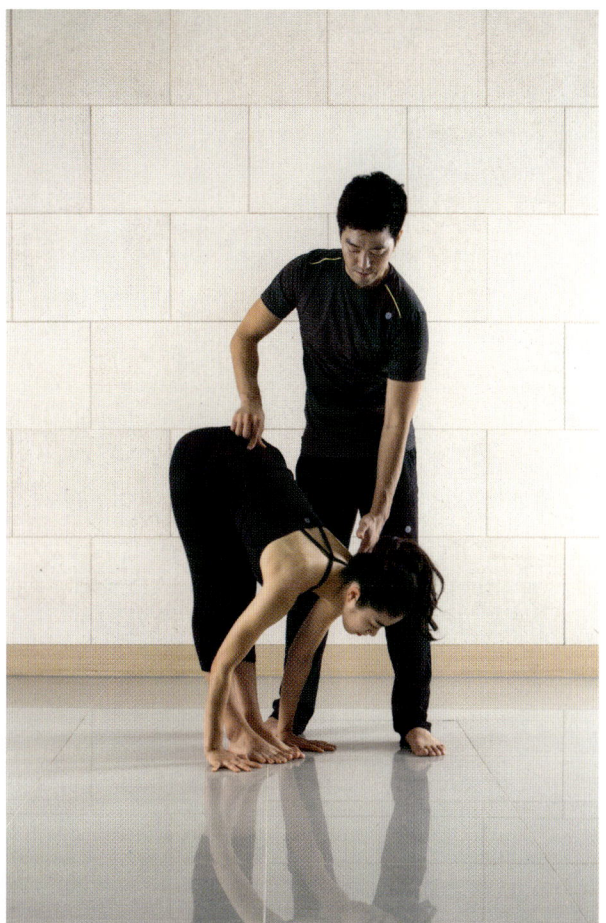

▶티칭
- 허리가 잘 펴지지 않는 부분을 학생이 인지하도록 손 끝으로 눌러주고 학생의 허리가 곧게 펴질 수 있도록 도와준다.

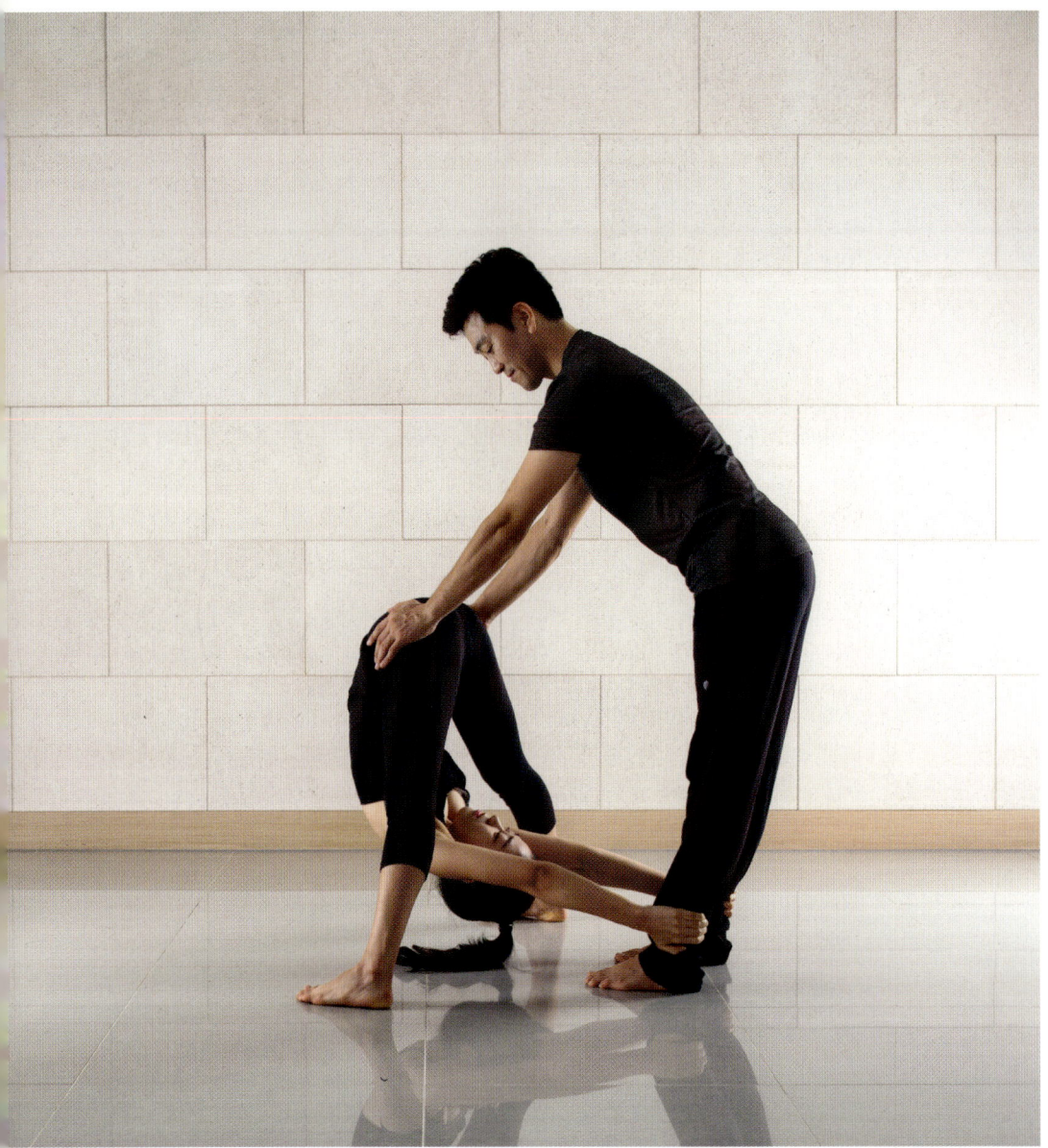

프라사리타 파도타나사나 (Prasarita Padottanasana)
발을 밖으로 펼친 강한 스트레칭 자세

▶ 티칭
- 두 손으로 학생의 골반을 잡아주며 학생이 선생님의 발목을 잡을 수 있게 해준다.
- 선생님은 조금씩 뒤로 걸어가 학생의 팔이 팽팽하도록 만들어 주며 학생이 앞으로 넘어지지 않도록 골반을 잡아서 중심을 잡도록 해준다.

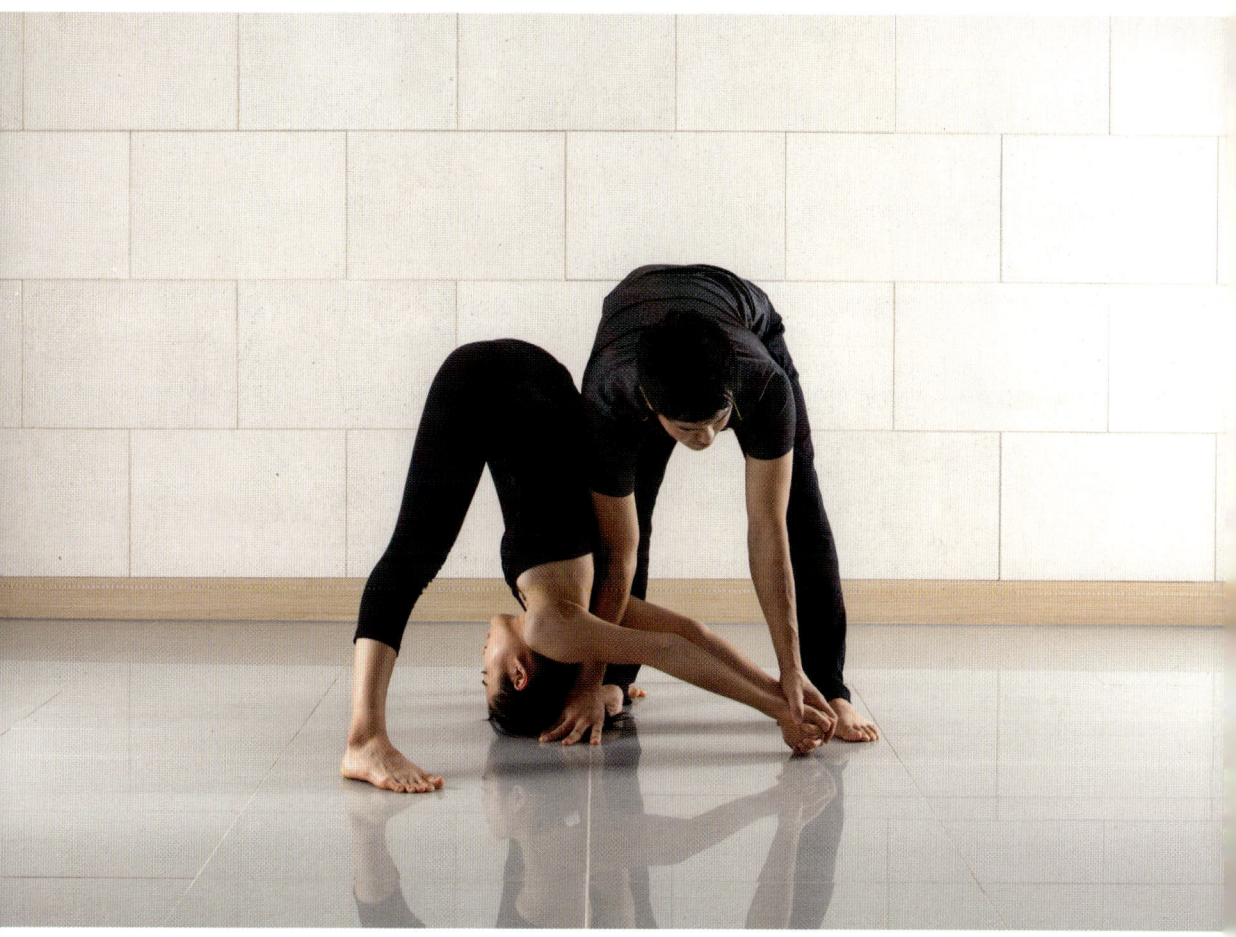

▶티칭
- 오른팔을 척추에 대주며 안쪽으로 상체를 밀어준다.
- 왼손은 학생의 손을 잡고 팔을 바닥 쪽으로 갈 수 있는 만큼 눌러 줘서 더 깊게 숙일 수 있게 도와 준다.

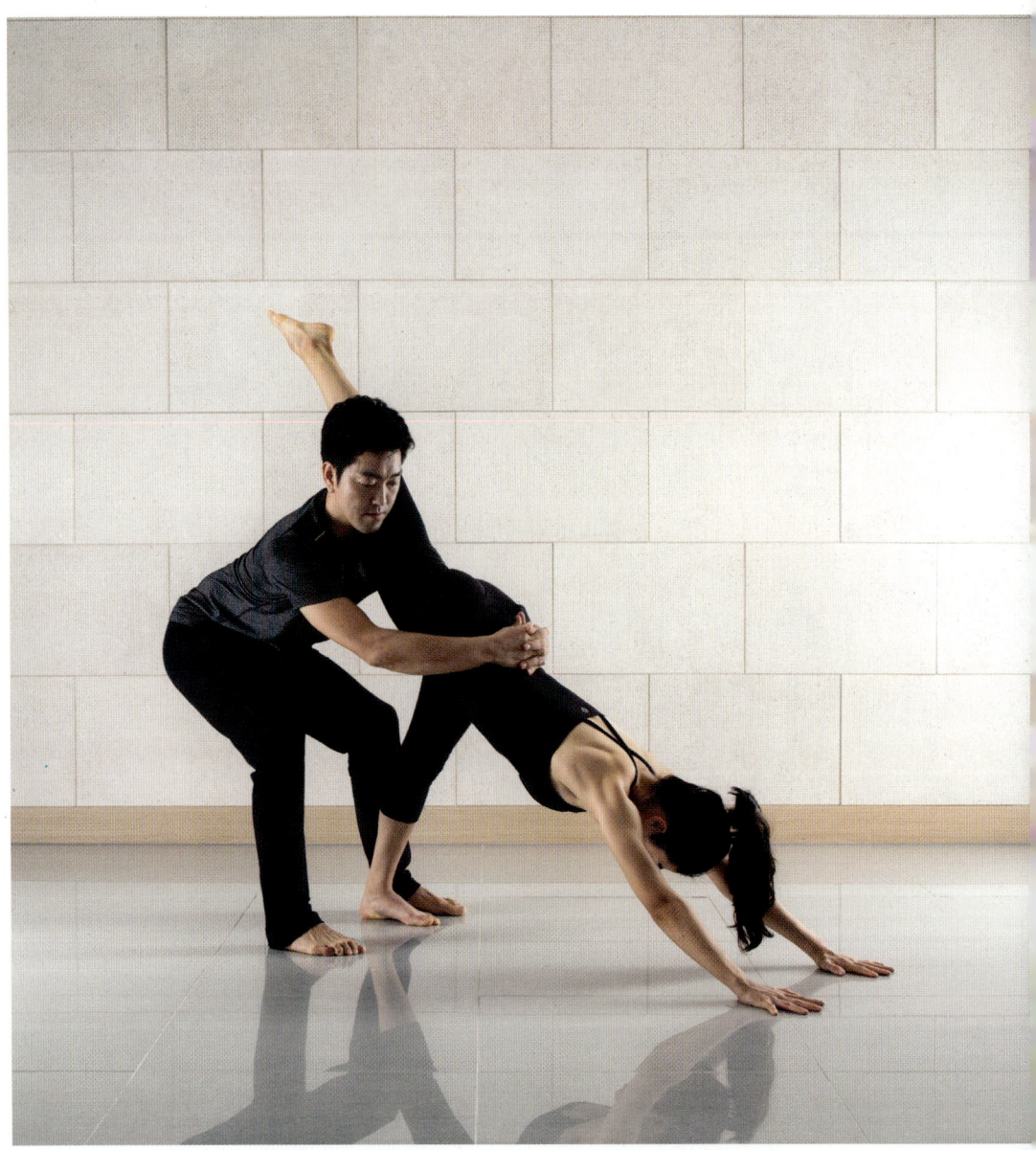

에카 파다 아도무카 스바나사나 (Eka pada Adomukha Svanasana)
견상자세

▶티칭
- 두 손을 깍지 껴서 골반에 걸어주며 선생님의 왼쪽 어깨에 학생의 오른쪽 다리를 걸어준다.
- 깍지 낀 손은 골반을 잡아서 뒤쪽으로 끌어당기며 골반이 틀어지지 않도록 도와준다.

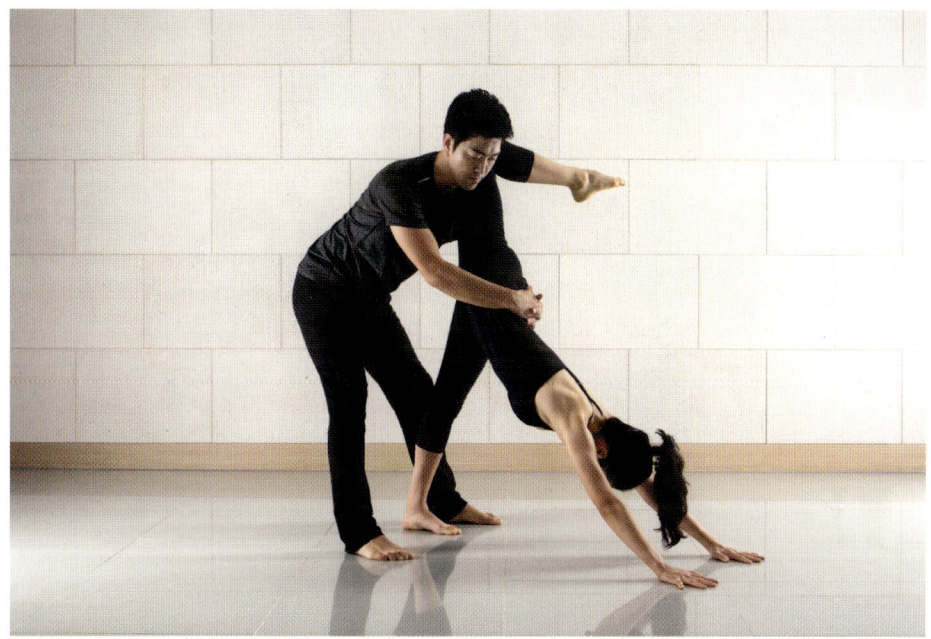

Eka pada Adomukha Svanasana

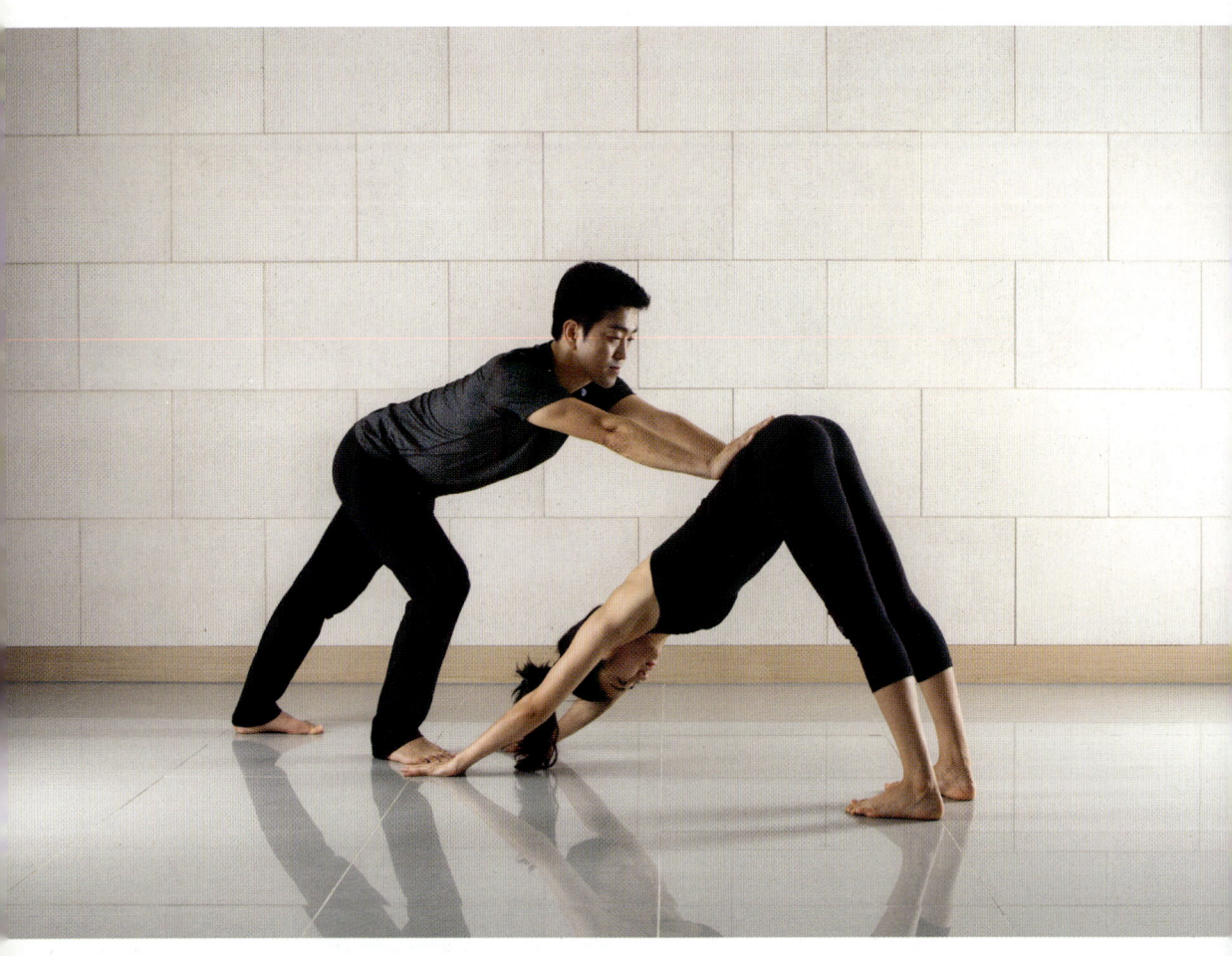

아도 무카 스바나사나 (Adho mukha svanasana)
견상 자세

▶ 티칭
- 선생님은 두 손으로 학생의 골반이 시작되는 부분을 눌러주며 체중을 실어 60도 대각선으로 밀어서 학생의 손목과 어깨에 체중이 실리지 않 도록 하며 다리 뒤쪽의 근육을 늘릴 수 있게 도와준다.

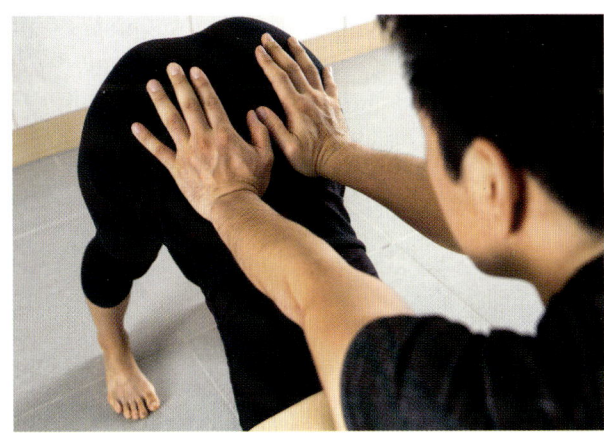

▶ 티칭
- 두 손으로 허벅지를 잡아서 뒤쪽 60도 방향으로 당겨준다.
- 두 손은 아킬레스건과 뒷꿈치를 함께 잡아 바닥 쪽으로 눌러준다.

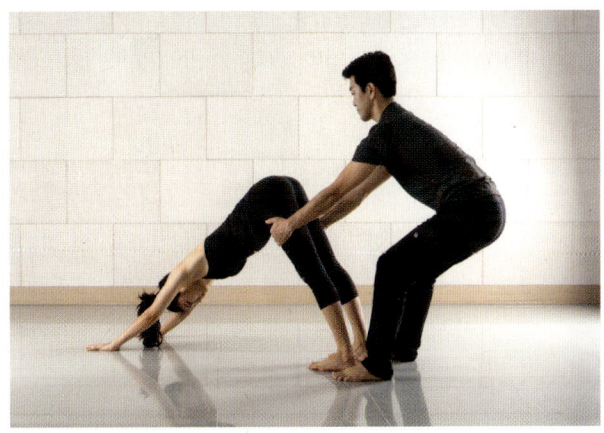

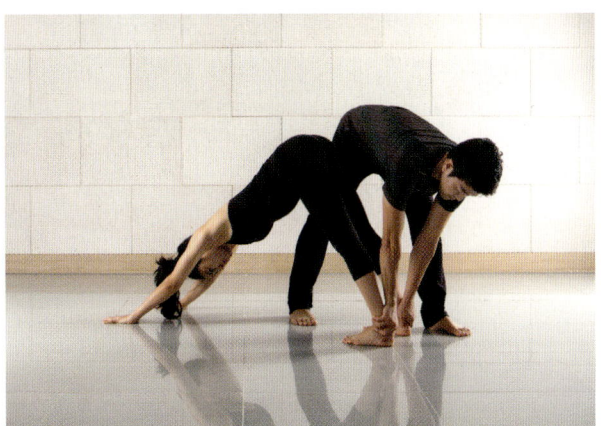

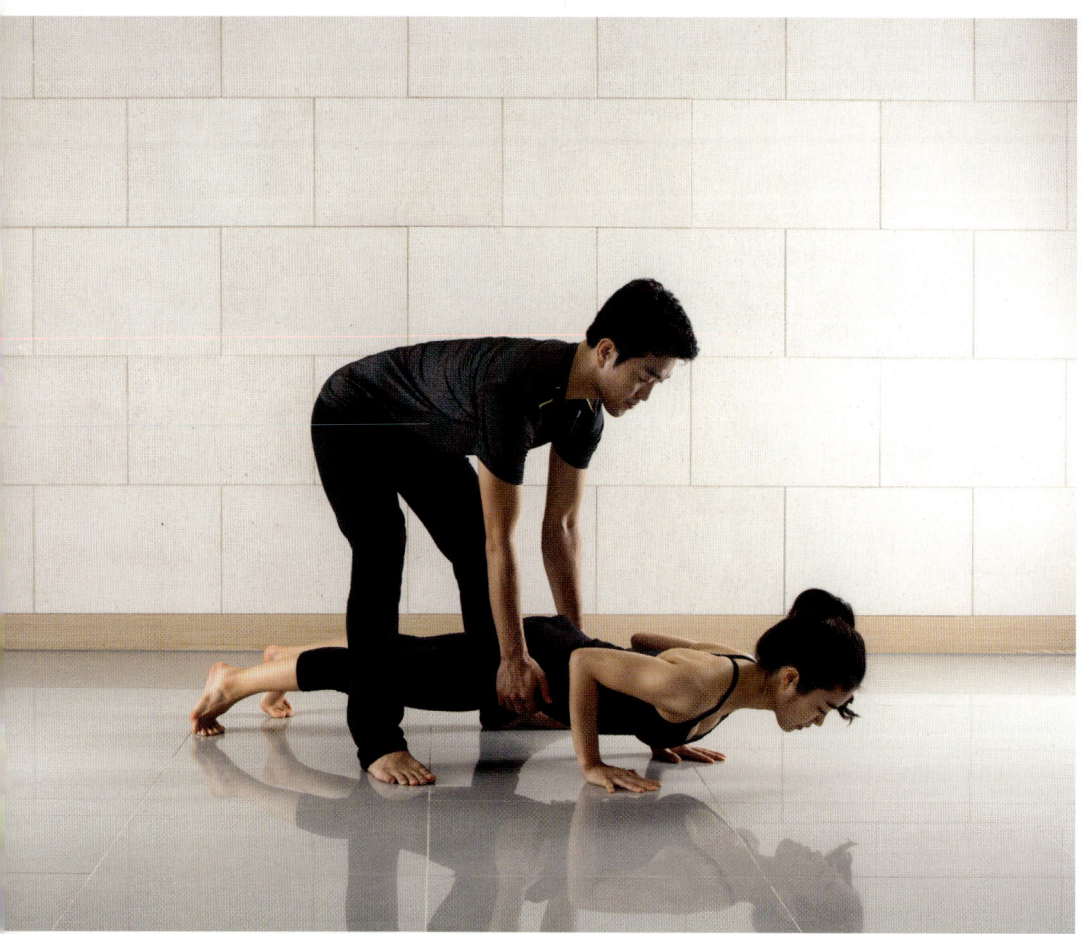

차투랑가 단다사나 (Chaturanga Dandasana)
▶티칭
- 두 손은 골반을 잡아주며 학생의 몸과 바닥이 수평이 되도록 도와준 다. 이 때 팔은 직각이 되도록 한다.

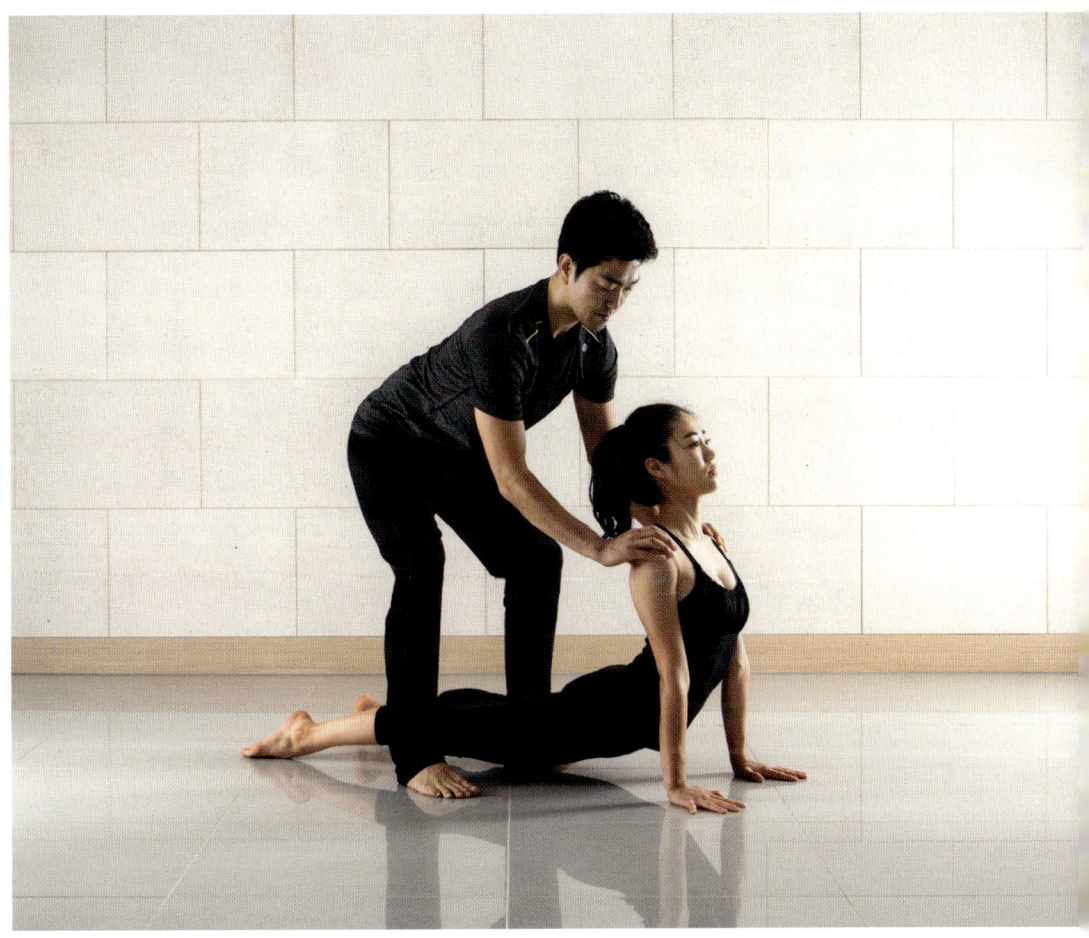

우르드바 무카 스바나사나 (Urdhva mukha svanasana)

▶티칭
- 선생님은 어깨를 두 손으로 잡아 바깥쪽으로 원을 그리며 어깨를 열어주고 가슴을 확장시켜 준다.

※ 주의사항 : 선생님이 학생의 상체를 뒤로 당기면 허리가 아플 수 있으므로 이를 주의한다.

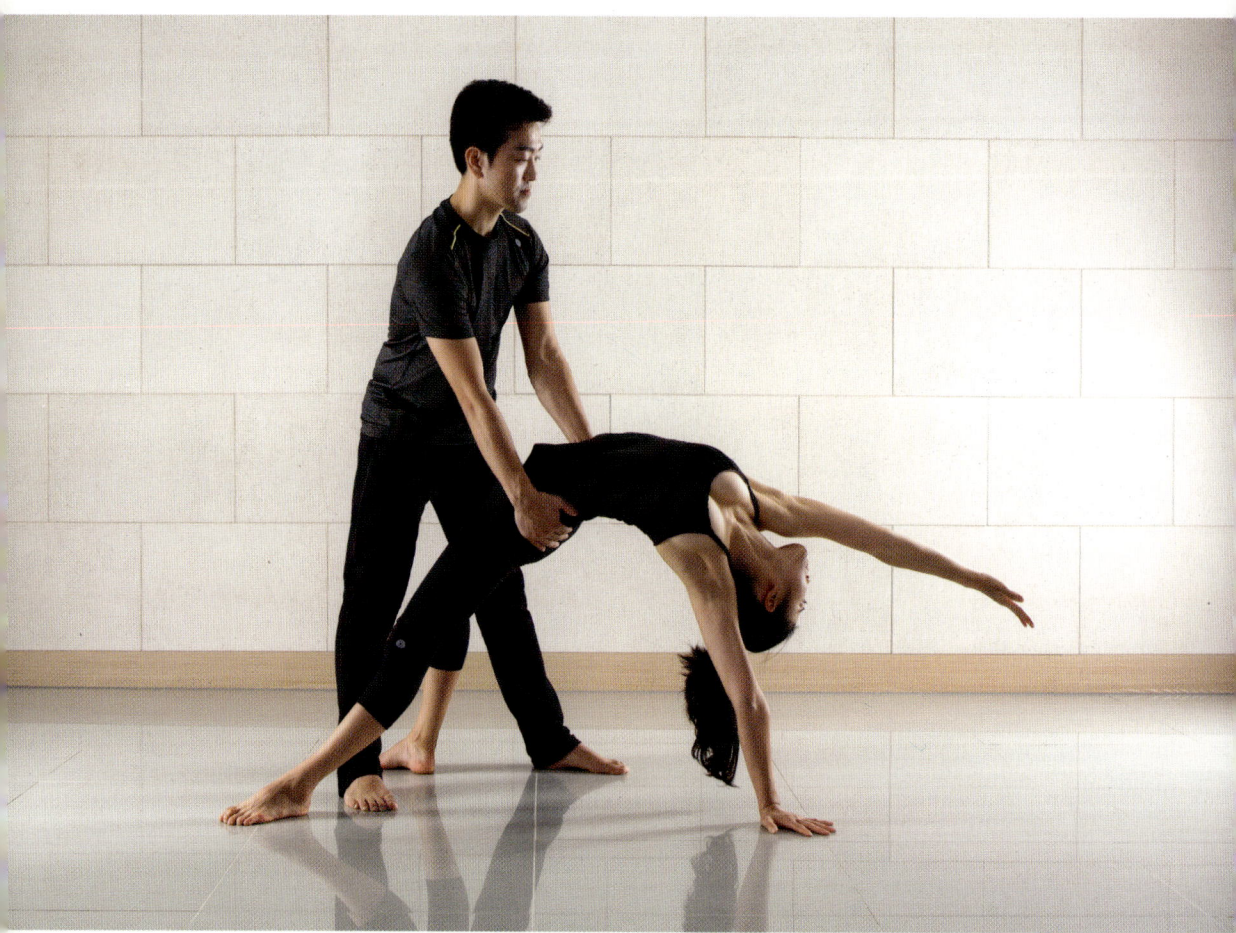

우르드바 다누라사나 (Urdhva dhanurasana)

▶티칭
- 두 손은 골반을 잡아주며 위쪽으로 끌어올려 주고 발끝이 바닥에 닿도록 하며 척추가 자연스럽게 아치가 되도록 도와준다.

PELVIS DIET YOGA · 골반 다이어트 요가

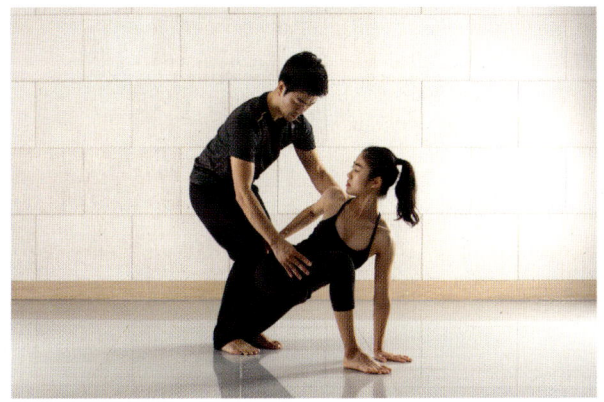

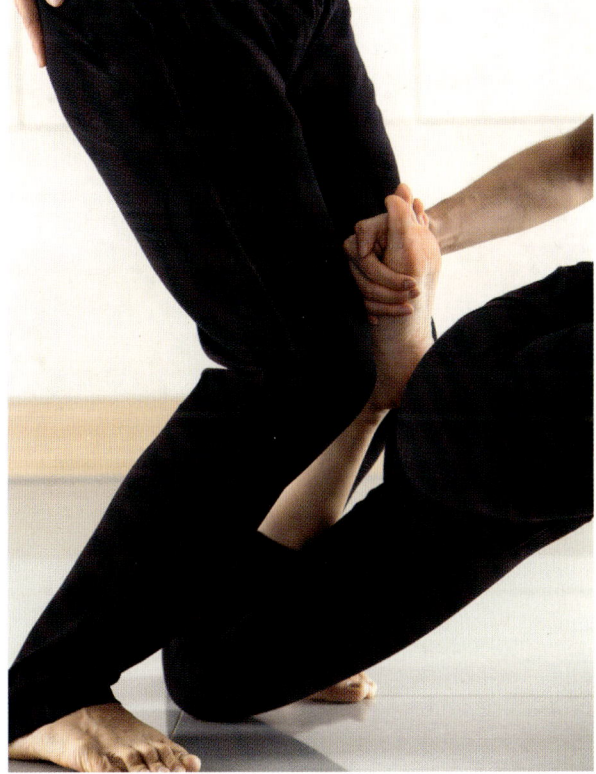

▶티칭
- 두 무릎은 학생의 발목을 걸어주며 엉덩이 쪽을 향해 가볍게 밀어준다. 이때 학생의 골반이 틀어지지 않도록 잡아준다.

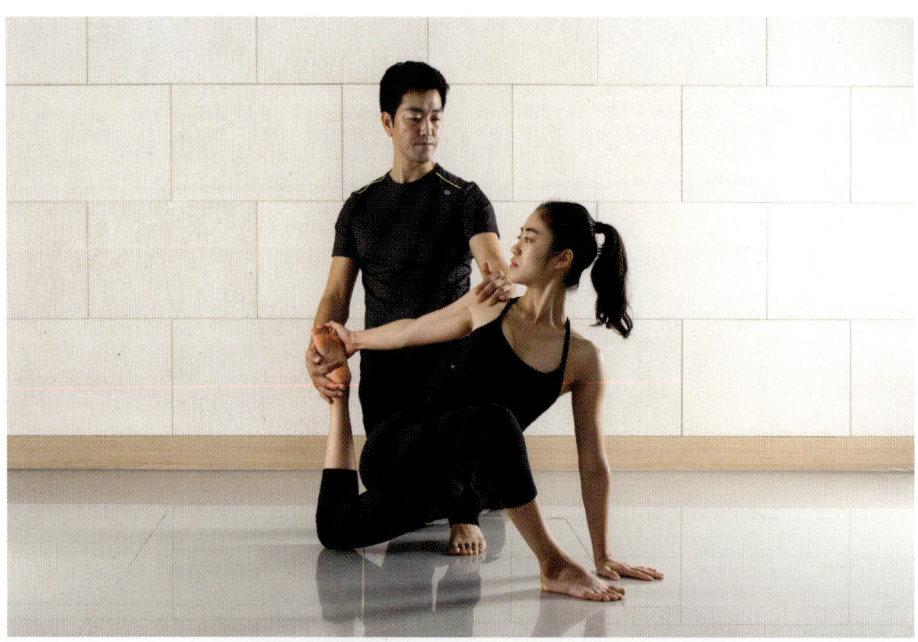

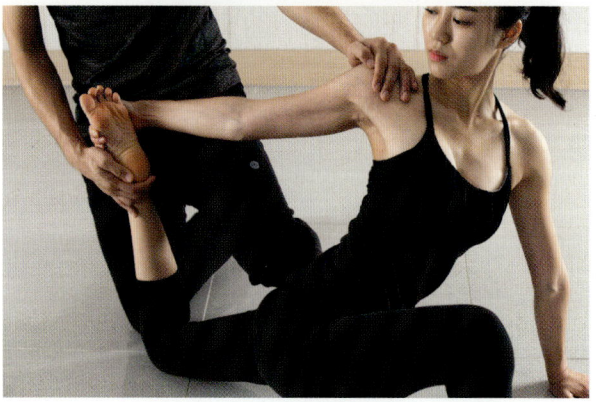

▶티칭
- 왼쪽 무릎으로 천골을 눌러 골반을 앞으로 밀어주고 발목을 잡은 손은 뒤로 당겨서 가슴을 열어준다.

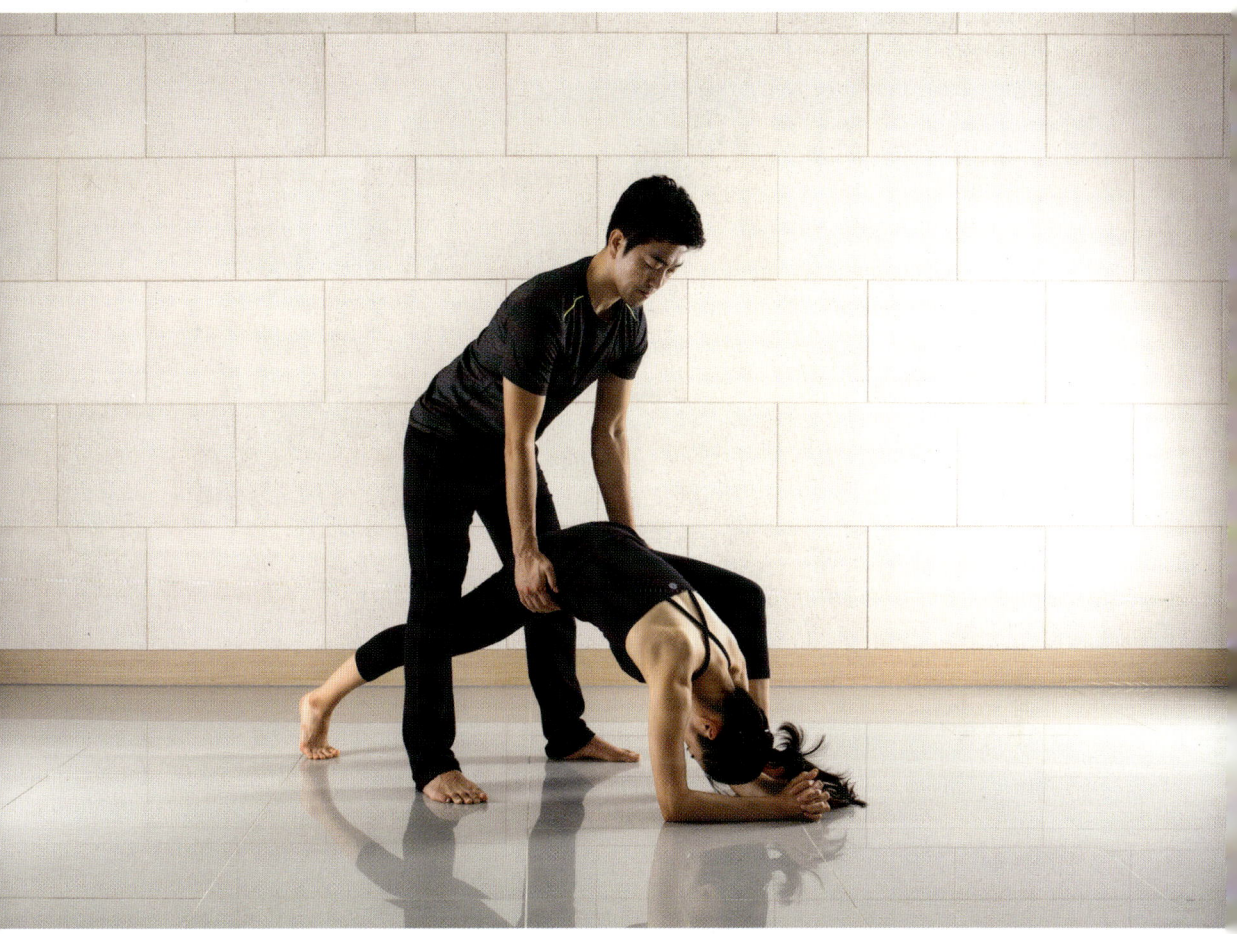

▶티칭
- 두 손은 양쪽 골반을 가볍게 잡아 위로 들어올리며 고관절을 스트레칭 되도록 도와주며 앞에 있는 무릎이 직각이 되도록 한다.

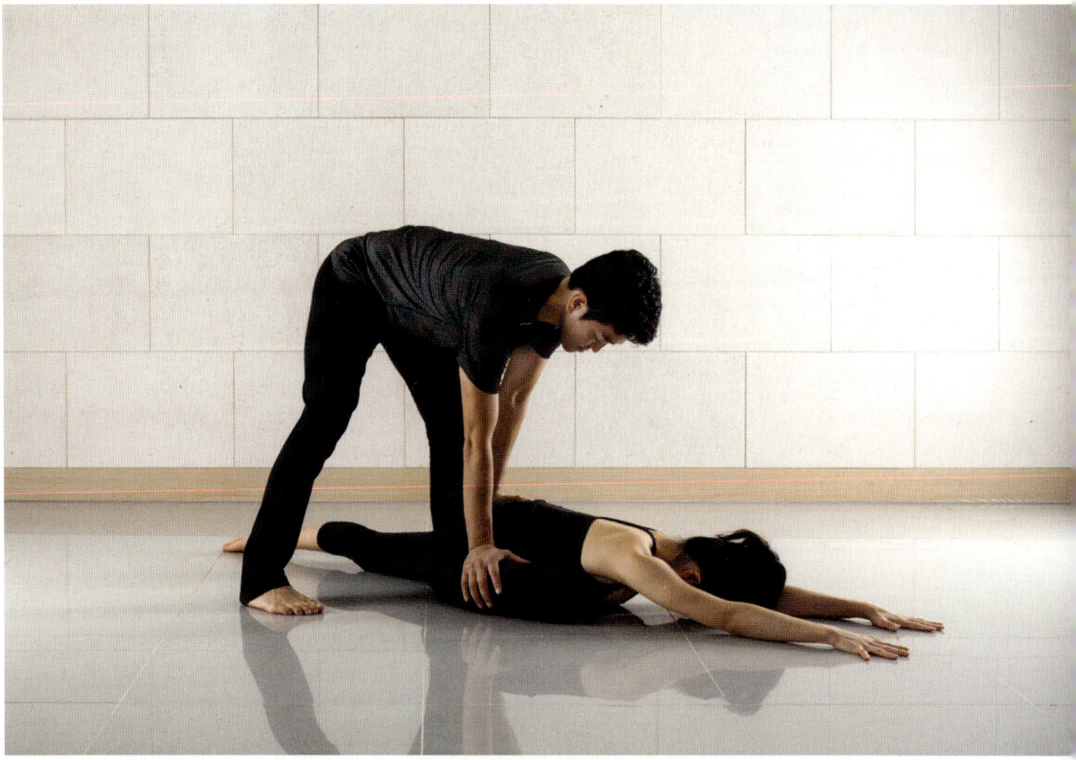

에카 파다 라자카포타사나 (Eka pada rajakapotasana)

▶티칭
- 왼쪽 무릎으로 천골을 눌러 골반을 앞으로 밀어주고 발목을 잡은 손은 뒤로 당겨서 가슴을 열어준다.

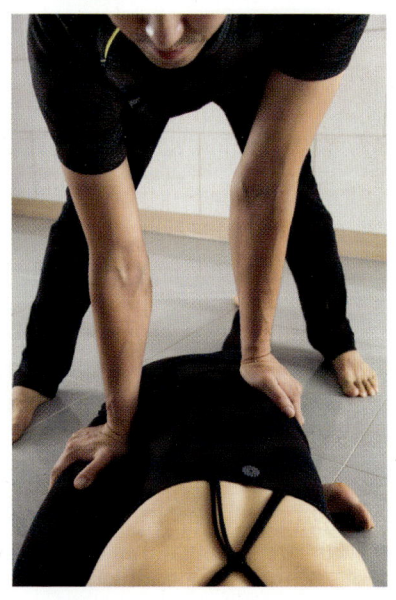

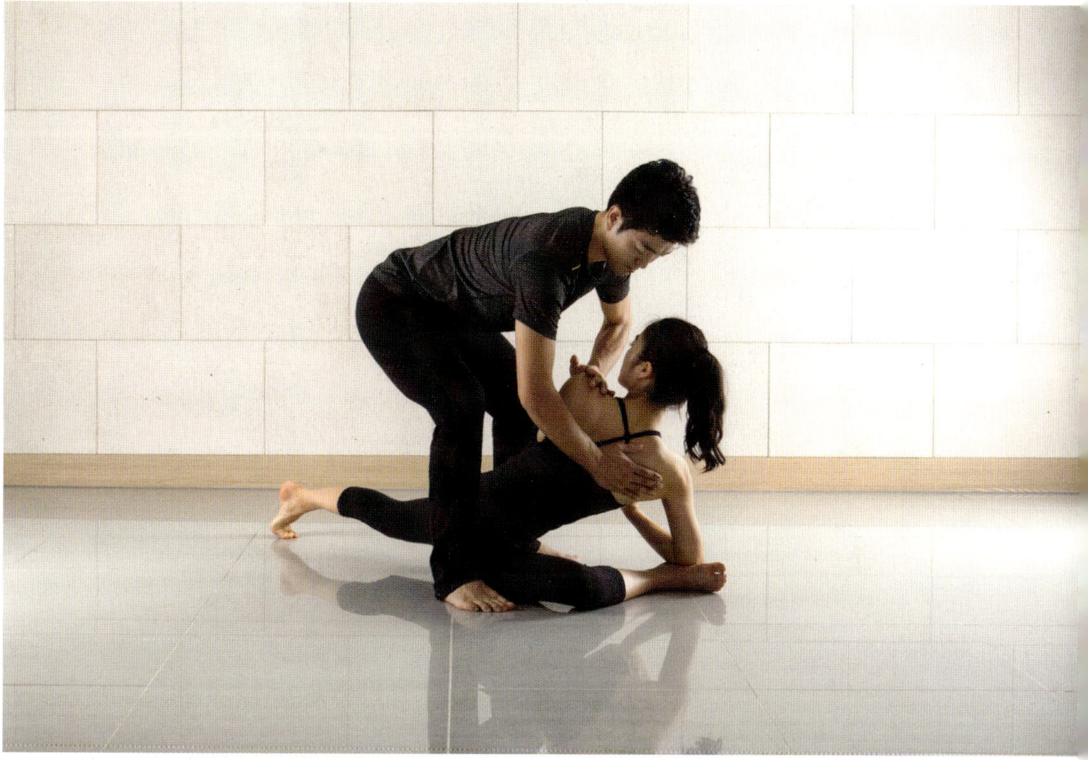

PELVIS DIET YOGA · 골반 다이어트 요가

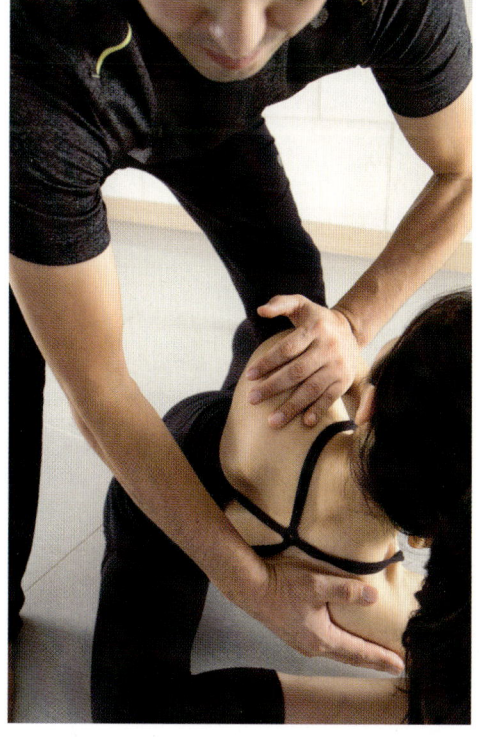

▶티칭
– 선생님은 오른손으로 학생의 오른쪽 견갑골을 잡아 밀어주고 왼손으로 어깨를 잡아 트위스트 시켜준다.

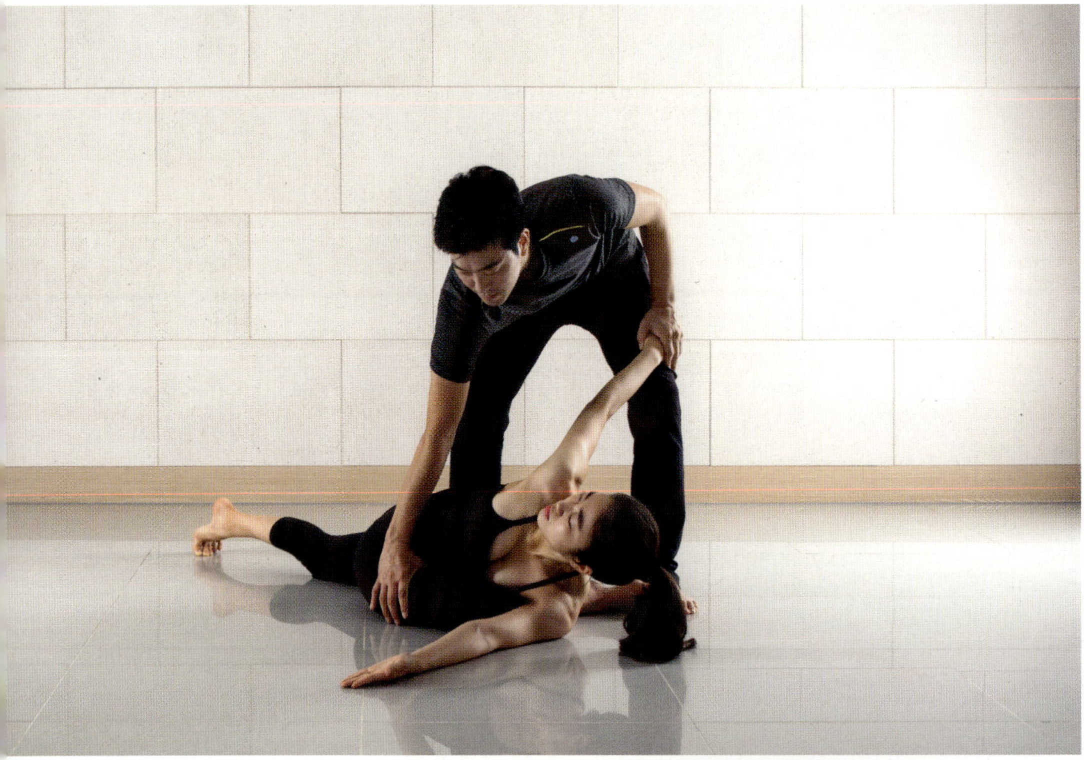

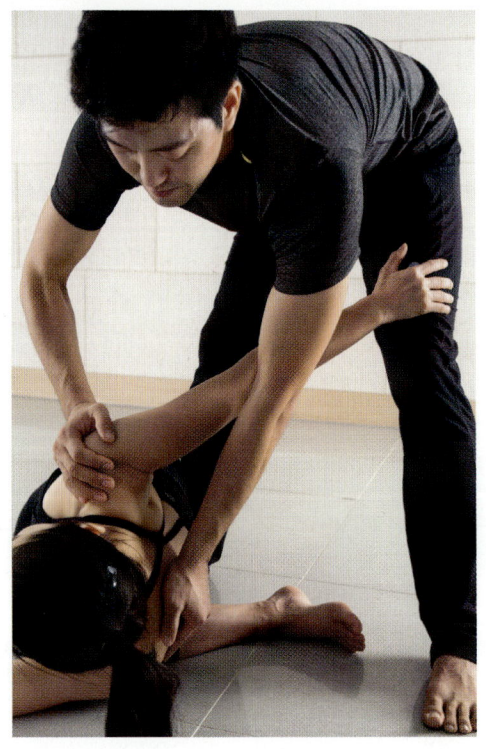

▶티칭
- 오른손으로 학생의 허벅지 안쪽 근육을 잡아 바깥쪽으로 돌려준다.
- 학생은 오른손을 이용해 선생님의 허벅지를 잡아주며 몸을 트위스트 시켜준다.

PELVIS DIET YOGA · 골반 다이어트 요가

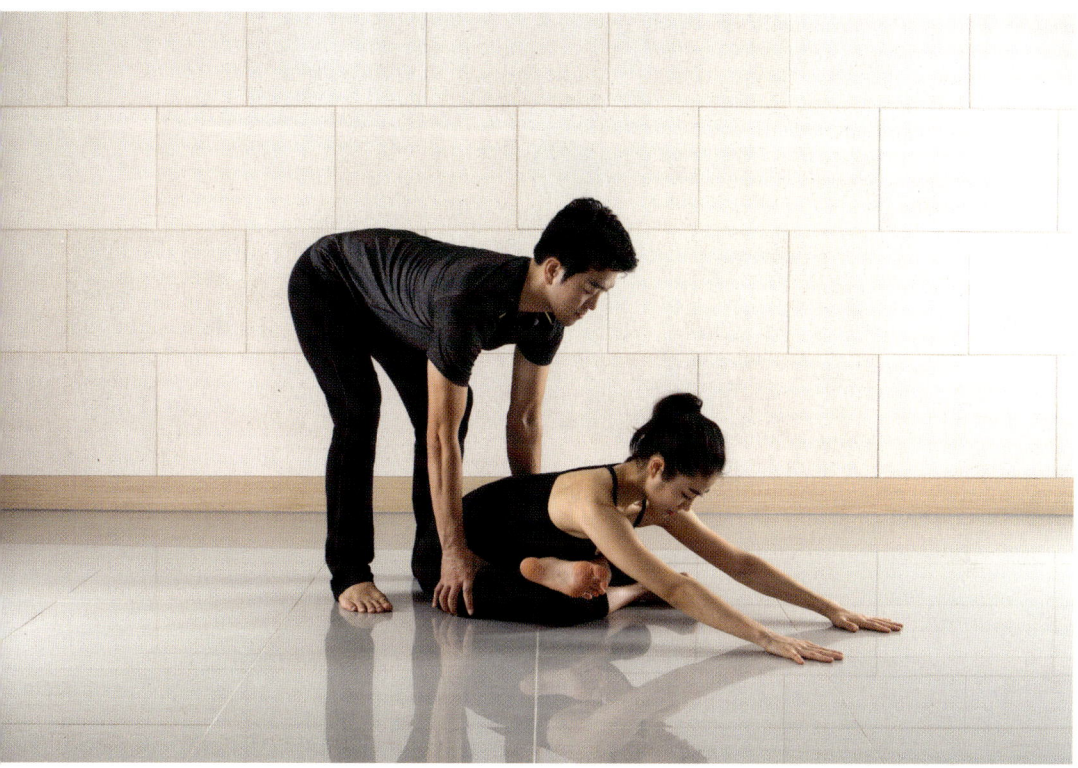

아그니스엠바사나 (Agnistambhasana)
▶티칭
- 선생님은 두 손을 이용해 학생의 허벅지 안쪽 근육을 바깥쪽으로 열어주며 고관절의 근육이 풀어질 수 있도록 도와준다.

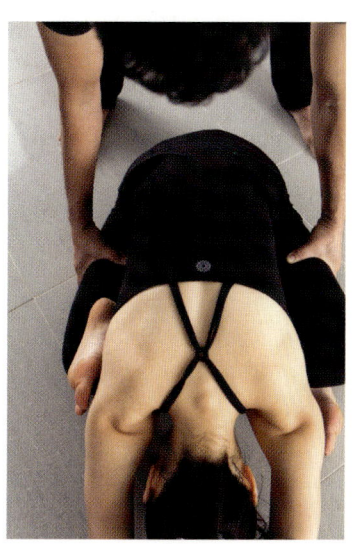

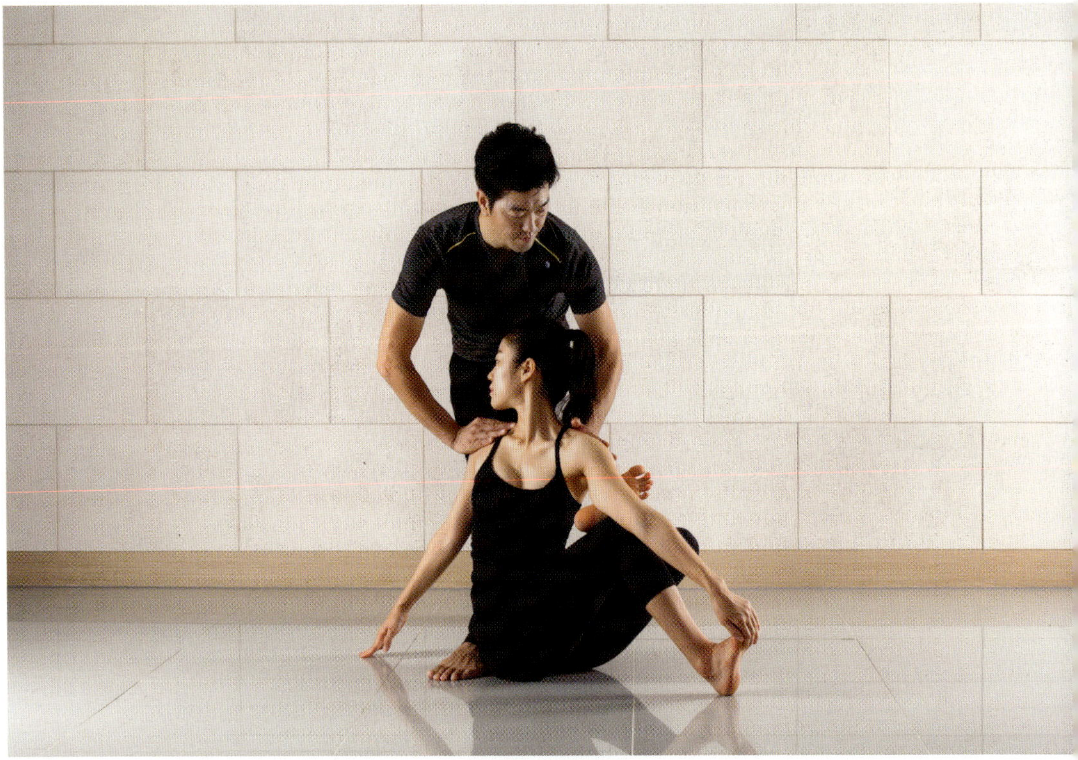

아르다 맛시엔드라사나 (Ardha matsyendrasana)

▶티칭
- 선생님은 다리를 이용해 학생의 척추를 받쳐서 반듯하게 펴지도록 도와준다.
- 두 손을 이용해 어깨와 견갑골을 잡아서 밀어주며 몸을 트위스트 시켜준다.

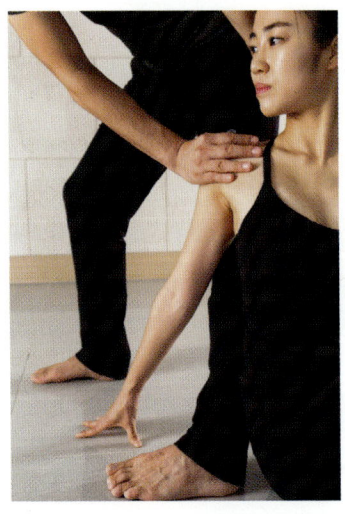

PELVIS DIET YOGA · 골반 다이어트 요가

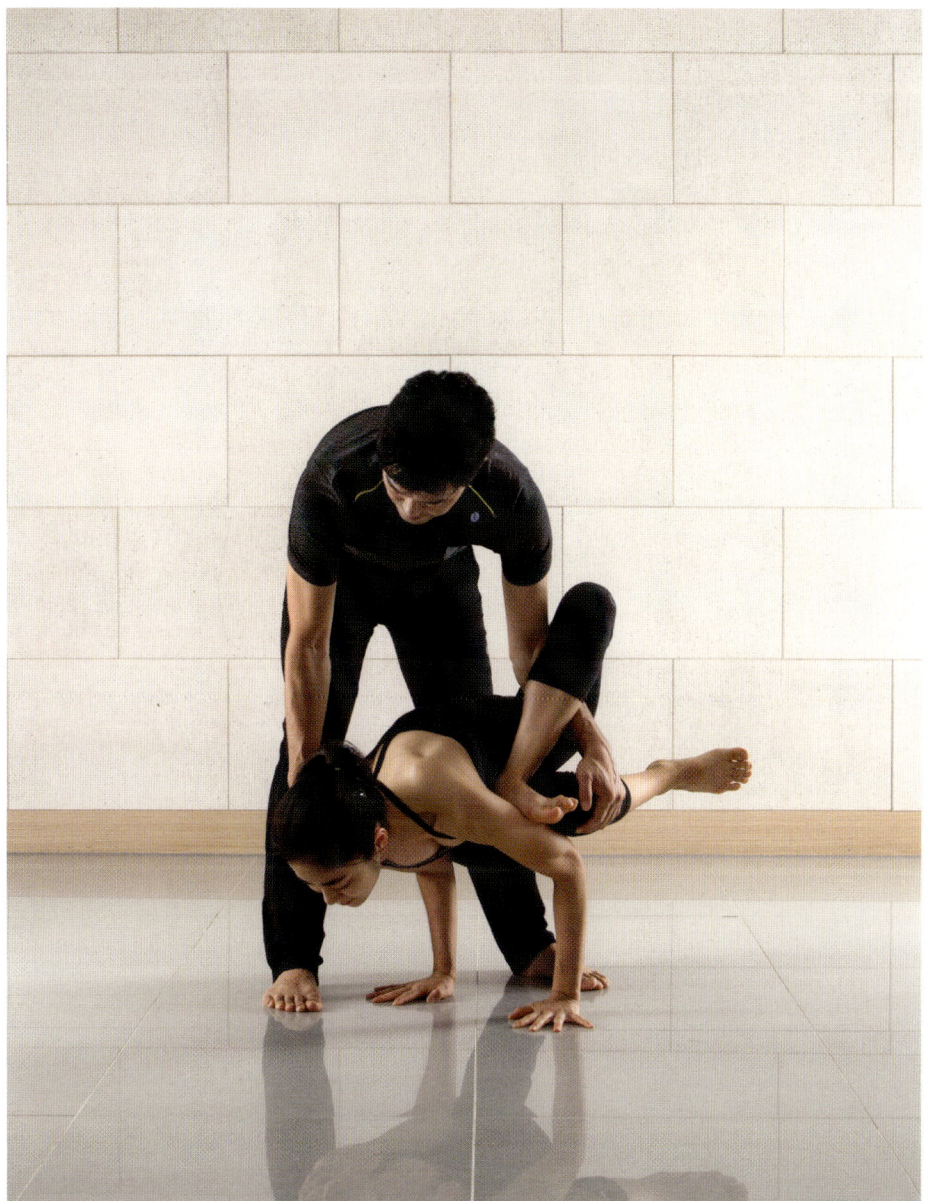

우따나 프라시타사나 (Uttana Prasithasana)

▶ 티칭

- 오른손은 학생의 어깨를 잡아주며 중심을 잃지 않도록 하고 왼손은 다리 사이로 넣어 아래쪽 다리의 무릎이나 허벅지를 잡아 몸을 들어올릴 수 있게 도와준다.

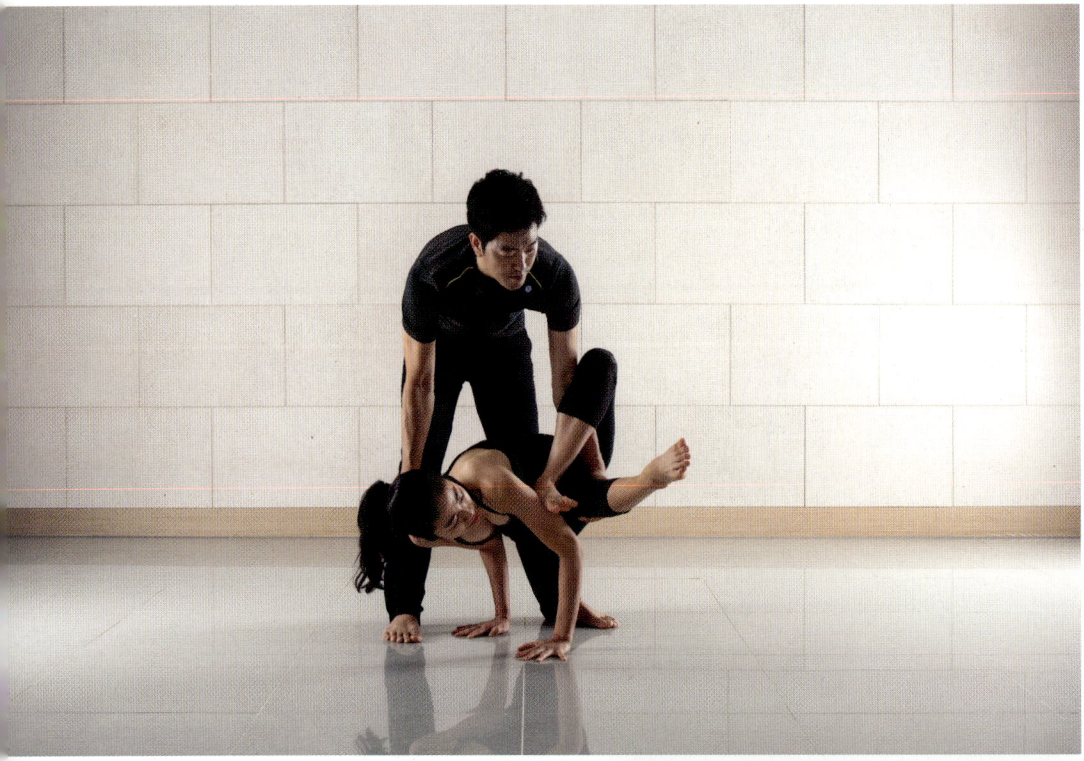

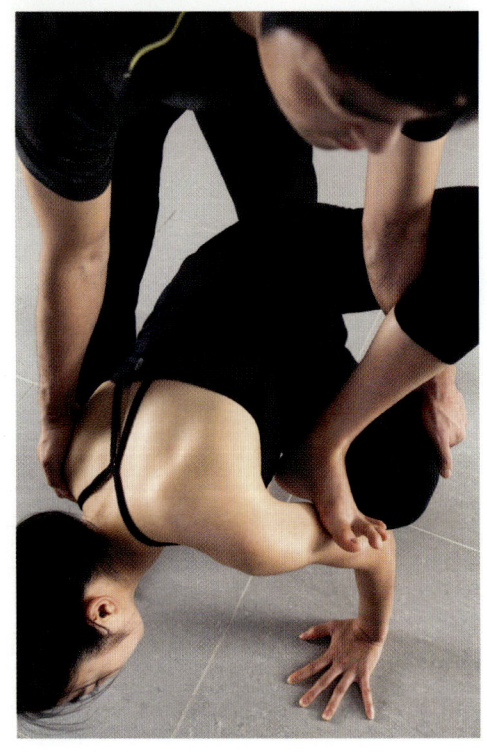

PELVIS DIET YOGA · 골반 다이어트 요가

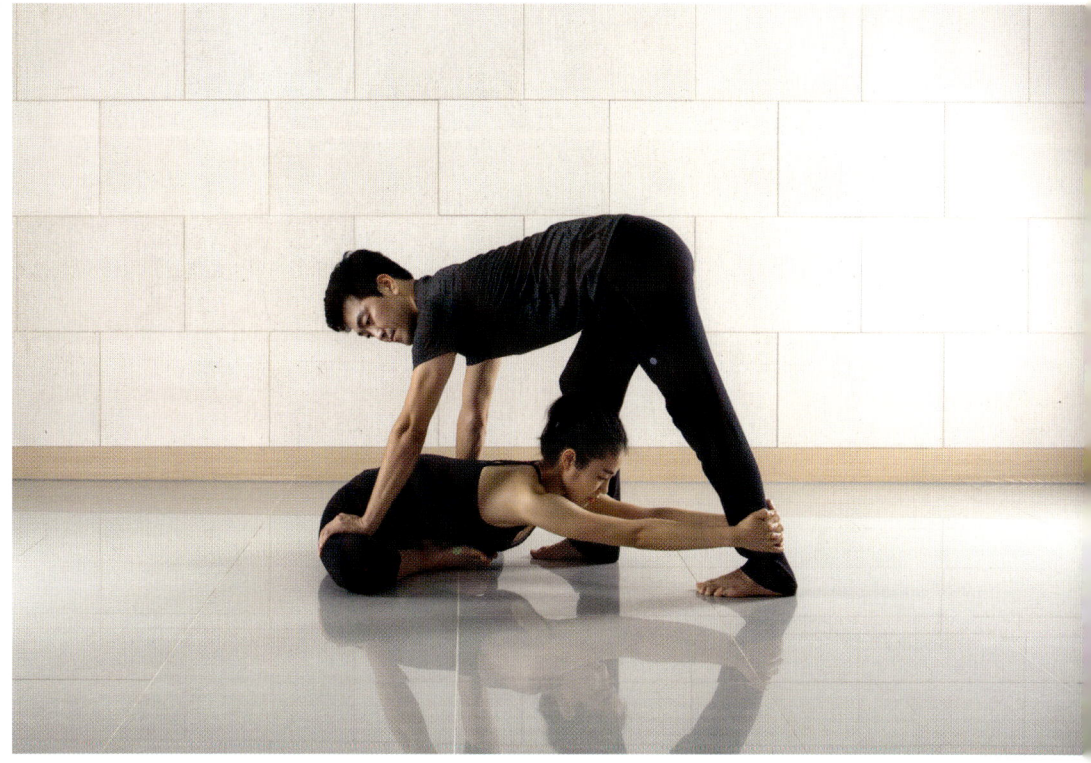

바다 코나사나 (Baddha konasana)
▶티칭
- 두 손으로 학생의 허벅지를 잡고 근육을 바깥쪽으로 열어 골반이 열리도록 도와준다.
- 학생은 선생님의 뒤에 있는 발을 깍지 껴 잡아준다. 선생님은 다리를 뒤로 보내며 팔과 척추가 늘어

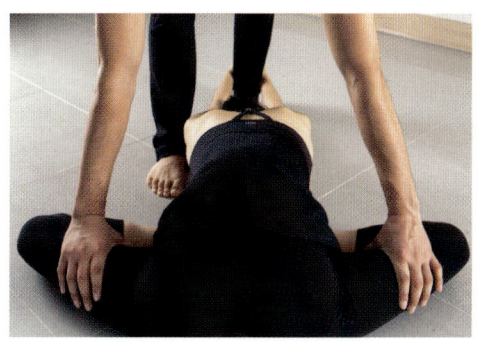

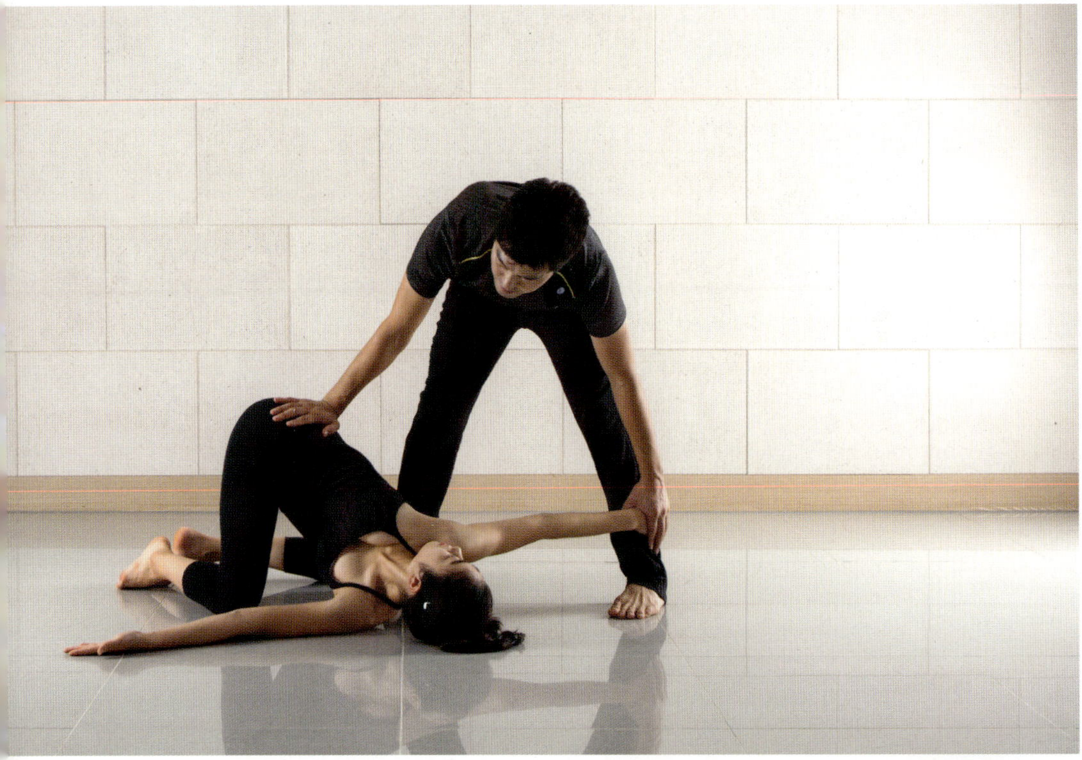

▶티칭
- 학생은 몸을 트위스트하여 오른손으로 선생님의 발목이나 종아리를 잡아 주고 좀 더깊이 트위스트 한다.

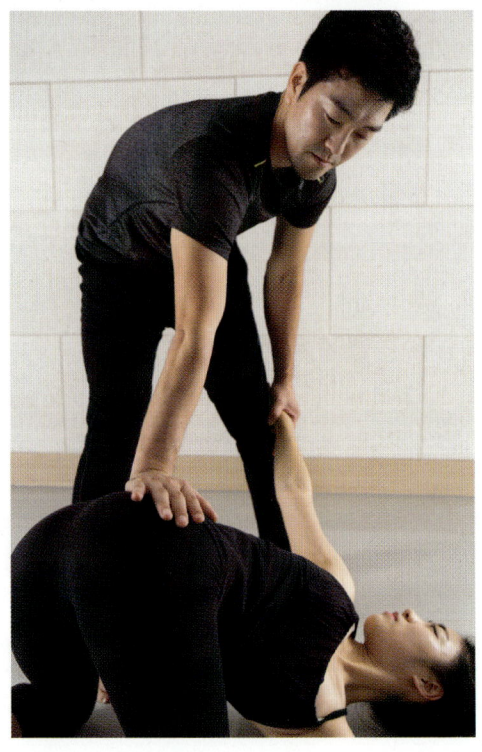

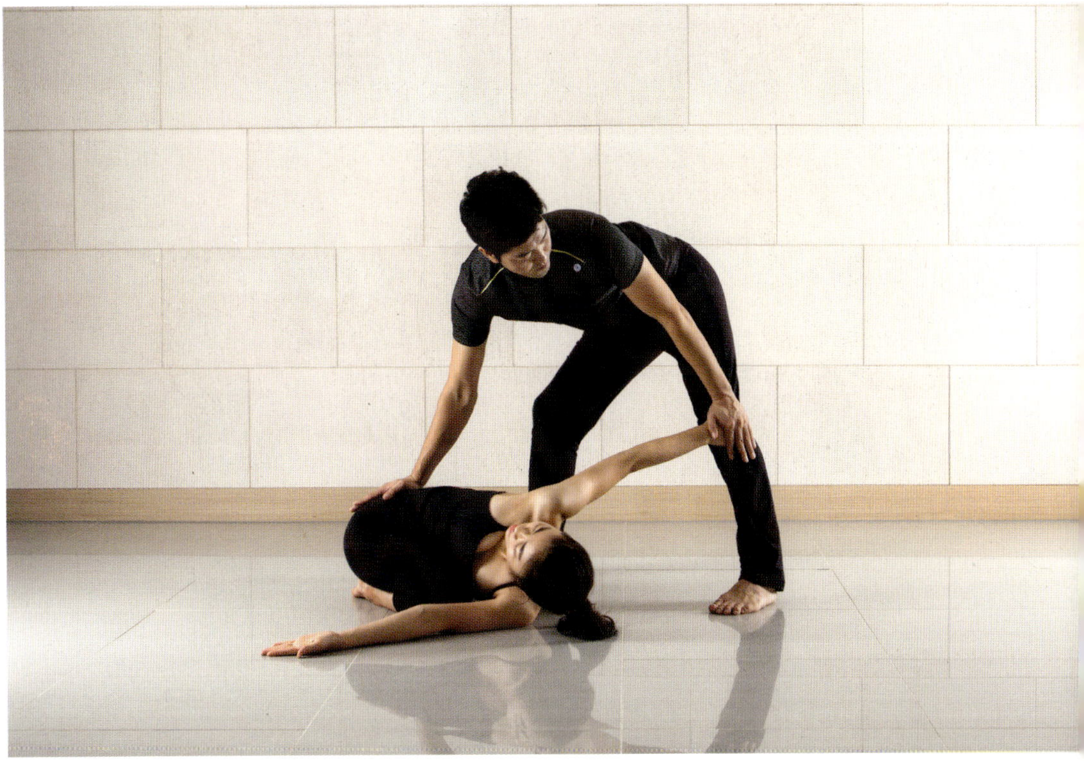

발라사나 (Balasana)

▶티칭
- 선생님은 오른쪽 골반을 눌러 엉덩이가 뒤꿈치에 닿도록 아래로 눌러준다.

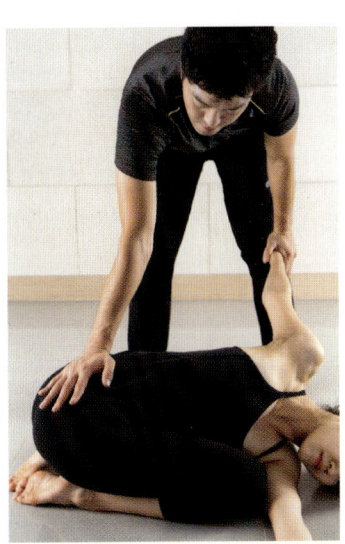

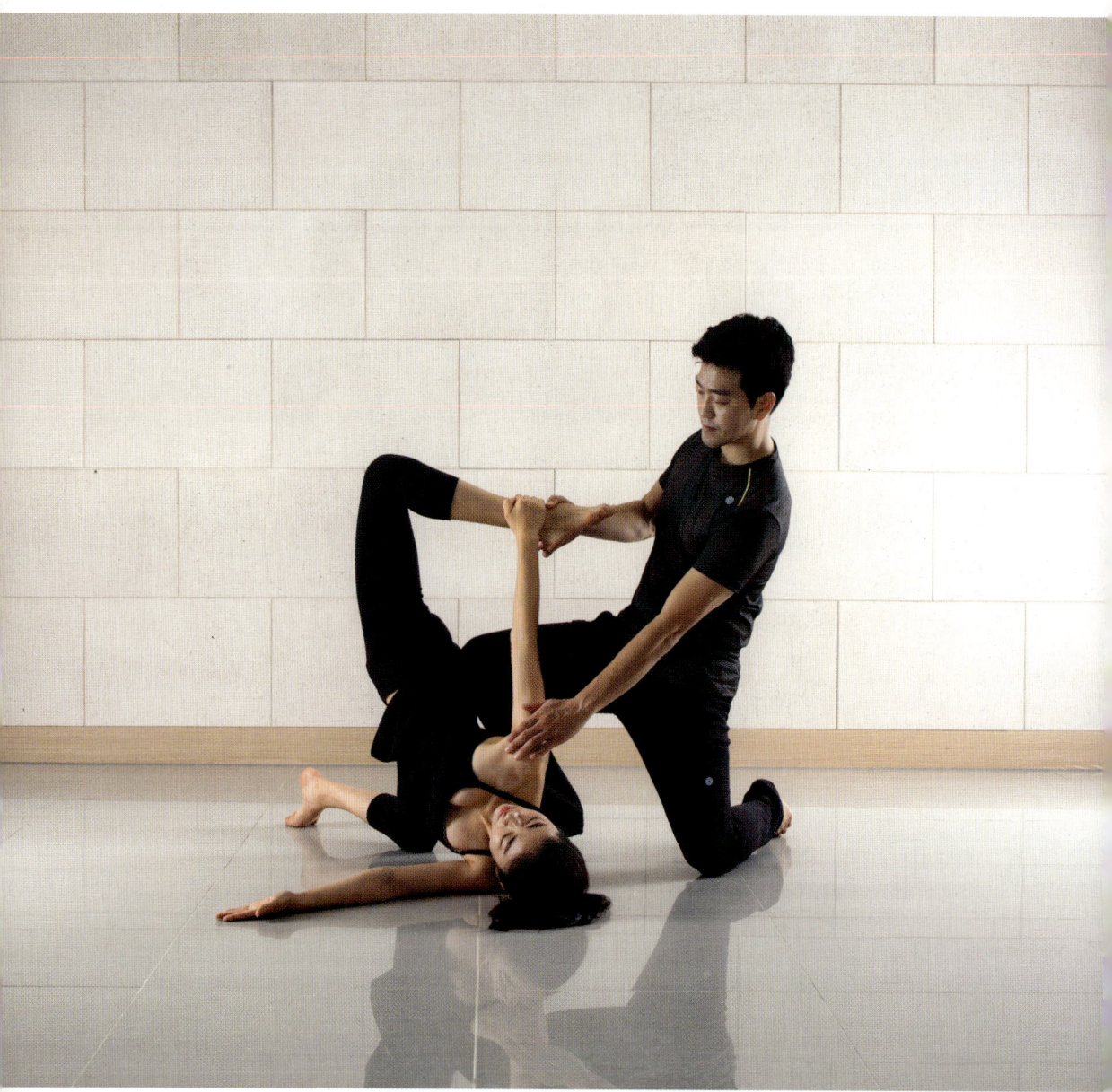

▶티칭
- 선생님은 무릎으로 학생의 천골을 눌러 앞쪽으로 밀어주며 발목을 잡은 손을 뒤로 당겨서 활자세를 만들어 준다.

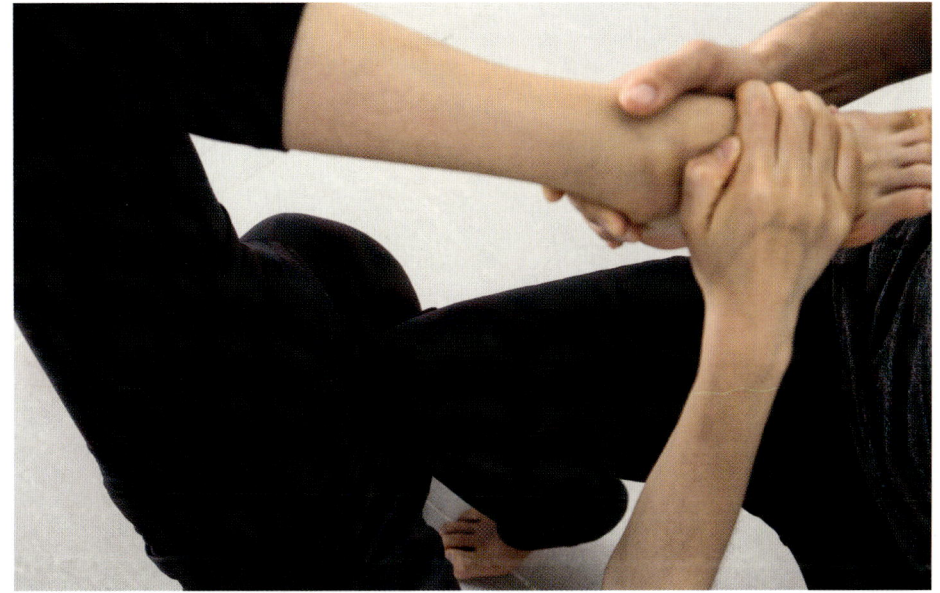

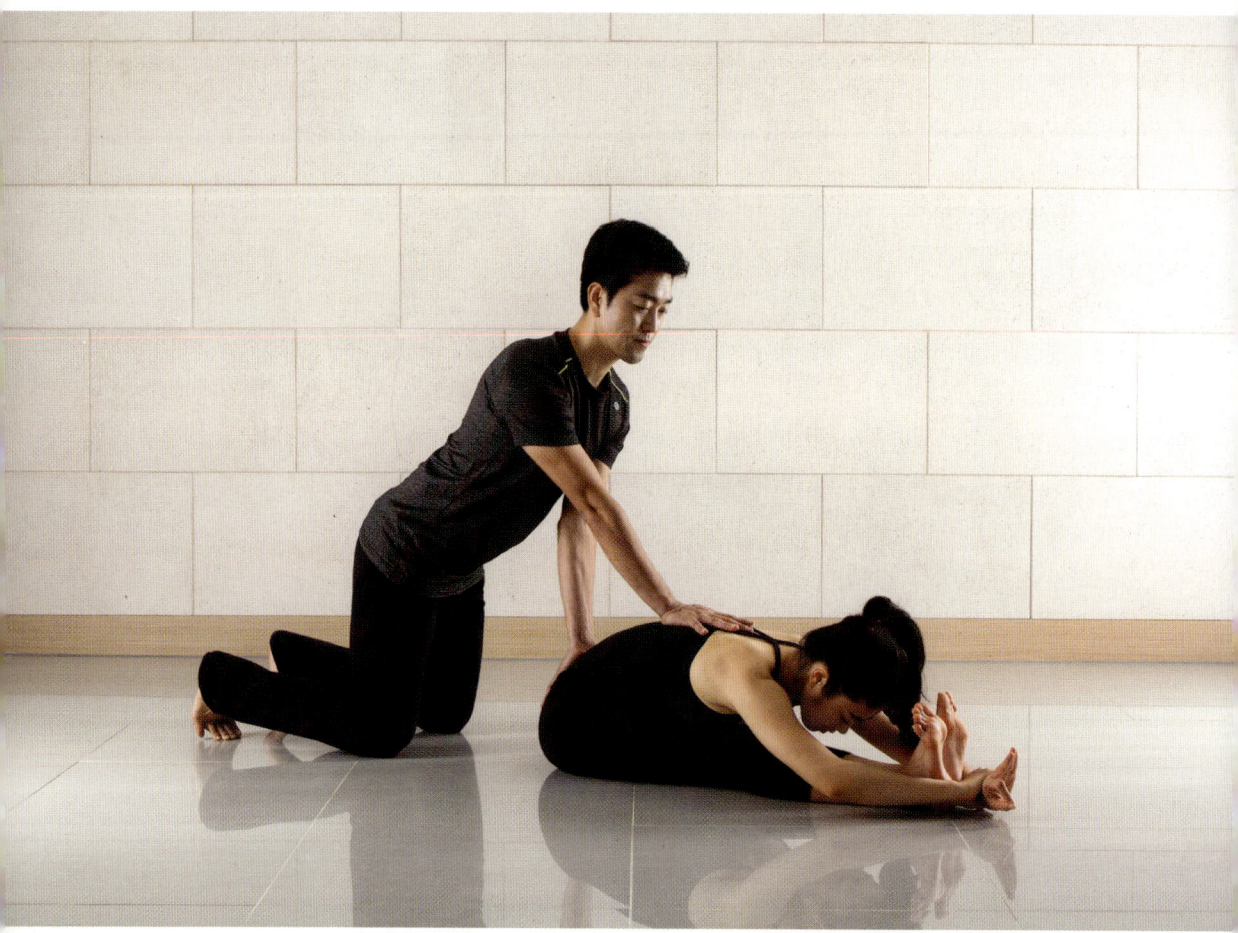

파스치모타나사나 (Paschimothanasana)
앞으로 굽히기 자세

▶티칭
- 왼손은 골반 쪽을 눌러주고 오른손은 등쪽을 눌러 앞으로 밀어주어 학생이 앞으로 좀더 숙일 수 있도록 도와준다.

※주의사항 : 선생님은 무리해서 누르지 않도록 하며 손으로 느껴지는 촉감을 이용해 학생이 긴장하고 있는지 체크한다.

PELVIS DIET YOGA · 골반 다이어트 요가

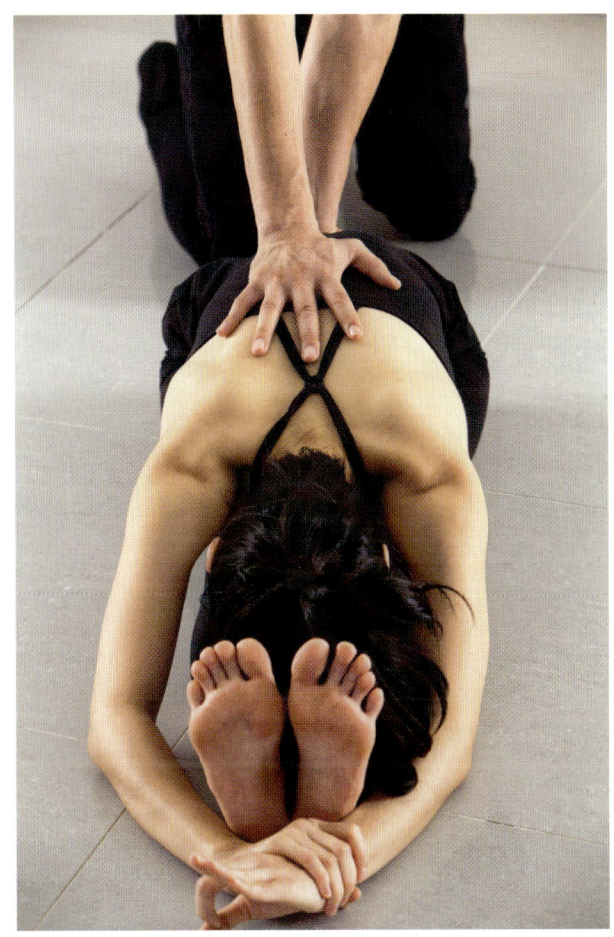

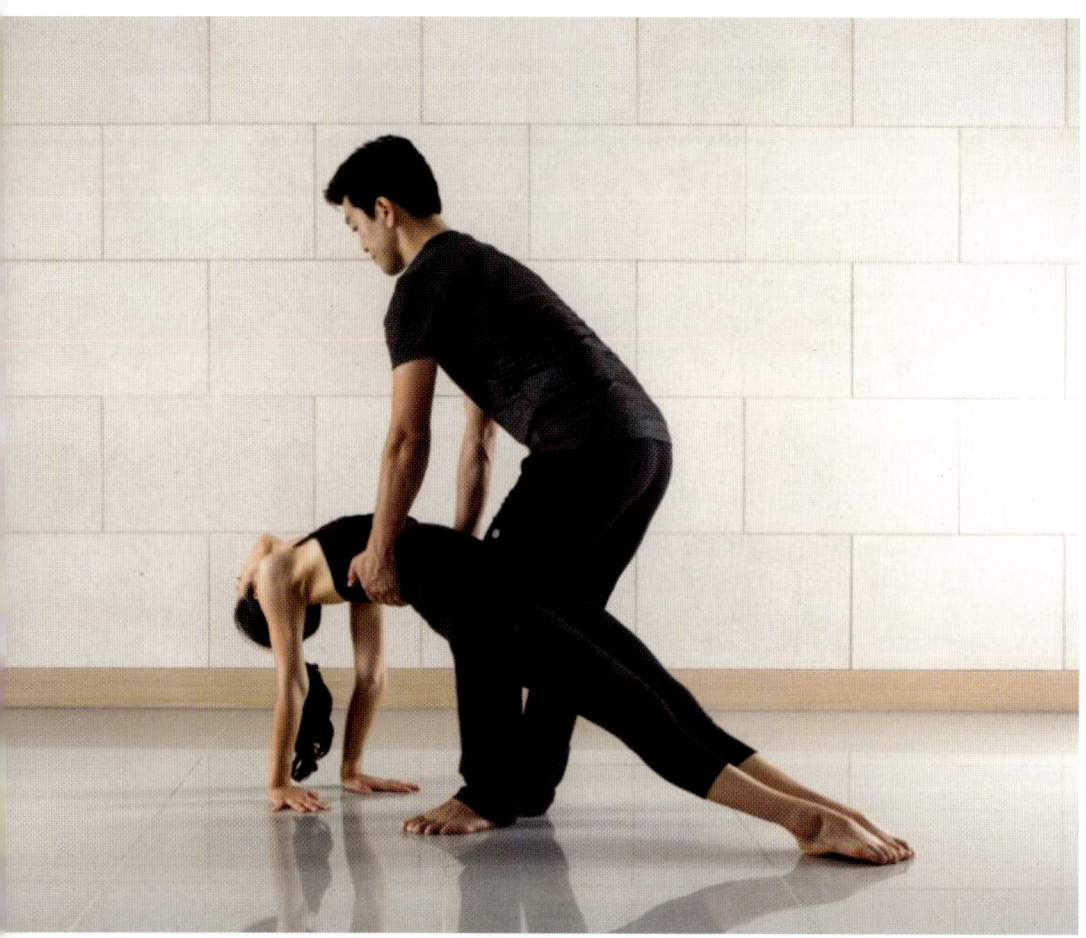

푸르보타나사나 (Purvottanasana)

상체 젖히기 자세

▶ 티칭

- 선생님은 두 다리를 이용해 학생의 골반에 걸쳐서 엉덩이를 들어올릴 수 있게 도와준다.
- 두 손은 학생의 등 뒤를 잡고 위쪽으로 들어올린다.

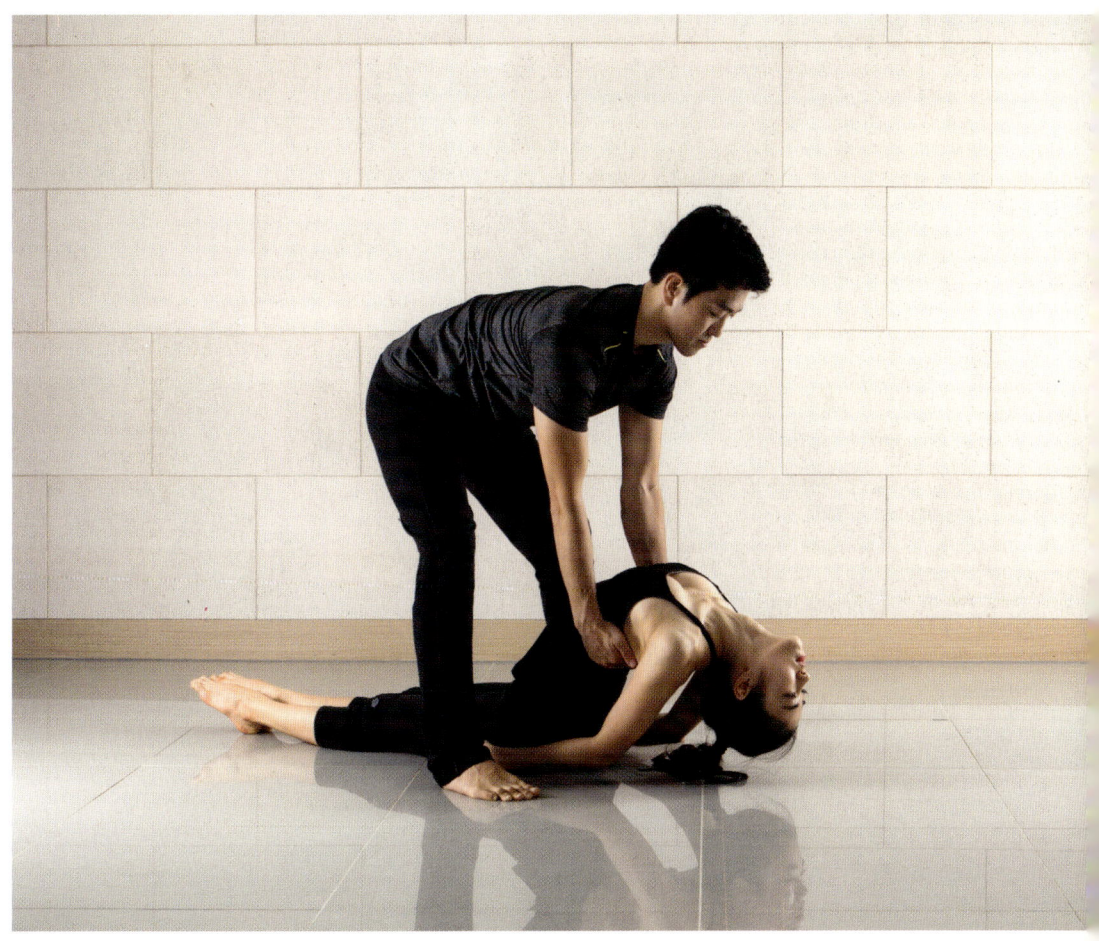

마츠야사나 (Matsyasana)
물고기 자세
▶티칭
- 두 손으로 학생의 등 뒤를 감싸 잡아주며 상체를 들어 올린다. 이때 학생이 자연스럽게 머리를 뒤로 젖히며 정수리를 바닥쪽으로 자연스럽게 내려놓도록 해준다.

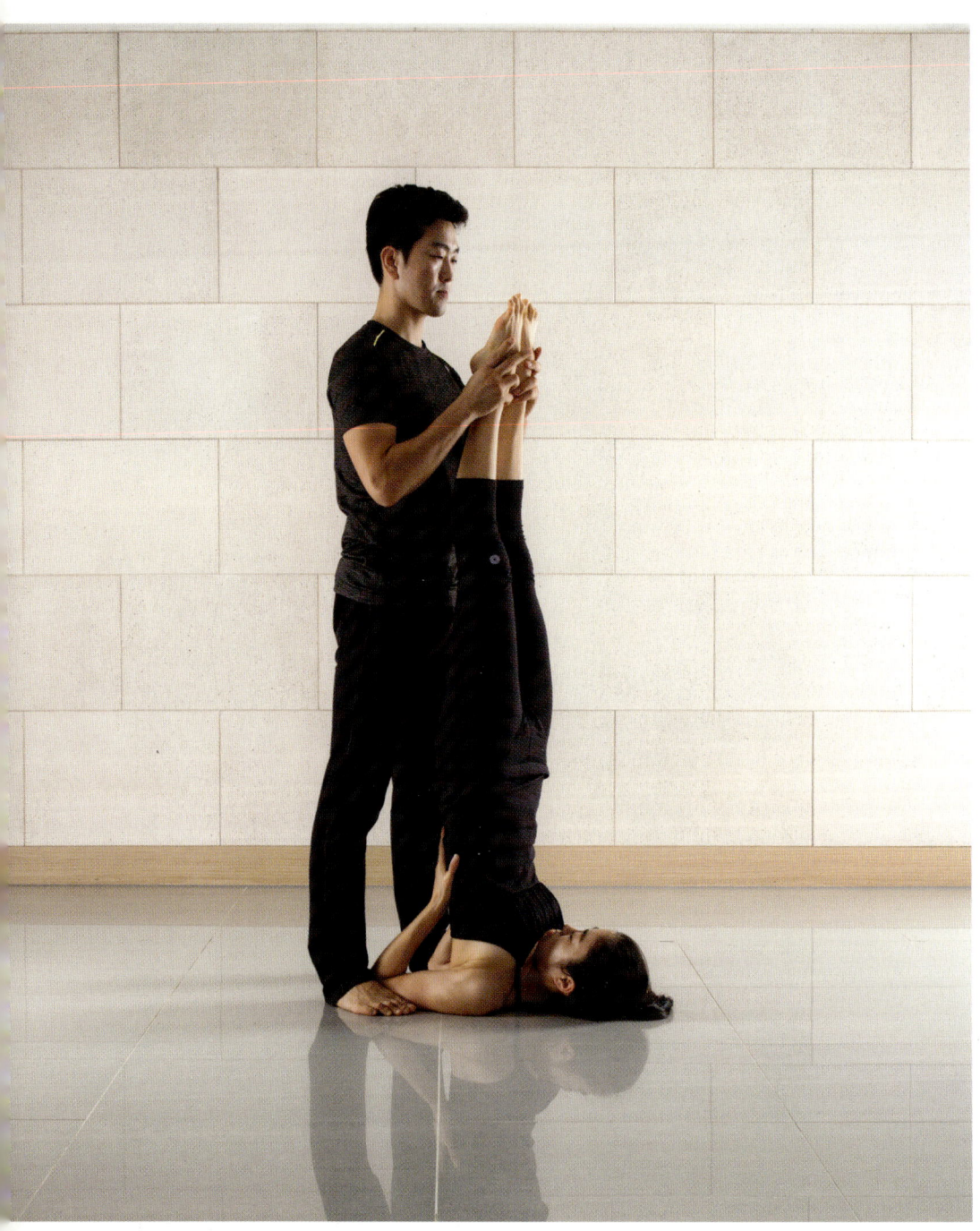

사르반가사나 (Sarvangasana)

PELVIS DIET YOGA · 골반 다이어트 요가

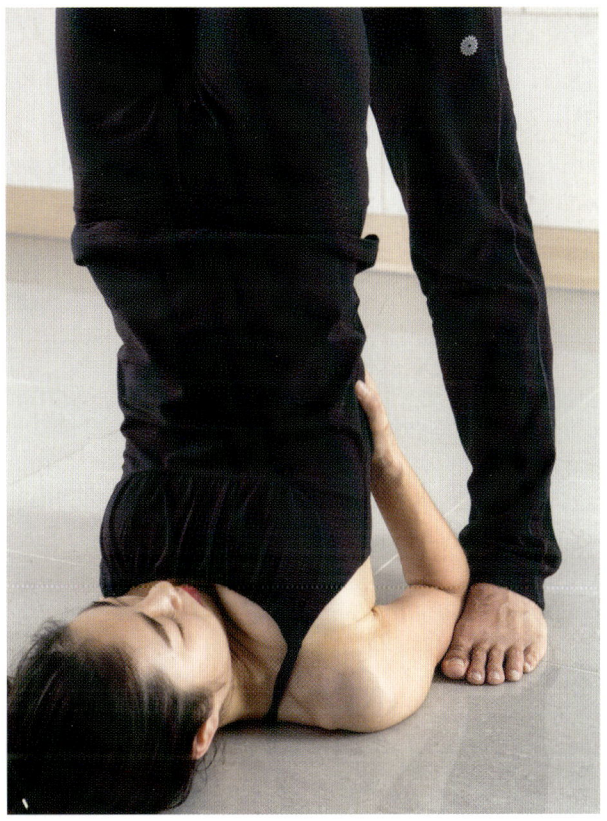

어깨 서기
▶티칭
- 선생님은 두 발을 이용해 학생의 팔꿈치가 어깨보다 넓게 벌어지지 않도록 만들어주며 두 손은 발목을 잡아 위쪽으로 가볍게 들어올려 몸이 반듯하게 펴지도록 도와준다.

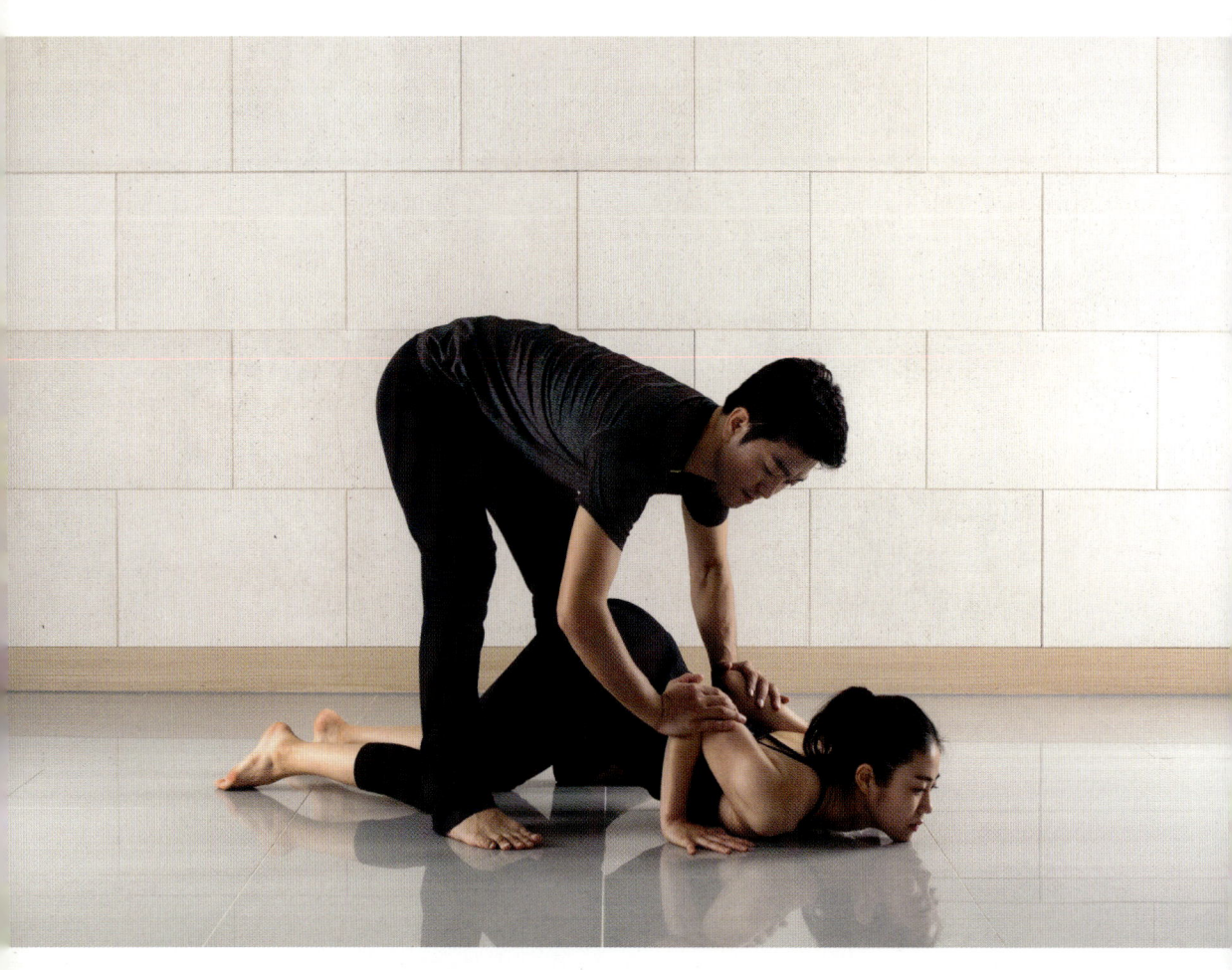

아쉬탕가 프라남 (Ashtanga Pranam)

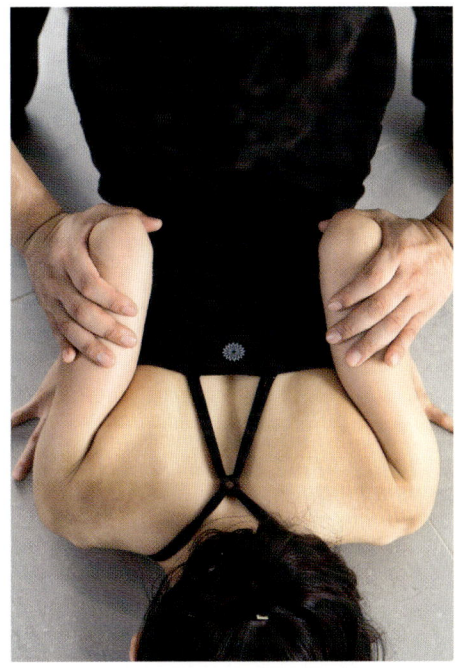 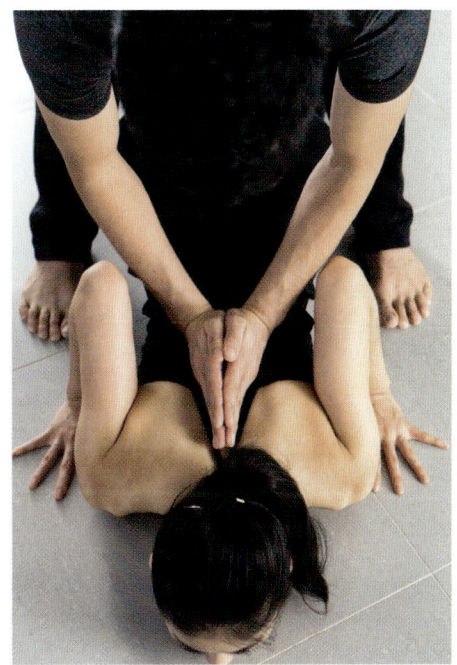

▶티칭
- 선생님은 두 손으로 학생의 팔꿈치를 잡아 안쪽으로 모아주며 등과 가슴이 좀 더 열릴 수 있게 도와준다.

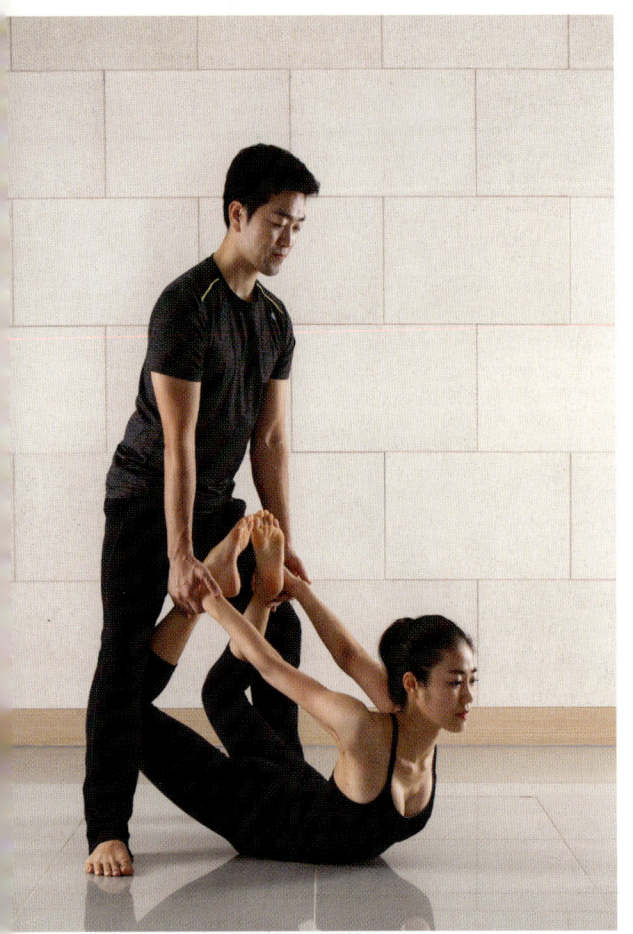 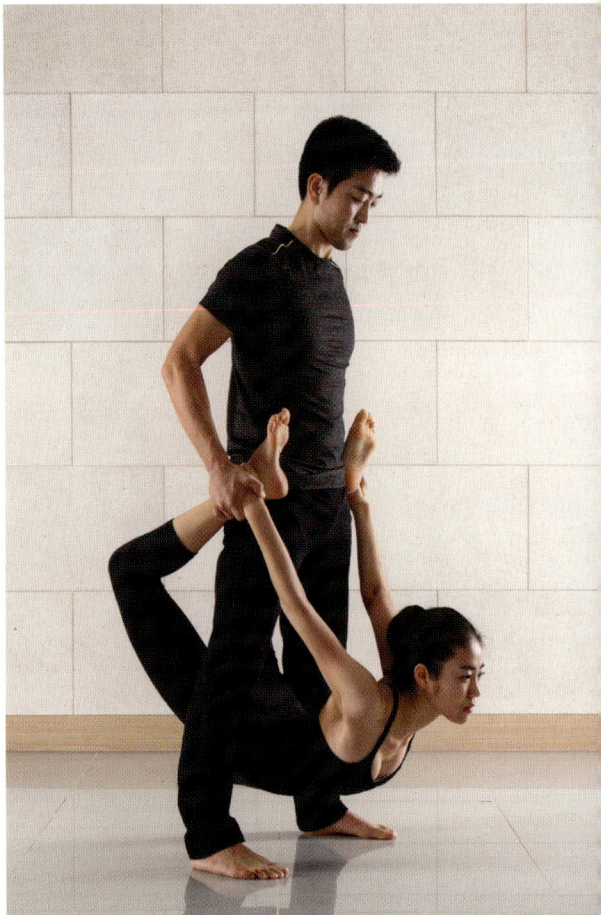

다누라사나 (Dhanurasana)

활 자세

▶티칭

- 선생님은 두 다리를 이용해 학생의 무릎이 골반보다 넓게 벌어지지 않도록 해준다.
- 두 손은 학생의 발목을 잡아 위쪽으로 들어올릴 수 있도록 가볍게 잡아준다.

PELVIS DIET YOGA · 골반 다이어트 요가

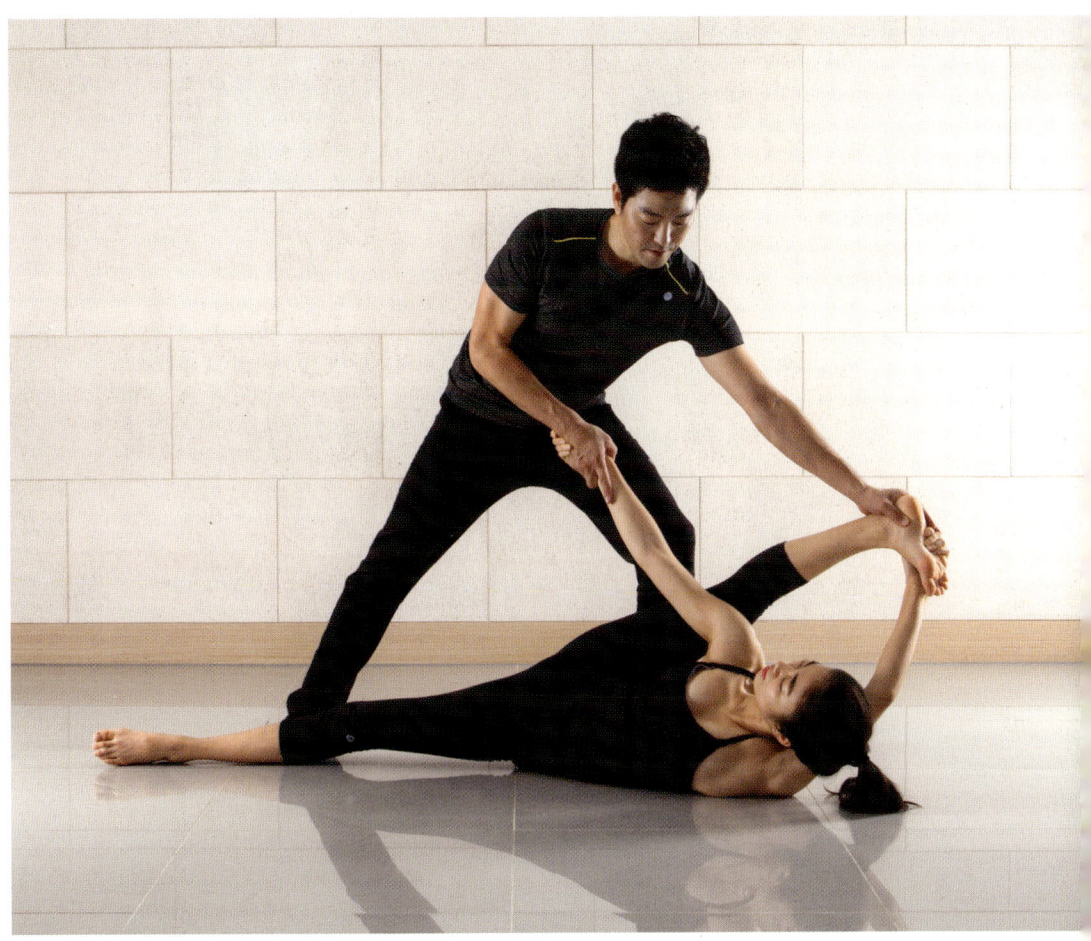

▶ 티칭
- 선생님은 학생의 오른손을 잡아서 당겨준다. 왼손은 학생의 발 목을 잡고 머리 쪽으로 밀어준다.

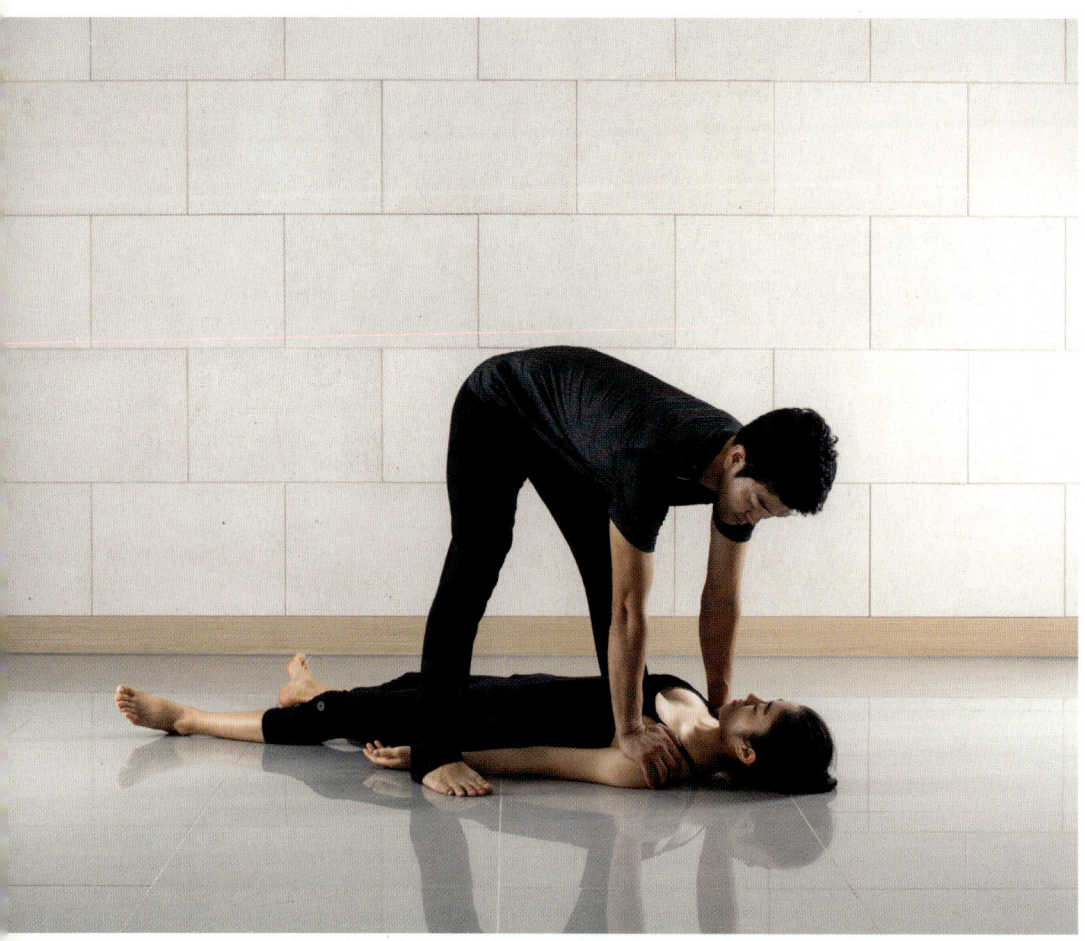

사바사나 (Savasana)
송장자세

▶티칭

- 선생님은 학생의 어깨를 감싸 잡아주며 어깨의 근육을 바깥쪽으로 돌려서 바닥 쪽으로 눌러준다.

※주의사항 : 선생님이 손바닥의 한 부분을 이용해 누르게 되면 학생이 아플 수 있기 때문에 손바닥 전체의 힘을 이용하도록 한다.

PELVIS DIET YOGA · 골반 다이어트 요가

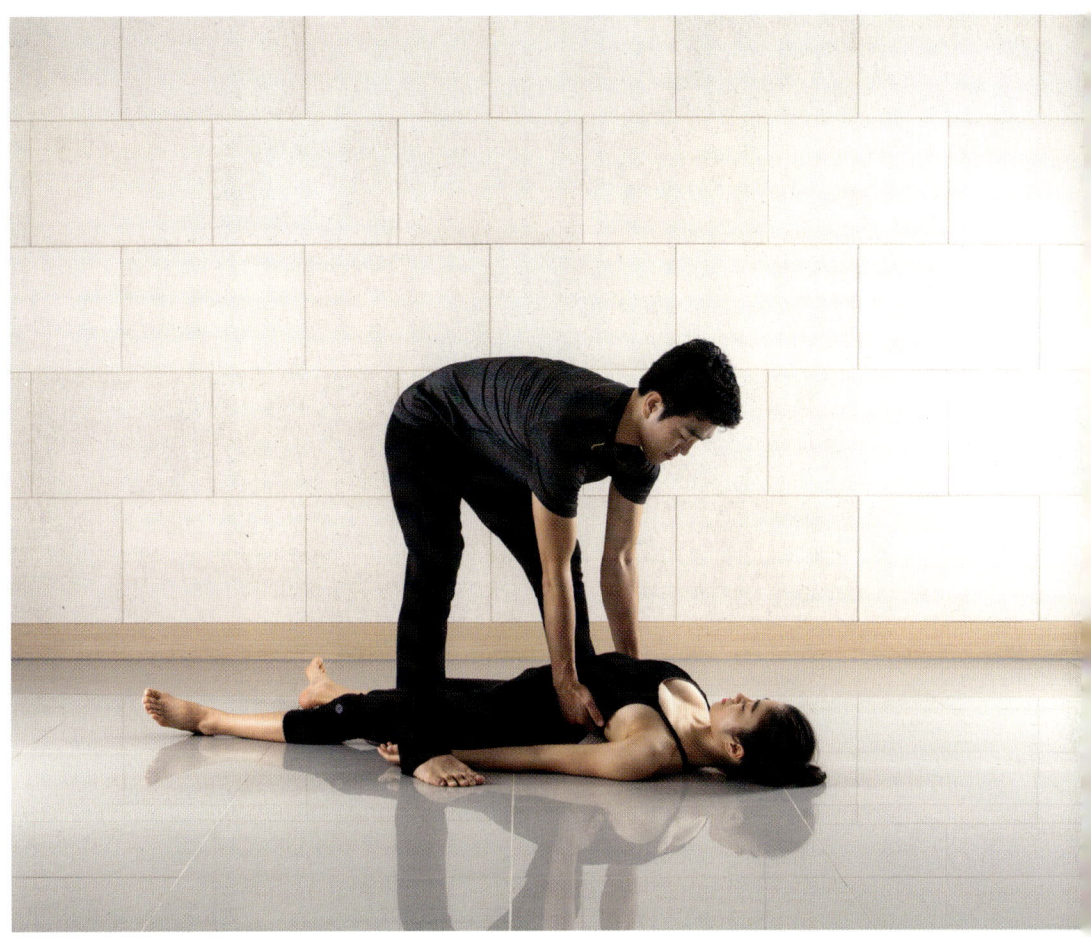

▶티칭
- 선생님은 학생의 등 뒤를 두 손으로 잡아 가슴을 가볍게 들어올려 주며 척추가 편안하게 이완될 수 있도록 도와준다.

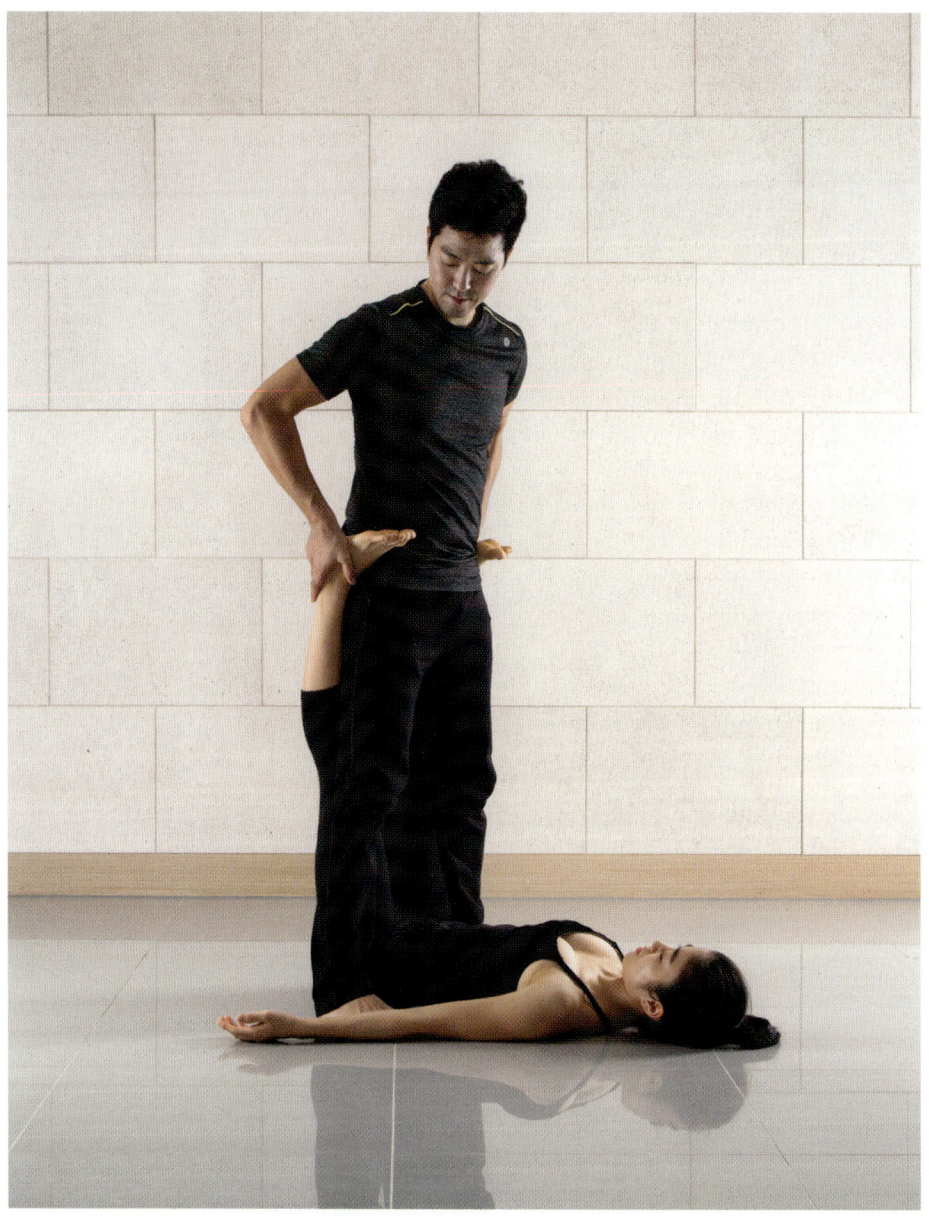

▶티칭
- 학생의 발목을 선생님의 골반에 걸어준다.
- 선생님은 두 손으로 학생의 발목을 잡고 선생님은 두 다리의 힘을 이용해 학생의 다리를 뒤쪽으로 밀어서 골반과 척추를 이완시켜 준다.

PELVIS DIET YOGA · 골반 다이어트 요가

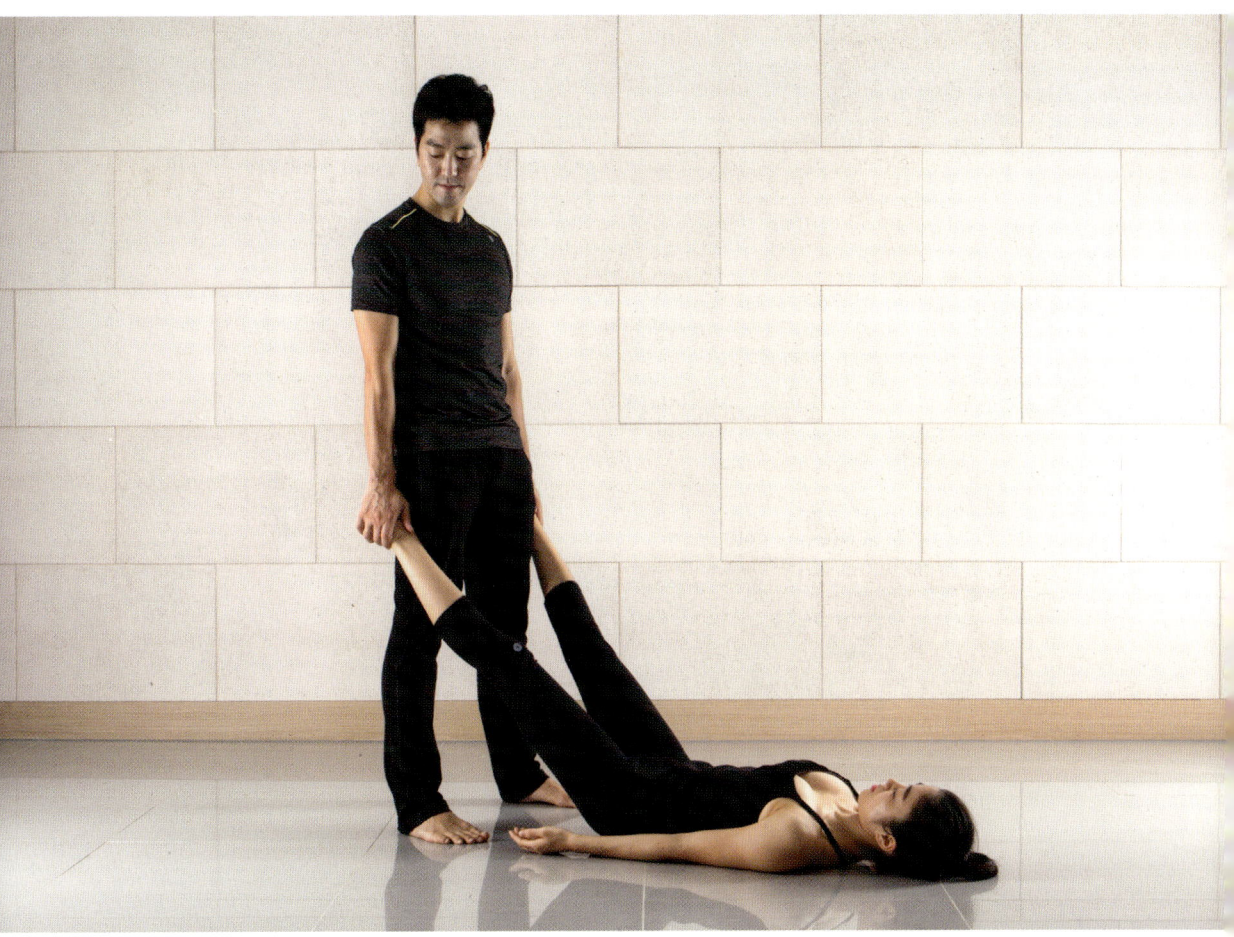

▶티칭
- 학생의 발목을 45도로 돌려 선생님의 엉덩이나 허벅지 쪽에 걸어주고 선생님은 학생의 다리를 뒤쪽으로 당겨서 발목과 척추를 이완시켜 준다.

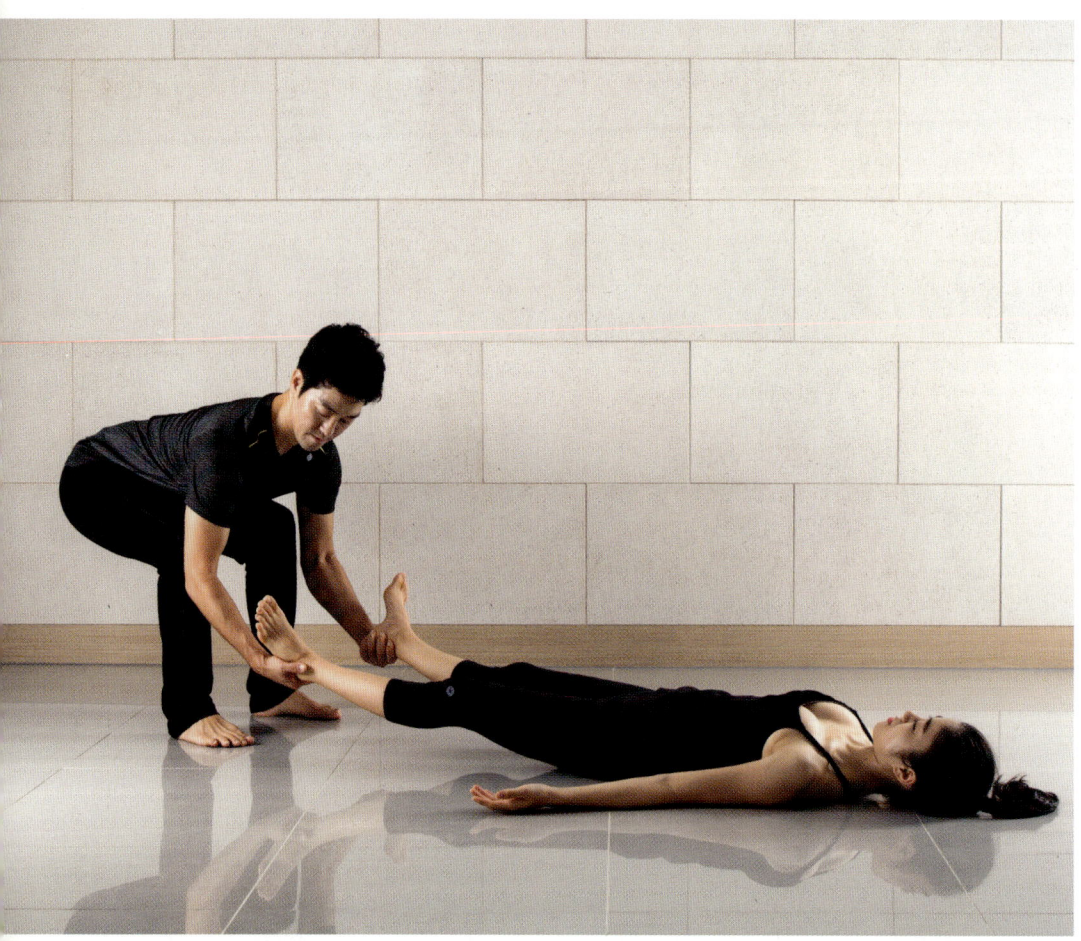

▶티칭
- 선생님은 학생의 발목을 잡고 좌우로 흔들어 발목의 긴장을 풀고 다리의 피로를 풀어주도록 한다.
- 다리의 혈액순환을 도와주며 하체 부종에 도움이 된다.

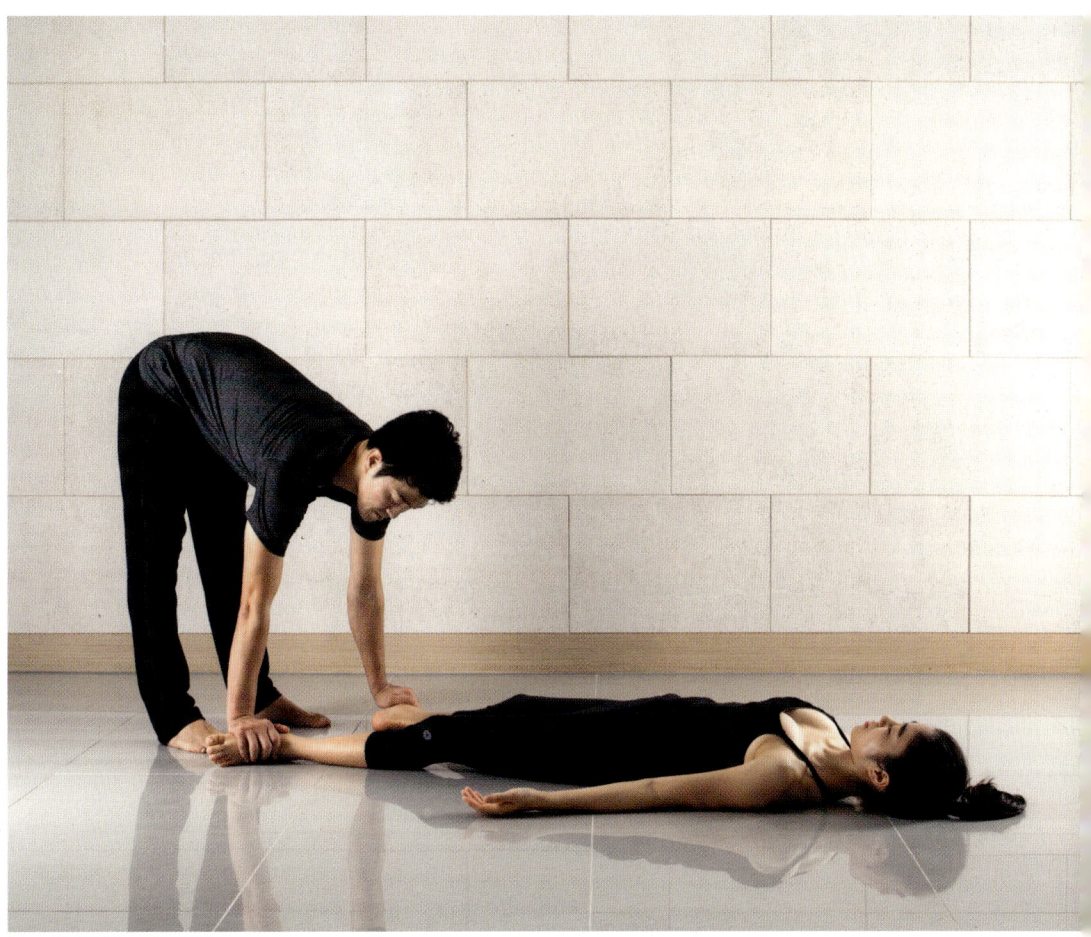

▶티칭
- 선생님이 학생의 발목 안쪽을 잡아서 발을 바깥쪽으로 눌러주면 골반과 척추의 긴장이 풀어지도록 도와준다.

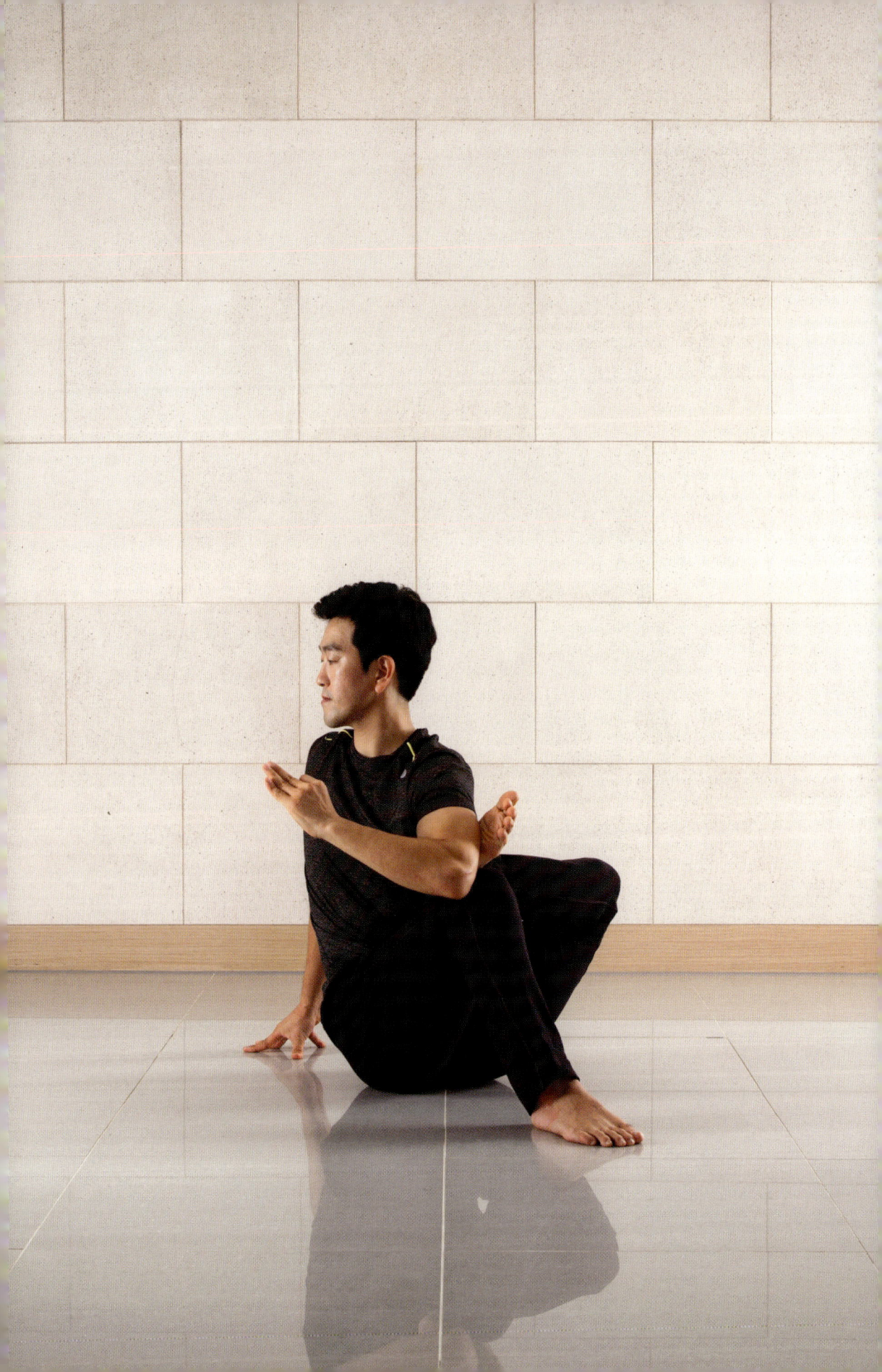

PELVIS DIET YOGA

골반 다이어트 요가
해부학

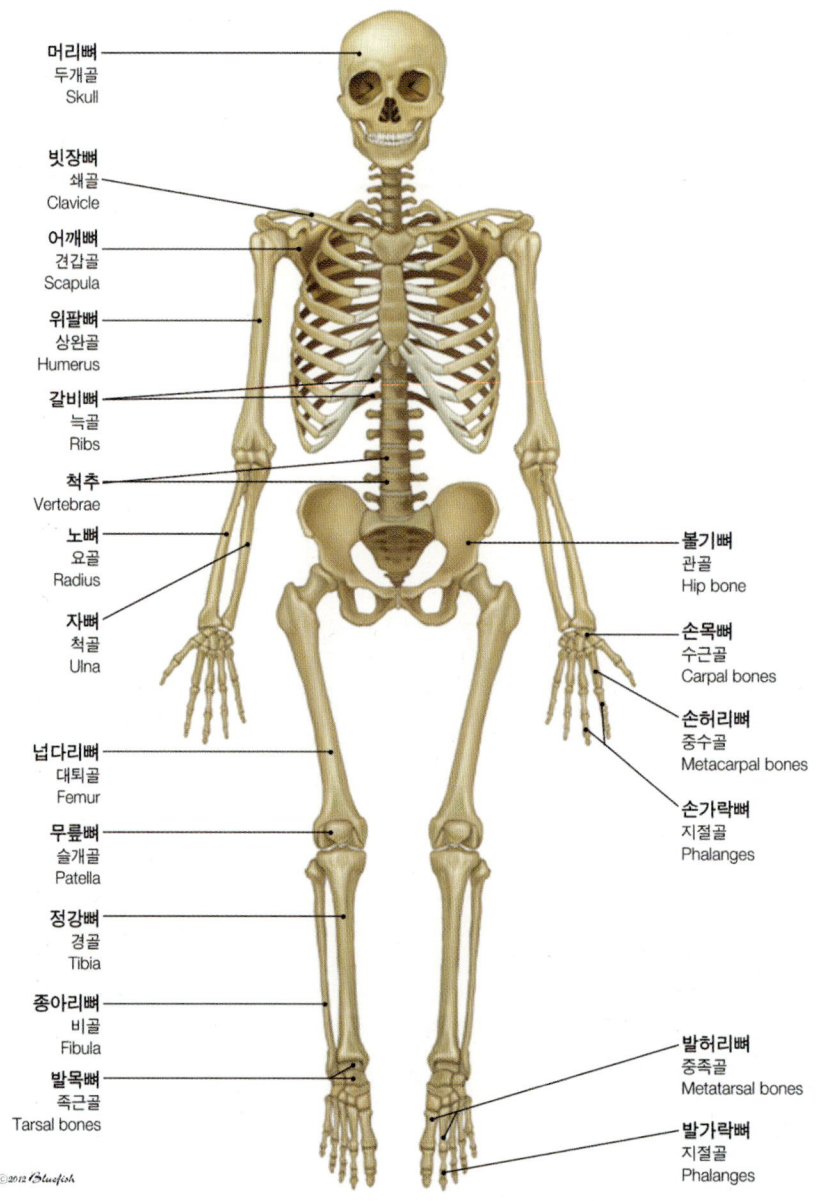

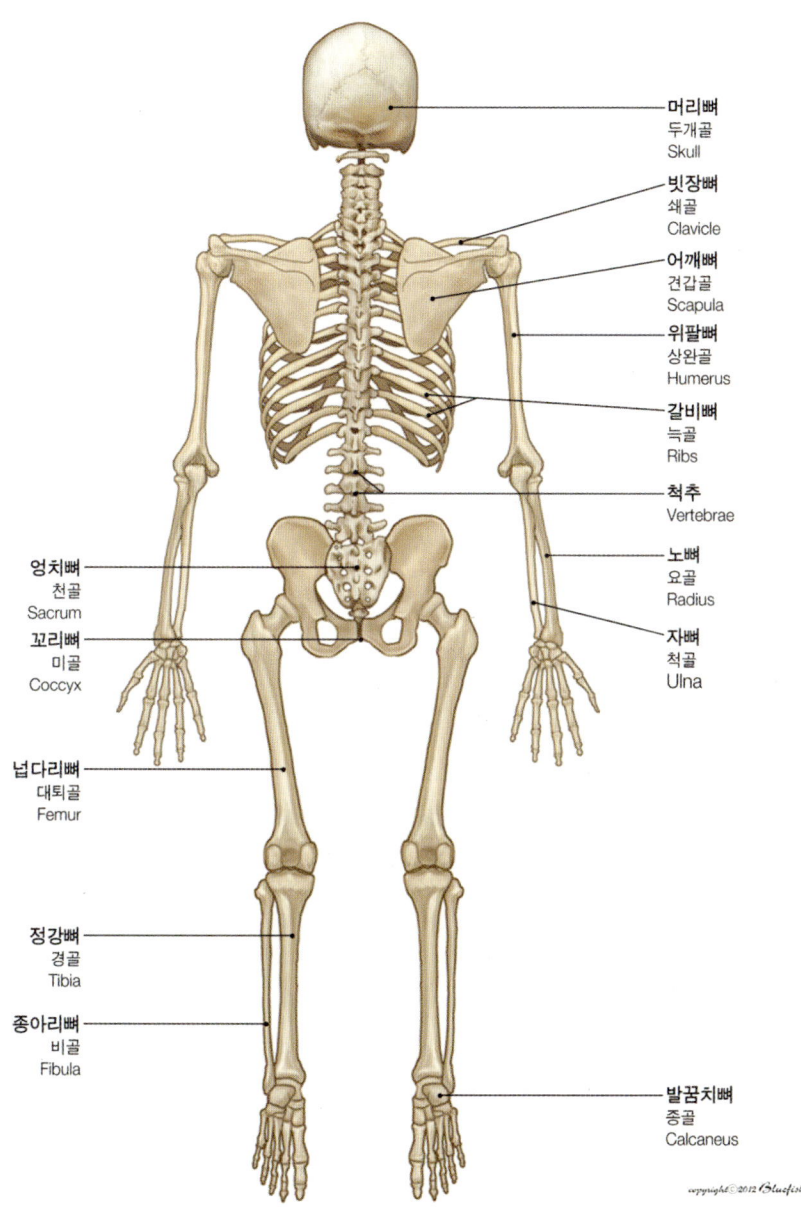

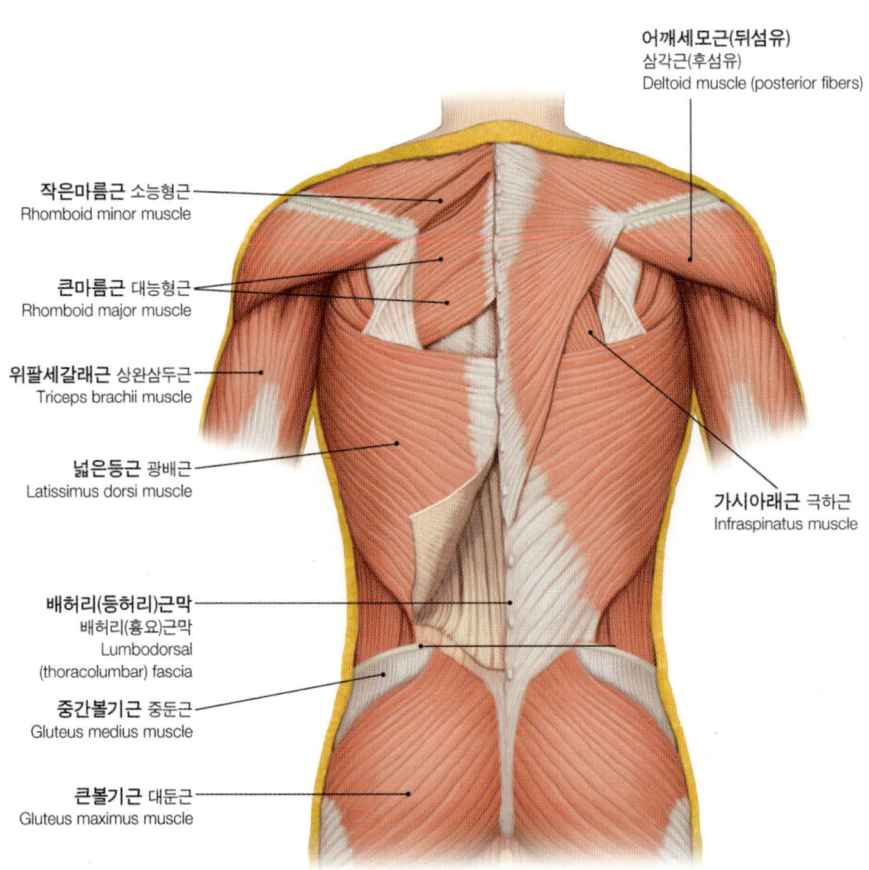

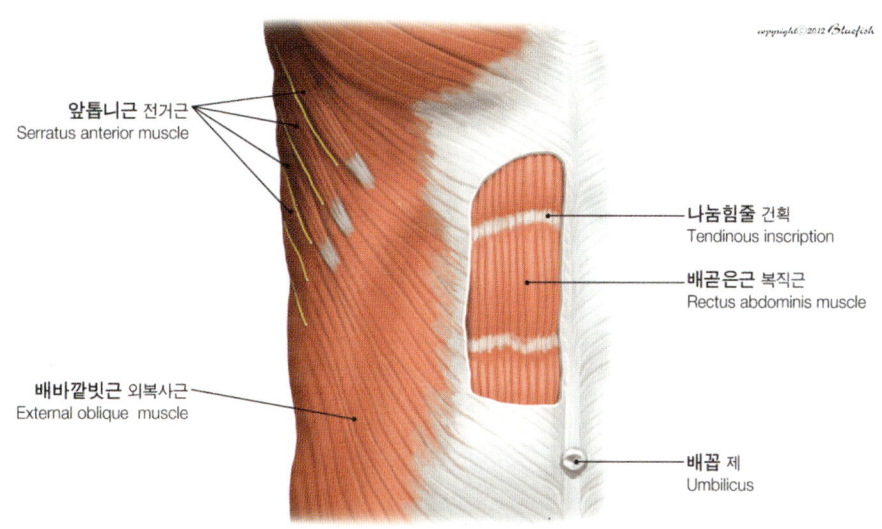
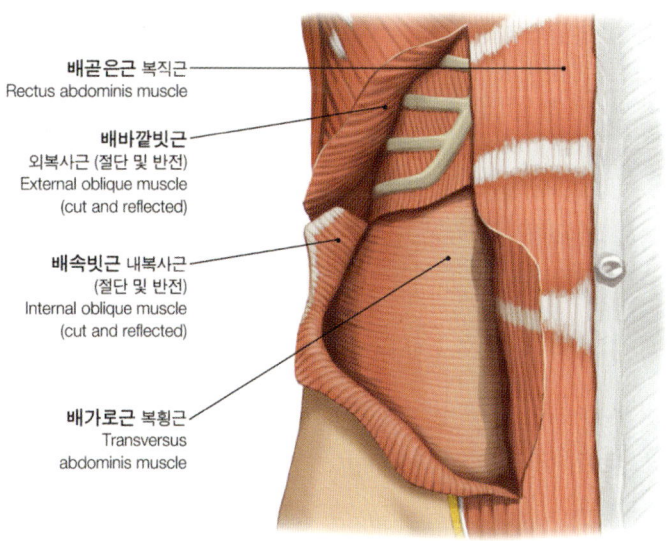

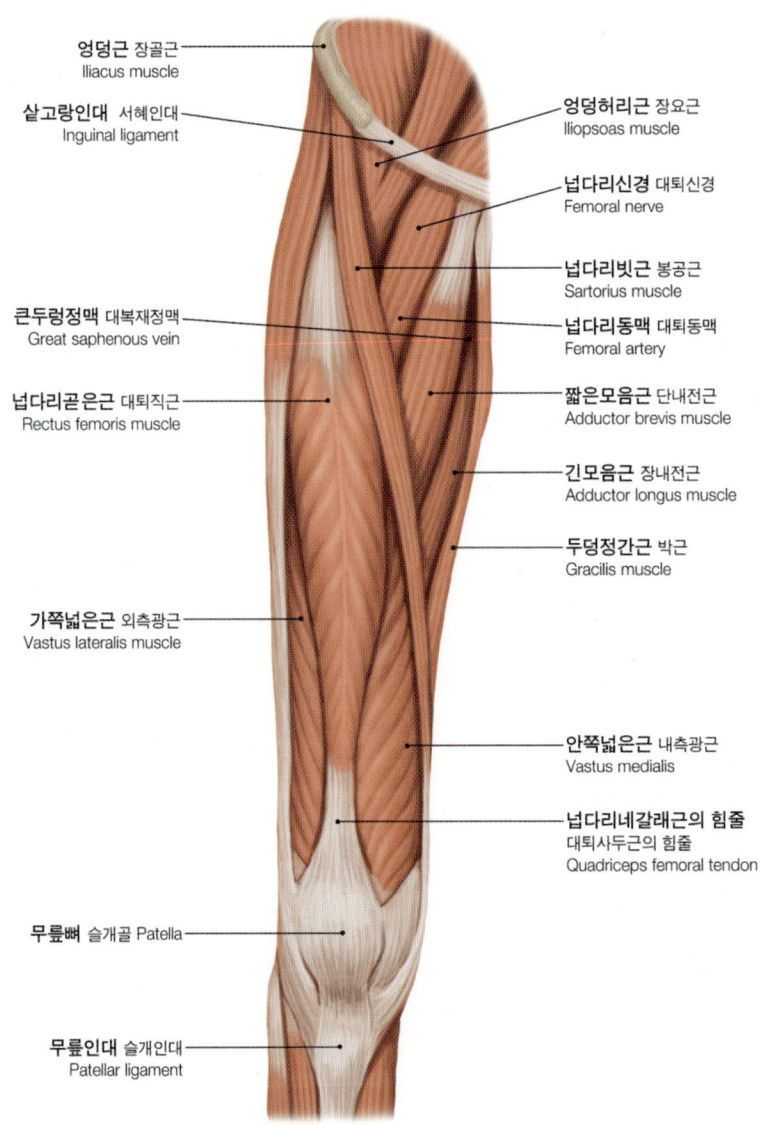

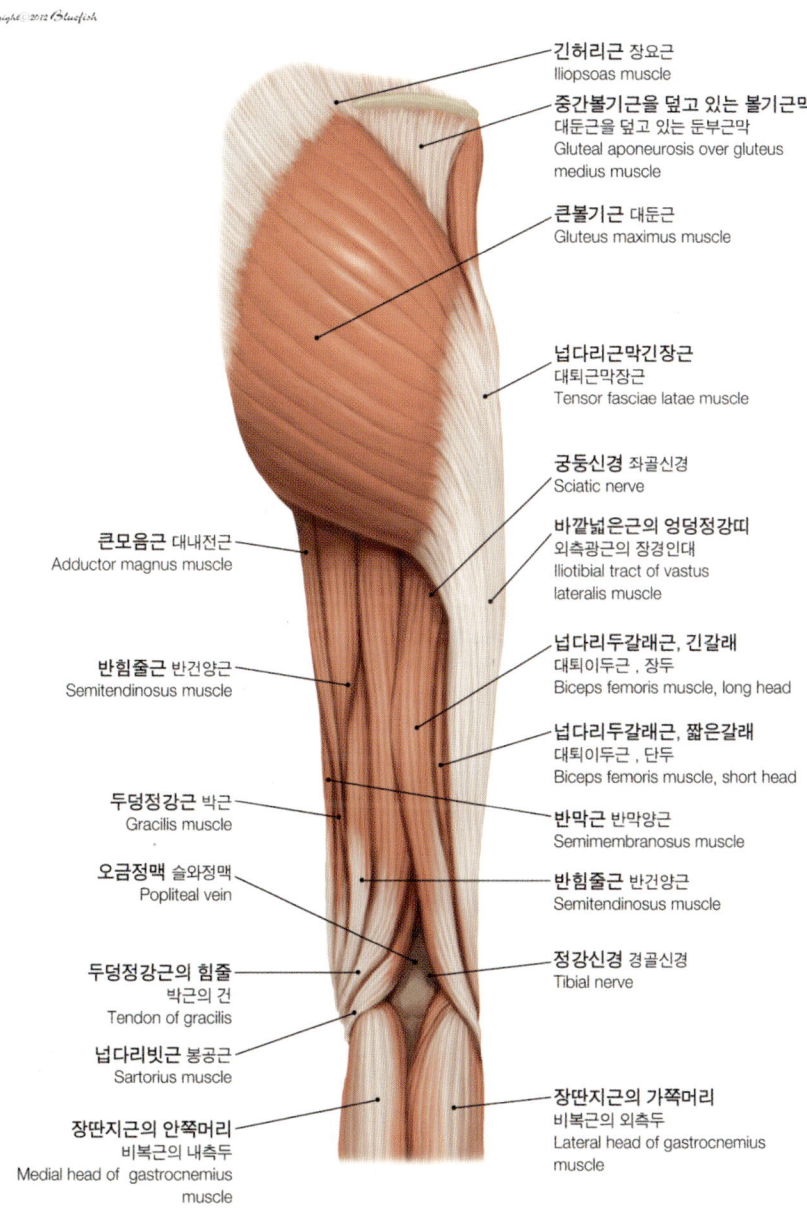

17 요가 용어설명

A

- Advaita (아드바이타) : 둘이 아닌 하나.
- Agni(아그니) : 힌두교의 불(火). 또는 불을 다스리는 신(神)과 힘을 뜻한다. 탄트라 요가(Tantar yoga)에서는 중요한 불꽃으로 상징. 하타 요가(Hata yoga)에서는 인체 하부의 단전(丹田) 부위에 불의 기운을 모으는 수행법.
- Agni sare(아그니 사라) : 불의 힘 또는 본질, 여섯 가지 전통적인 크리야(정화기법) 중의 하나.
- Aham(아함) : 가아(假俄). 무지(無知)에서 오는 무상(無常)한 번뇌의 인생으로서의 자기. 진실한 실체로서의 자기를 인식하지 못하는 '나' 라는 자아의식 불면의 참자기인 진아(眞我)의 반대개념.
- Ahankara(아함카라) : '나' 라는 존재의 의식 자아의식 (自我意識). 에고(Ego). '나' 라는 정신과 육체적인 감정. 정신적, 육체적 개인의식.
- Ahimsa(아힘사) : 다섯 가지 야마 중의 첫 번째(억제). 비폭력(非暴力). 불살생(不殺生)
- Ajna chakra(아즈나 차크라) : 미간에 위치한 여섯 번째 영성의 중추.
- Anahata chakra(아나하타 차크라) : 심장 부위에 위치한 네 번째 영성의 중추
- Anahata sounds(아나하타 사운드) : 명상 중에 들리는 신비한 소리.
- Ananda(아난다) : 정신적인 행복.
- Anatna(아난타) : 영원한. 힌두(Hindu)신화에 따라 불멸성을 상징하는 뱀. 영원한 존재로서의 시간성을 나타내는 무한(無限)뱀. 세샤(Shesha)로도 불리며, 그 위에 유지(維持)의 신 비쉬누(Vishnu)가 누워있다.
- Angula(앙굴라) : 손가락 넓이의 간격.
- Anubhawa(아누바와) : 정신적인 깨달음. 영적(靈的) 실현.
- Anuloma Vilpma(아눌로마 비로마) : 코로 숨을 들이쉬는 다른 방법. 프라나야마
- Apana(아파나) : 다섯 가지 대기의 요소 중 배꼽 근처에 위치하는 마니푸라 차크라에 모여 인체 내에서 생식과 배설기능을 담당하며 상승과 하강의 흐름을 일으키는 기(氣.). 프라나(Prana)가 하늘에서 내려오는 천기(天氣)라 한다면 아파나(Apana)는 아래로부터 받쳐주는 지기(地氣)라 할 수 있다.
- Aparigraha(아파리그라하) : 다섯 가지 야마 중의 하나(언제). 불 탐욕.
- Arati(아라티) : 신성한 공간(제단, 성당 등) 앞에서 등불을 이용하여 경건한 수련.
- Asana(아사나) : 글자 뜻대로 '앉다' 를 의미. 자세(라자요가의 세 번째 단계). 요가 좌법(坐法)과 체위(體位)들. 바른 몸과 명상을 위한 기초가 되는 자세. 몸의 생기(生氣 : Pranas)로각 차크라(Chakra)들을 열고 닫는 수행체계. 아쉬탕가 요가(Ashtanga yoga)의 세번째 단계. 하타요가(Hata yoga)경전들에는 여러 가지 자세들에 대하여 구체적으로 예시하고 있지만 요가 수트라에서는 쾌적(快適)한 명상의 자세만을 언급하고 있다.
- Asana siddhi(아사나 싯디) : 요가적 과법이나 자세의 완성.

- Ashram(아쉬람) : 암자. 보통 자연 속에서 학생과 선생들이 살면서 요가를 수해하는 장소. 스승(Guru)이 머물거나 깨달음의 가르침을 제시(提示)했던 스승의 정신과 교감(交感)하기 위한 장소 또는 수도자들이 공동체적인 생활을 하는 거처나 소박한 휴식처.
- Asteya(아스테야) : 다섯 가지 야마 중의 하나(억제). 부절도(훔치지 않음). 정직(正直). 요가수트 라 첫 단계인 야마(Yama)의 다섯 가지 금계 중에서 남의 것을 갖지 않는 불투도(不偸盜). '도둑질을 하지 말라' 는 계율(戒律).
- Astral body(아스트랄체) : 신비한 몸. 빛의 몸. 인체 밖으로 떠도는 마음과 감각의 몸. 일종의 우주적인 탯줄에 연결되어 있음.
- Astral plane(아스트랄계) : 불가사의한 층
- Astral travel(영적 여행) : 물리적 육체에서 아스트랄체가 일시적으로 분리하는 것으로 수면 중 꿈 꿀 때, 명상 중에 또는 다른 영적인 경험을 할 때 발생.
- Atma darshan(아트라 다르샨) : 자기 통찰.
- Aura(오라) : 성인들의 후광(後光). 영혼의 에너지. 또는 일종의 생체 에너지로서 모든 생명체에게서 발산된다. 사람은 주로 푸른색 계열의 색조를 띈다고 하나, 사람의 생각이나 영적 등급, 마음의 상태에 따라서 다른 빛을 지닌다.
- Avatar(아바타) : 글자 뜻대로는 내려가는 사람. 인간의 몸이 되신 신(神).
- Avidya(아비드야) : 무지(無知). 무명(無明). 무의식. 무감각. 어두움.
- Ayurveda(아유르베다) : 글자 뜻대로는 생명의 과학 또는 지식. 전통적인 인도 치료. 인도(印度) 전통 생활의학 체계. 초기(初期)의 베다(Veadas)는 신의 말씀이자 권위의 상징이었지만, 후기(後期)에 들어오며 좀더 인간에 접근하는 사유(思惟)가 진행된다. 그 이론적 토대(土臺)는 우파니샤드(Upanisad)적 철학이며, 실천적인 면에서는 요가, 그리고 의학적 접근은 아유르베다 또는 아유르베딕(Ayurvedic)이다. 개인적 성향에 따른 체질을 알아내어 부조화를 건강하게 개선시키려는 인도 전통의 의학체계로 이해할 수 있다.

B

- Basana(바사나) : 선척전 기질(氣質). 과거의 인상(印象)이 잠재의식으로 남아 의식면에 깊이 잠재(潛在)되어 있는 개인적 욕구(欲求), 습기(習氣), 훈습(薰習) 문자적인 뜻은 '향내' 전생의 경험과 행위들로부터 생긴 잠재력 또는 인상. 잠재적 업력(業力 : Karma) 의 작용이 현생에 반복하여 그 힘이 미치는 습관과 같은 의미이다. 향을 싸던 종이는 향이 없어도 그 향내가 남아있는 것처럼 과거로부터 묻어져 온 개인의 잠재적 성향(性向) 이다.
- Bashir kumbhaka(바이르 쿰바카) : 숨을 내쉰 상태로 멈춤.
- Bhagavad Gita(바가바드 기타) : 글자 뜻대로는 신의 노래, 가장 중요한 요가 경전 중의 하나. 고대 인도의 고전(古典). 마하바라타(Mahabharata)의 끝 부분인 제 6 권에있는 요가 교의서(敎義書). 제목을 글자 그대로 직역하면 '거룩한 이의 노래' 라는 뜻이 된다. 여기서 거룩한 이는 바로 비쉬누(Vihanu) 를 가르킨다.
- Bhakti yoga(박티요가) : 헌신의 요가
- Bhoga (보가) : 즐거움
- Brahmacharya(브라마차리아) : 다섯 가지 야마 중의 하나(억제), 감각과 특히 금욕의 억제.
- Brahmamuhurta(브라마무허타) : 해 뜨기 한 시간 반 전의 기간으로 명상 수행에 가장 도움이 되는

시간이다.
- Brahman(브라만) : 신성. 절대자.

C

- Cast(카스트) : 브라흐만(Brahman), 즉 창조신이 몸에서 나오는 장소에 따라 신분이 결정되었다는 신화적 근거에 바탕을 둔 신분 계급제도(階級制度).
- Chakra(차크라) : 글자 뜻대로는 수레바퀴, 아스트랄체에 위치한 영성의 중추.
- Chandra(찬드라) : 달 (月).
- Chela (첼라) : 제자. 문하생(門下生)
- Chin mudra(친 무드라) : 의식을 모으는 상징적 자세. 영적 지식을 상징. 엄지와 검지 손가락을 모으고 나머지 손가락은 편 명상의 손동작.

D

- Darshan(다르샨) : 스승(Guru)을 친견하여 빛을 인도받음.
- Dama(다마) : 감각의 통제
- Desa(데샤) : 요가를 수행하는 동안 집중하는 장소.
- Devata(데바타) : 신위. 신성한 힘.
- Devavani(데바바니) : 글자 뜻대로는 신의 언어. 산스크리트어의 다른 이름.
- Dharana(다라나) : 집중(라자 요가의 여섯 번째 단계). '단단히 잡는다' 의 뜻을 갖음
- Dharama(다르마) : 바른 행동. 우주의 법. 특성. 의무. 본분. 바른길(Purushartha). 다르마는 카르마 안에서 스스로의 의지로 개선시키거나 바꿀 수 있는 미덕을 말한다. 의무와 미덕의 정신,
- Dhyana(디야나) : 명상(라자 요가의 일곱 번째 단계)
- Drashta(드라스타) : 관찰자.
- Drishti(드리쉬티) : 통찰.

E

- Eka(에카) : 하나
- Ekagrate(에카그라타) : 정신 집중. 몰입되어 있는 의식.
- Elemental(엘러멘틀) : 아스트랄계에 사는 존재

G

- Gunas(구나스) : 자연의 특징.
- Guru(구루) : 인도나 티벳 등지에서 정신적인 깨달음을 얻은 이에게 붙이는 존칭. 문자적인 뜻은 어둠을 몰아내는 사람이다. 여기에서 구(Gu)는 어둠, 루(Ru)는 빛을 뜻한다. 무지를 깨우치게 하고, 무명(無明)을 제거하여 어둠에서 벗어나도록 빛을 주는 정신적 지도자. 무지(無知)로부터 깨달음으로 인도하는 영적인 스승의 의미이기도 하다.

H

- Hatha(하타) : 하(해), 타(달), 인체의 미묘한 에너지를 조절하고 조화시키는 것에 초점을 두는 요가

의 방법. 하타 요가(Hatha yoga)는 인간의 몸과 정신. 음과 양의 조화로운 균형을 이루기 위힌 수행체계이다.

I

- Ida-nadi(이다-나디) : 음기(陰氣). 몸의 왼쪽으로 흐르는 기의 통로.
- Ishta devata(이시타 데바타) : 자기 자신이 믿는 특정한 형태의 신.
- Ishvara(이쉬바라) : 우주를 통해 인지되는 신(절대적인 의식으로서의 신에 반대).
- Ishvara pranidhana(이쉬바라 프라니다냐) : 다섯 가지 니야마 중의 하나(의식). 신에 대한 헌신 또는 복종.

J

- Jala(잘라) : 물.
- Japa(자파) : 만트라(성스러운 주문)를 반복적으로 암송하는 것.
- Japa mala(자파 말라) : 자파의 수행에 사용되는 염주.
- Japa(자파) : 만트라 (성스러운 주문)를 반복적으로 암송하는 것.
- Jaya(자야) : 승리. 정복. 성공. 통제. 제어.
- Jiva(지바) : 개별적 생명. 개인의 영혼(靈魂).
- Jivan mukti(지반 묵티) : 현재 살고 있는 생애에서 지혜의 현 진리를 깨달아 삼매(Samadhi) 의 경지를 경험하는 현생해탈(現生駭脫)
- Jnana yoga(즈나나 요가) : 지식의 통로.

K

- Kama(카마) : 정욕(情慾), 열애(熱愛), 욕망(慾望), 열정(熱情)을 상징하며 인도(印度) 전통신화에 등장하는 사랑의 신(新).
- Kaivalya(카이발야) : 독존(獨存)의 경지. 해탈(解脫). 체험자와 체험 대상이 나누어지지 않는 상태.
- Kapalabhati(카팔라바티) : 배로만 하는 호흡으로 크리야(정화 기법)와 프라나야마 둘 다 훈련.
- Karma(카르마) : 행동. 업의 법칙 작용과 반작용의 법칙.
- Karma yoga(카르마 요가) : 자기 행위의 통로
- Kosa(코샤) : 진아(Atman)를 둘러싸고 있는 다섯 개의 영적 층(層). 요가철학에서는 우리가 전부라고 생각하는 육체 외에도 섬세하고 진동률이 높은 몸들이 여러 겹으로 겹쳐 존재하며 영혼(靈魂)을 다섯 층으로 싸고 있다고 한다.
- Kriya(크리야) : 정화 기법
- Kshipta(크쉽타) : 글자 뜻대로는 던져진 또는 흩어진 마음이 산란한 상태.
- Kumbhaka(쿰바카) : 지식(止息), 기(氣)의 보류. 프라나야마(Pranayama)와 같은 의미를 가진다. 수행자가 숨을 완전히 마시거나 토한 다음 숨을 멈춘 상태에서 오관(五管)을 닫고 유지한 채 기(Prana)의 운용을 적절하게 조절하는 것을 말한다. 따라서 단지 숨을 그치는 것이 아니라 숨을 멈춘 채 자신이 의지하는 곳으로 프라나(Prana), 즉 생기(生氣)를 순환시키는 의미가 내포되어 있다. 마시는 숨(Puraka), 토하는 숨(Rechaka), 그리고 멈춘 숨(Kumbhaka)으로 구분 한다.
- Kundalini(쿤달리니) : 육체에 내재(內在)한 신비한 생명력. 문자적인 뜻은 '똬리를 틀고 있는 뱀과

같은 자각할 수 있는 영적(靈的) 에너지의 근원(根源)'. 미저골 주변(Muladhra-cakra)에 감겨 서
잠들어 있는 우주의 생식력과 잠재 능력의 샥티가 각성(覺醒)되어 척추의 수슘나-나디 (Sushumna-
nadi)를 타고 상승하면, 그 힘으로 의식 센터인 차크라(Chakra)가 단계적으로 열린다.
- Kundalini energy(쿤달리니 에너지) : 개개인에 잠재해 있는 원천적인 우주 에너지.
- Kundalini yoga(쿤달리니 요가) : 라자 요가의 한 분파로 그 목적은 쿤달리니 에너지를 일깨우는 것
이다.

L

- Laya chintana(라야 친타나) : 글자 뜻대로는 흡수, 마음을 분해해서 원래의 목적에 집중하기 위해
마음을 집중함.
- Likhita japa(리키타 자파) : 만트라 쓰기.

M

- Maha(마하) : 크고 위대한. 한계 없이 무궁한.
- Maha-bandha(마하-반다) : 목(Jalandhara)과 복부(Uddiyana) 그리고 항문(Mula) 부위의 수축
(收縮)인 반다(Bandhas)들과 지식(止息 : Kumbhaka)을 모두 아우르는 위대한 반다이다.
- Maha mantra(마하 만트라) : 글자 뜻대로는 큰 진언.
- Mahabharata(마하바라타) : 고대 인도의 대 서사시로 문자적인 뜻은 '위대한 서약(誓約)'이며, 특
히 금계(禁戒 : yama)를 지키기를 서약하는 것으로 '위대한 바라타(Bharata)의 이야기'의 뜻을 가
지고 있다.
- Mala(말라) : 꽃송이들을 실로 꿰어 연결한 화환. 툴씨(Tulsi)줄기, 백단 향(Sandalwood), 보리수
씨앗, 산호, 수정, 또는 다른 귀한 광석 등으로 만든 염주(念珠).
- Manas-sakti(마나스-샥티) : 이다-나디(Ida-nadi)를 통과하는 정신적 힘.
- Manasika japa(마나시카 자파) : 만트라를 마음속으로 암송하는 것.
- Mantra(만트라) : 명상시 사용하는 성스러운 음(音).
- Mantra shakti(만트라 샥티) : 만트라 고유의 에너지.
- Marga(마르가) : 진리의 길. 완전한 자유를 위한 해탈의 길.
- Maya(마야) : 육체에 내재한 근원적인 여성력(女性力 : Sakti)
- Meru(메루) : 말라(꽃송이들을 실로 꿰어 연결한 화환)에서 중간에 있고 보통 가장 큰 염주.
- Mouna(모우나) : 침묵 의식. 침묵 수행.
- Mudha(무다) : 마음이 우둔한 상태
- Mukta(묵타) : 해방된 자. 자유로운 영혼.
- Mukti(묵티) : 완전한 자유(自由), 지복(至福), 마야(Maya)의 환영(幻影)에 의해 만들어진 세상의 굴
레에서 완전히 벗어남을 뜻한다. 해탈(解脫 : Moksa), 열반(涅槃 : Nivana), 독존(獨存 : Kaivaly)
은 같은 의미를 가진다.

N

- Nadi(나디) : 인체 내의 미세한 기운(氣運 : Prana)이 흐르는 통로. 기맥(氣脈). 비관(秘管)
- Nadis(나디스) : 아스트랄체에 있는 섬세한 에너지 경로.

- Namastte(나마스떼) : "당신에게 내재(內在)된 신성에 경배합니다." 라는 의미를 가진 전통적인 인도의 인사말.
- Neti-neti(네티-네티) : 글자 뜻대로는 ~이 아니다, ~이 아니다 ; 베다적 명상 기법.
- Nidra(니드라) : 요가적 잠. 꿈도 꾸지 않은 깊은 수면(睡眠).
- Nirguna(니르구나) : 무(無-우주의식). 무형(無形)의 성질.
- Niruddha(니루다) : 글자 뜻대로는 억눌려 있는 모든 생각의 파장이 억제된 마음의 상태.
- Niyamas(니야마스) : 일련의 다섯 가지 윤리적 의식(라자요가의 두번째 단계)

O

- Ojas(오자스) : 정신 에너지. 인체에서 모든 일곱 가지 다투스(조직)의 요소. 생명력(生命力). 영적인 힘. 생명 에너지를 조절하는 육체 조직의 본질.
- OM(옴) : 절대자. 브라만의 상징음.

P

- Padmasana(파드마사나) : 연꽃 자세. 결과부자(연꽃좌).
- Pangraha(판그라하) : 저장한 부 또는 재산.
- Patanjali(파탄잘리) : 요가에서 가장 중요한 본문 중의 하나인 라자 요가 수트라를 쓴 위대한 현자.
- Phala(팔라) : 열매. 결과.
- Pradipka(프라디피카) : 빛. 등불. 지혜.
- Prana(프라나) : 생명에너지
- Pranayama(프라나야마) : 프라나. 즉 생명 에너지의 억제 (라자 요가의 네 번째 단계)
- Pratyahara(프라티야하라) : 감각들의 철회 (라자 요가의 다섯번째 단계)
- Puraka(푸라카) : 흡기(吸氣). 마시는 숨.
- Purusha(푸루샤) : 무한(無限). 순수(純粹)한 우주심(宇宙心)삼키야(Samkhya)철학에 따른 원리적 순수함을 뜻하는 용어. 인간에 내재한 근원적인 오염되지 않은 순수성을 의미한다. 요가적 수행으로 경험된 자아를 확인하며 독존(獨存)의 상태를 이루며 자신이 온 우주 그 자체임을 인 식하고 편재(遍在)한다. 바로 이것을 깨닫는 것이 진정한 요가의 목적이다.

S

- Sama(사마) : 마음의 통제, 고요함.
- Samskara(삼스카라) : 인상(印象), 잠재력(潛在力). 전생(前生)을 통하여 쌓아온 잠재적은 습(習)이나 잠재 인상. 개별적 행동의 자취. 즉 무의식에 저장된 기억 또는 인상.
- Sabdabrahman(성 브라만) : 브라만을 일컫는 음성 형태. 우주의 부정기적인 진동.
- Sadhana shakti(사다나 샥티) : 정신 수련(사다나)에 의해 활성화된 에너지.
- Sadhu(사두) : 영적인 사람. 수행자.
- Saguna(사구나) : 유(有-원시 의식). 형태를 가진. 유형(有形)의.
- Sahasrara chakra(사하스라라 차크라) : 아스트랄체의 일곱 번째 차크라. 뇌의 정수리에 위치해 있음.
- Sakshi aham(샥시 아함) : 글자 뜻대로 나는 증인이다.

- Sakshi bhav(샥시 바브) : 스스로의 생각을 초연하게 나타내는 태도.
- Samadhi(사마디) : 축복으로 경험할 수 있는 해탈의 경지.
- Samata(사마타) : 균형상태. 안정. 평온.
- Samskara(삼스카라) : 인상. 경향.
- Sanyasin(산야신) : 산야시(Sanyasi). 산야사(Sanyasa). 수도사 또는 수녀. 완전한 금욕의 생활을 선택한 사람. 세상과 초연(超然)한 구도자.
- Sanskrit(산스크리트) : 신의 언어. 세계에서 가장 오래된 언어 중의 하나로 알려져 있고 요가 경전에 쓰여진 언어. '데바나가리' '신들의 노래' '범위(範圍)'로 해석할 수 있는 인도 고대의 신성한 문자 및 그 언어체계. 한역(漢譯)으로는 범어(梵語)
- Santosha(산토사) : 다섯 가지 니야마 중의 하나(의식). 만족
- Samadana(사마다나) : 마음의 균형, 마음의 집중
- Samsara(삼사라) : 생사(生死)를 윤회(輪廻)하는 세계. 우주적 경과.
- Satsang(사트상) : 진리와 함께 또는 정진적으로 고결한 사람과의 만남. 대화.
- Sattva(사트바) : 세 가지 덕 또는 성질 중의 하나. 순수와 빛의 원칙.
- Satya(사트야) : 다섯 가지 야마 중의 하나(억제). 진실.
- Saucha(사우차) : 다섯 가지 니야마 중의 하나(의식). 청결.
- Shakti(샥티) : 우주 에너지. 우주의 원천적(源泉的)인 힘. 샥티는 여성과 남성으로 나누어지고 여성에게는 창조력, 유지력, 파괴력, 모체력, 최대력. 남성에게는 행동력, 예지력, 의욕력, 자연력으로 구분된다.
- Sharda(사르다) : 믿음
- Siddhas(싯다스) : 성취를 이룬 요가 수행자들.
- Shanti(샨티) : 산스크리트 용어에서는 육체적 평온(平溫), 정신적 평화(平和), 정열의 부재(不在), 괴로움에서 벗어남을 뜻하며, 인도에서는 평화를 기원하는 너의, 나의, 우리 모두의 평화를 의미한다.
- Siddhasana(싯다사나) : 글자를 뜻대로는 달인좌. 명상에 사용되는 앉는 자세 중의 하나.
- Soda(소다) : 언제나, 변함없는.
- Soham(소함) : 문자적인 의미로는 '내가 곧 그것이다.' 의식을 신성하게 고양시키는 소리(Mantra). '소(So)'는 우주의식이며, '함(Ham)'은 개인적 존재의식으로 이 양자(兩者)의 합일은 지고한 정신세계를 지향하는 기원이다.
- Soma(소마) : 감로(甘露)
- Solar plexus(태양 신경총) : 위의 아래쪽에 위치한 주요 신경망. 계통의 주요 에너지 중추.
- Steya(스테야) : 도둑질. 강도.
- Sukham sthiram(숙함 스티람) : 글자 뜻대로는 편안하고 확고한 자세 라자 수트라스에서 명상 자세에 대한 설명.
- Sushumna(수슘나) : 각성(覺醒)된 쿤달리니-샥티(Kundalini-sakti)가 척추(脊椎)의 중앙을 타고 흐르는 기(氣 : prana)의 통로(通路 : Nadi).
- Sutra(수트라) : 경전(經典). 명언(明言) 글자 뜻대로의 실시구. 연결된 경구(警句). 격언(格言). 금언(金言).
- Svadharma(스바달마) : 자신의 의무(달마).

- Svadhyaya(스바드야야) : 다섯 가지 니야마 중의 하나 (의식). 경전 공부. 자기 반성.
- Swami(스와미) : 수도사 또는 수녀. 글자 뜻대로는 주인. 지배자. 지도자.
- Swami Sivananda(스와미 시바난다) : 인도에서 가장 위대한 현대 현자 중의 한명. 시바난다 요가 베단타 센터 배후에서 영감을 줌. 스와미 비슈누-데바난다의 스승.
- Swami Vishnu-devananda(스와미 비슈누-데바난다) : 시바난다 요가 베단타 센터의 설립자. 세계적으로 유명한 스승이며 명상과 만트라(Meditation and Mantras)와 베스트 셀러인 요가(The Book of Yoga)의 저자이다.

T

- Tamas(타마스) : 세 가지 덕 또는 성질 중의 하나. 무력. 무지. 암흑의 원칙.
- Tantra(탄트라) : 밀교(密敎). 비밀불교(秘密佛敎). 산스크리트어로 '확장'을 뜻함. 어원(語原)은 진리(眞理)의 '타트바(Tattva)'와 진언(眞言)의 '만트라(Mantra)'가 결합(結合)된 수 행체계. 이 세상이 만물이 성스럽다는 관점에서 감각의 에너지를 정화시켜 성스러운 의식으로 통합시키는 과정이다.
- Tapas(타파스) : 글자 뜻대로는 불. 다섯 가지 니야마 중의 하나(의식). 고행.
- Titiksha(티티크샤) : 인내
- Tratak(트라탁) : 응시. 크리야(정화기법)와 집중 연습.

U

- Uparati(우파라티) : 절제, 자아의 철수
- Upamsu japa(우팜수 자파) : 만트라를 낮은 목소리로 말함.
- Upanishada(우파니샤드) : 베단타 철학의 본질을 포함한 베다 경전.
- Uparamata(우파라마타) : 마음의 고요.

V

- Vaikhari japa(바이카리 자파) : 만트라를 들을 수 있게 반복함.
- Vama(바마) : 색깔
- Vedanta(베단타) : 글자 뜻대로는 베다스의 끝. 우파니샤드를 기초로 한 최고의 철학.
- Veadas(베다) : 인도에서 가장 오래된 경전.
- Vikshipta(비십타) : 마음의 부분적인 집중 상태.

Y

- Yam(얌) : 구속(拘束)
- Yama(야마) : 윤리적인 억제(라자 요가의 첫번째 단계)
- Yoga(요가) : 글자 뜻대로는 결합. 최고의 영혼과 개별 영혼의 결합. 이러한 결합을 목적으로 하는 영적 수련의 방법.
- Yoga Sutras(요가 수트라) : 현자 파탄잘리가 쓴 요가에 대한 경구.
- Yogi(요기) : 요가 행자.
- Yoni mudra(요니 무드라) : 마음의 집중에 도움이 되는 특정한 에너지의 형태를 만드는 손의 자세.

PELVIS DIET YOGA
골반 다이어트 요가

초판 인쇄 2014년 4월 7일
초판 발생 2014년 4월 11일

지은이 여동구
펴낸이 진수진
펴낸곳 레몬톡

주소 경기도 고양시 일산구 중산동 1682
출판등록 2013년 5월 30일 제2013-000078호
전화 031-926-7696
팩스 031-926-7697
전자우편 meko7@paran.com
홈페이지 www.haeminbook.com

ISBN 979-11-85254-86-9

정가 25,000원

※낙장 및 파본은 교환해 드립니다.
※본 도서는 무단 복제 및 전재를 법으로 금합니다.